"十三五"卫生高等职业教育校院合作"双元"规划教材

供临床医学类及相关专业用

中 医 学

第 4 版

主　审　姚树坤

主　编　郭宝云　肖跃红

副主编　张文涛　刘丽清　章　涵　余琴华

U0257514

编　委　（按姓名汉语拼音排序）

蔡慧芳（江西医学高等专科学校）　　潘晓英（贵阳护理职业学院）

蔡秋梅（漳州卫生职业学院）　　　　肖跃红（南阳医学高等专科学校）

郭宝云（漳州卫生职业学院）　　　　余琴华（广州卫生职业技术学院）

李俊文（乌兰察布医学高等专科学校）　余小波（南阳医学高等专科学校）

李新红（湖南环境生物职业技术学院）　章　涵（信阳职业技术学院）

李学锋（洛阳市第三人民医院）　　　张文涛（重庆三峡医药高等专科学校）

刘丽清（菏泽医学专科学校）

北京大学医学出版社

ZHONGYIXUE

图书在版编目（CIP）数据

中医学 / 郭宝云，肖跃红主编. —4版. —北京：
北京大学医学出版社，2021.1（2022.7重印）
ISBN 978-7-5659-2094-3

Ⅰ. ①中… Ⅱ. ①郭… ②肖… Ⅲ. ①中医学－医学
院校－教材 Ⅳ. ①R22

中国版本图书馆CIP数据核字（2019）第240758号

中医学（第 4 版）

主　　编：郭宝云　肖跃红
出版发行：北京大学医学出版社
地　　址：（100191）北京市海淀区学院路38号　北京大学医学部院内
电　　话：发行部 010-82802230；图书邮购 010-82802495
网　　址：http：//www.pumpress.com.cn
E-mail：booksale@bjmu.edu.cn
印　　刷：北京瑞达方舟印务有限公司
经　　销：新华书店
责任编辑：张彩虹 娄新琳　　责任校对：靳新强　　责任印制：李　啸
开　　本：850 mm×1168 mm　1/16　印张：20.25　　字数：574千字
版　　次：2021年1月第4版　2022年7月第2次印刷
书　　号：ISBN 978-7-5659-2094-3
定　　价：42.00元

修订说明

《国务院办公厅关于深化医教协同进一步推进医学教育改革与发展的意见》要求加快构建标准化、规范化医学人才培养体系，全面提升人才培养质量。《国家职业教育改革实施方案》指出要促进产教融合育人，建设一大批校企"双元"合作开发的国家规划教材。新时期的卫生职业教育面临前所未有的发展机遇和挑战。

本套教材历经 4 轮建设，不断更新完善、与时俱进，为全国高职临床医学类人才培养做出了贡献。第 3 轮教材入选教育部普通高等教育"十一五"国家级规划教材 15 种，第 4 轮教材入选"十二五"职业教育国家规划教材 29 种。

高质量的教材是实施教育改革、提升人才培养质量的重要支撑。为深入贯彻《国家职业教育改革实施方案》，服务于新时期高职临床医学类人才培养改革发展需求，北京大学医学出版社经过前期广泛调研、系统规划，启动了第 5 轮"双元"数字融合高职临床医学教材建设。指导思想是：坚持"三基、五性"，符合最新的国家高职临床医学类专业教学标准，结合高职教学诊改和专业评估精神，突出职业教育特色和专业特色，重视人文关怀，与执业助理医师资格考试大纲要求、岗位需求对接。强化技能训练，既满足多数院校教学实际，又适度引领教学。实践产教融合、校院合作，打造深度数字融合的精品教材。

教材的主要特点如下：

1. 全国专家荟萃

遴选各地高职院校具有丰富教学经验的骨干教师参与建设，力求使教材的内容和深浅度具有全国普适性。

2. 产教融合共建

吸纳附属医院或教学医院的临床双师型教师参与教材编写、审稿，学校教师与行业专家"双元"共建，使教材内容符合行业发展、符合多数医院实际和人才培养需求。

3. 知名专家审定

聘请知名临床专家审定教材内容，保证教材的科学性、先进性。

4. 教材体系优化

针对各地院校课程设置的差异，部分教材实行"双轨制"。如既有《人体解剖学与组织胚胎学》，又有《人体解剖学》《组织学与胚胎学》，便于各地院校灵活选用。按照专业教学标准调整规范教材名称，如《医护心理学》更名为《医学心理学》，《诊断学基础》更名为《诊断学》。

5. 职教特色鲜明

结合最新的执业助理医师资格考试大纲，教材内容体现"必需、够用，针对性、适用性"。以职业技能和岗位胜任力培养为根本，以学生为中心，贴近高职学生认知，夯实基础知识，培养实践技能。

6. 纸质数字融合

利用信息技术、网络技术和平台技术支撑融合教材立体化建设。利用二维码打造融媒体教材，提供拓展阅读资料、音视频学习资料等，给予学生自主学习和探索的空间及资源。

本套教材的组织、编写得到了多方面大力支持。很多院校教学管理部门提出了很好的建议，职教专家对编写过程精心指导、把关，行业医院的临床专家热心审稿，为锤炼精品教材、服务教学改革、提高人才培养质量而无私奉献。在此一并致以衷心的感谢！

希望广大师生多提宝贵意见，反馈使用信息，以臻完善教材内容，为新时期我国高职临床医学教育发展和人才培养做出贡献！

"十三五"卫生高等职业教育
校院合作"双元"规划教材审定委员会

前　言

为落实《国家职业教育改革实施方案》，深入推进三年制高等职业教育医学人才培养改革，构建三年医学专科教育加两年毕业后全科医生培训的"3+2"助理全科医生培养模式，由全国多所高等职业教育院校教学经验丰富的教师及临床专家参与编写了这本《中医学》（第4版）教材。

《中医学》（第4版）教材编写严格按照高职临床专业的知识结构要求，注重"预防、保健、诊断、治疗、康复、健康管理"六位一体的服务要求，遵循基础知识、基本理论、基本技能和思想性、科学性、先进性、启发性、适用性的"三基五性"原则，重点介绍了适合临床医学专业学生学习的中医学知识与技能，设置学习目标、案例导入、考点提示、知识链接、案例讨论、自测题等；注重基础与临床相结合，紧密接轨执业资格考试内容，突出体现职业教育的实用性；同时根据中医学的特点，在继承与发扬、传统与现代、理论与实践等方面进行了重点论证；在写作方法上，大胆创新，使教材内容更加系统化、科学化、合理化，既便于教学、又利于学生系统掌握基础知识、基本理论和基本技能；注意体现素质教育和创新能力与实践能力的培养。

在本教材编写过程中，参编人员倾注了大量心血，对内容进行反复研究，多次修改，虽经集体修编，仍会存在许多不足之处，望各校师生及临床工作者在使用过程中多提宝贵意见，以利再版时更正。

郭宝云　肖跃红

目 录

绪 论

第一章数字资源

学习目标

识记:
说出中医理论体系形成和发展过程中的重要著作及其意义。

理解:
理解中医学的基本特点及主要表现。

运用:
在认识症、证、病含义的基础上,灵活运用同病异治和异病同治的方法。

案例导入

孙某,男,68岁。因冬日操劳过度,感受风寒,出现恶寒,发热,头痛,无汗,浑身关节酸痛,舌苔薄白,脉浮紧。分析发病原因是患者外出劳作,感受风寒;病性为寒性;病位在表。辨证为外感风寒证。

思考题:这体现了中医理论的何种原则?

中医学是以中医药理论与实践经验为主体,研究人类生命活动中健康与疾病转化规律及其预防、诊断、治疗、康复和保健的综合性科学,它是以自然科学为主体,多学科知识相交融的传统医学科学,是我国人民在长期的生产、生活和医疗实践中逐步形成并发展起来的,具有科学、系统、完整、独特的理论体系。中医学有着悠久的历史,经历了数千年沧桑巨变,现在依然为中华民族的繁衍昌盛乃至世界人民的卫生保健事业做着巨大贡献,是中华民族优秀传统文化的重要组成部分。

第一节 中医学理论体系的形成和发展

中医学的起源和形成,经历了从原始社会至近现代的漫长时间,是我国人民在谋求生存、生活和生产实践中不断摸索,总结与疾病作斗争的经验积累过程,同时,社会制度的变革发展,医药知识的丰富积累,科学文化的日趋繁荣,思想意识的百家争鸣,都为中医学理论体系的形成和发展奠定了坚实的基础。

一、先秦秦汉时期

中医学理论体系初步形成于战国至两汉时期。这一时期,在阴阳五行学说、天人合一的整体观等思想指导下,运用朴素辩证的科学思维方式,对以往的医药学实践经验进行系统总结,

1

形成了中医学的概念、规律、病因、病机等基本理论结构，从而初步建立了中医学的科学理论体系。汉代以后的医学理论与实践的发展，又逐渐充实和完善了这一理论体系，《黄帝内经》《难经》《伤寒杂病论》《神农本草经》等医学典籍的问世，标志着中医学理论体系的初步形成。

《黄帝内经》（简称《内经》）分为《素问》和《灵枢》两部分。是我国现存最早的一部医学典籍。成书于战国至秦汉时期，是先秦至西汉医学经验和理论的总结。该书全面论述了中医学的思维方法，人与自然的关系，人体的生理、病理及疾病的诊断、防治等，为中医学理论体系的确立奠定了基础。

《难经》（原名《黄帝八十一难经》）以基础理论为主，涉及生理、病理、诊断、病证、治疗等各个方面，尤其对脉学有较详细而精当的论述和创见，对经络学说以及藏象学说中命门、三焦的论述，则在《内经》的基础上有所阐述和发展，与《内经》同为后世指导临床实践的重要理论性著作。

《伤寒杂病论》为东汉末年张仲景在《内经》《难经》基础上，总结前人成就及自身医疗实践而形成的一部优秀古典医学名著。原著因战乱而散失，后经晋代王叔和及宋代林亿等整理，分为《伤寒论》及《金匮要略》，前者以六经辨伤寒，后者以脏腑论杂病。该书提出了"观其脉证，知犯何逆，随证治之"的辨证论治原则，使中医学的基础理论与临床实践紧密结合，为临床医学的发展奠定了坚实的基础。

 知识链接

《伤寒论》的六经辨证

《伤寒论》把外感疾病发生、发展过程中所表现的各个阶段的不同证候归纳为太阳病、阳明病、少阳病、太阴病、少阴病、厥阴病六个方面，因为以经络名称命名，故被称为六经辨证。

《神农本草经》（简称《本经》或《本草经》）是我国现存最早的药物学专著。书中载药365种，并根据药物毒性的大小分为上、中、下三品，这是中国药物学中最早、最原始的药物分类方法。书中还概括地论述了药物的四气五味、七情和合等药物学理论，为中药理论体系的形成与发展奠定了基础。

➢ 考点提示：《黄帝内经》《难经》《伤寒杂病论》《神农本草经》合称中医四大经典，标志着中医学理论体系的初步形成。

二、魏晋隋唐时期

中医学理论体系的建立，促进了其在理论与实践方面的发展。随着社会的发展与科学技术的进步，医学理论不断创新，治疗技术不断提高，中医学在汉代以后进入了全面发展时期，对病证的病因病机、诊断治疗以及方药创新等均有系统论述，出现了一批专科性医学著作。

《脉经》为晋代王叔和编撰，是我国第一部脉学专著，首次从基础理论到临床实践，对中医脉学进行了全面系统的论述；晋代皇甫谧编撰的《针灸甲乙经》是我国现存最早的针灸学专著，该书集魏晋以前针灸经络理论之大成，对后世针灸学的发展贡献极大。

《诸病源候论》为隋代巢元方编撰，是我国第一部病因病机学专著，该书分述内、外、妇、儿、五官、皮肤等诸科病证的病因、病机和症状，尤重于病机的研究。

唐代孙思邈编撰《千金要方》和《千金翼方》，可称为我国第一部医学百科全书，详述了唐以前的医学理论、方剂、诊法、治法、食养等，该书代表了盛唐的医学发展水平。

三、宋金元时期

宋金元时期医学流派纷呈，百家争鸣，中医学的理论体系产生了突破性进展。如北宋钱乙的《小儿药证直诀》，丰富了脏腑辨证论治的内容；南宋陈言（字无择）的《三因极一病证方论》（简称《三因方》），提出了著名的"三因学说"，是对宋代以前病因理论的总结，对其后病因学的发展，影响极为深远。南宋宋慈根据历代法医知识和当时断案检验经验编写的《洗冤录》，是世界上较早的法医著作。元代杜清碧的《敖氏伤寒金镜录》，论述各种舌苔所主证候及治法，是我国现存第一部舌诊专著。

同时期涌现出各具特色的医学流派，极大地推动了中医理论创新和发展。其中金元时期的刘完素、张从正、李杲和朱震亨，被后世誉为"金元四大家"。刘完素倡导火热论，在治疗中力主寒凉清热，后人称其为"寒凉派"，代表作有《素问玄机原病式》《素问病机气宜保命集》等；张从正治病以汗、吐、下三法攻邪为主，后人称其为"攻邪派"，代表作为《儒门事亲》；李杲倡言"百病皆由脾胃衰而生也"，善用温补脾胃之法，后人称其为"补土派"，代表作为《脾胃论》《内外伤辨惑论》等；朱震亨认为"阳常有余，阴常不足"，治疗上倡导"滋阴降火"，后人称其为"滋阴派"，代表作为《格致余论》。

四、明清时期

明清时期是中医学理论的综合汇通和深化发展阶段，既有许多新的发明和创见，又有对医学理论和经验的综合整理，编撰了大量的医学全书、丛书和类书，如《证治准绳》《景岳全书》《张氏医通》《医宗金鉴》《四库全书·子部·医家类》《古今图书集成·医部全录》等；还有对医学理论新的发明和创见，主要体现在藏象理论和温病学说中。

明代命门学说的产生，为中医学的藏象理论增添了新的内容。张介宾、赵献可等医家，在《内经》《难经》命门理论的基础上发展形成了"命门学说"；李中梓提出"肾为先天之本，脾为后天之本"的论断，均丰富了藏象理论的内容。清代王清任著《医林改错》创立了多首治疗瘀血病证的有效方剂，对瘀血致病的理论以及气血理论发展作出了贡献。

温病学派的崛起是对中医理论的创新与突破。其中具有卓越贡献的医家有明代的吴又可及清代的叶天士、薛生白、吴鞠通等。吴又可著《温疫论》，创"戾气"说，对瘟疫病的病因有卓越见识；叶天士著《温热论》，阐明了温热病发生发展的规律，创立了温热病的卫气营血辨证理论，对清代温病学说的发展起着承前启后的作用；薛生白著《湿热条辨》，对湿热病的病因、症状、传变规律、治则治法等作简要阐述，对温病学说的发展作出一定贡献；吴鞠通著《温病条辨》，创立了温热病的三焦辨证理论，使温病学说得到进一步发展，逐渐走向系统与完善。

《本草纲目》为明代李时珍所著，是中国古代药学史上内容最丰富的药学著作。全书共有52卷，载有药物1892种，并将药物做了科学分类，分为16部、62类，是当时最完备的分类系统。该书是对16世纪以前中医药学的系统总结，被誉为"东方药物巨典"，对人类近代科学影响巨大。

五、近现代时期

近代时期（鸦片战争后），随着社会制度的变更、西方科技和文化的传入，中西文化出现了大碰撞，中医学理论的发展呈现出新旧并存的趋势：一是继续走收集和整理前人的学术成果之路，如20世纪30年代曹炳章主编的《中国医学大成》，是一部集古今中医学大成的巨著；

二是出现了中西汇通和中医学理论科学化的思潮，以唐宗海、朱沛文、恽铁樵、张锡纯为代表的中西汇通学派，认为中西医互有优劣，可以殊途同归，主张汲取西医之长以发展中医，如张锡纯所著的《医学衷中参西录》，是汇通中西的代表作。

新中国成立后，国家大力提倡中西医结合，倡导以现代多学科方法研究中医，中医学理论的发展主要呈现出三方面的趋势：一是中医学理论经过梳理研究而更加系统、规范；二是用哲学、控制论、信息论、系统论、现代循证科学等多学科方法研究中医学，大量的专著和科研成果相继出现；三是对中医学理论体系构建的思维方法进行研究，探讨中医学理论概念的发生之源与继续发展、创新之路。

第二节 中医学理论的基本特点

中医学理论体系的主要特点包括整体观念和辨证论治。

> 考点提示：中医学理论的基本特点包括两个方面，即整体观念和辨证论治。

一、整体观念

整体观念，是中医学关于人体自身的完整性及人与自然、社会环境的统一性的认识。整体观念认为，人体是一个由多层次、多结构构成的有机整体。构成人体的各个部分之间，各个脏腑形体官窍之间，结构上不可分割，功能上相互协调、相互为用，病理上相互影响。人生活在自然和社会环境中，人体的生理功能和病理变化，必然受到自然环境、社会条件的影响。人类在适应和改造自然与社会环境的斗争中维持着机体的生命活动。

中医学的整体观念，主要体现在人体自身的整体性和人与自然、社会环境的统一性两个方面。

（一）人体是一个有机整体

中医学认为，人体的组织器官在结构上、生理上以及病理上有着密切的联系，是一个有机的整体。

1．形体结构的整体性　构成人体的各个脏腑、组织器官都是有机整体的一个组成部分，它们在结构上相互依附、不可分割。

2．基本物质的同一性　组成各脏腑器官并维持其正常生理功能活动的基本物质都是精、气、血、津液，这些物质分布并运行全身，以维持机体统一的功能活动。同时脏腑功能活动又促进和维持精、气、血、津液的生成、运行、输布、贮藏和代谢。

3．功能活动统一性　形体结构的整体性和生命基本物质的统一性，决定了功能活动的统一性。虽然人体中每个脏腑均有各自不同的生理功能，但在功能活动中，它们之间密切配合、相互协作或相反相成，并通过精、气、血、津液等的作用共同完成机体统一的功能活动。

4．病理上的整体性　内脏病变通过经络反映到相应的形体官窍，体表组织器官病变也会影响相应的脏腑，脏腑之间也相互影响；局部的病变可引起整体的病理反应，整体的功能失调也可反映于局部。

5．诊治上的整体性　诊断方面，人体的局部与整体是辩证统一的，各脏腑、经络、形体、官窍在生理与病理上是相互联系、相互影响的，因而在诊察疾病时，可通过观察分析形体、官窍、色脉等外在的病理表现，推测内在脏腑的病理变化，从而作出正确诊断，为治疗提供可靠依据。在疾病的治疗方面，中医学也强调在整体层次上对病变部分进行调节，使之恢复常态。调整阴阳，扶正祛邪，以及"从阴引阳，从阳引阴，以右治左，以左治右""病在上者下取之，病在下者高取之”，都是在整体观念指导下确立的治疗原则。

总之，中医学在认识人体的生理功能和病理变化，以及对病证的诊断和治疗等方面，始终贯穿着“人是一个有机整体”这一基本观点。

（二）人与自然环境的统一性

人类生活在自然界中，其存在的阳光、空气、水等，是人类赖以生存的必要条件。自然环境的变化可直接或间接地影响人体的生命活动。这种人与自然环境息息相关的认识，即是“天人一体”的整体观。

1．季节气候　四季气候的更替变化使人表现出规律性生理适应过程。如夏季汗多尿少、冬季汗少尿多，是人体生理活动适应自然气候自我调节的结果。同样，脉应四时而见春弦、夏洪、秋浮、冬沉等变化。

在病理上，若气候变化超出人体的适应力，或人体虚弱不适应自然气候变化时，人就会发病。四季不同的气候变化，常常可发生一些季节性很强的多发病、流行病，如春多病温，夏多中暑，秋多燥病，冬多伤寒等。另外，某些慢性病也常因天气剧变或季节交替而发作或加剧，如痹证、喘证等病。

2．昼夜晨昏　人体的阳气，白天运行于体表，推动人体的脏腑组织器官进行各种功能活动，有利于人体劳作活动；夜晚则趋于里，便于人体睡眠休息。这反映人体阴阳与自然界阴阳之间存在着适应性的自我调节变化，《灵枢·顺气一日分为四时》有云：“夫百病者，多以旦慧昼安，夕加夜甚。”此外，人体的体温、血压、呼吸、脉搏等也有昼高夜低的节律变化。《内经》有“故阳气者，一日而主外，平旦人气生，日中而阳气隆，日西而阳气已虚，气门乃闭”之说。

3．地域环境　地域气候的差异，地理环境和生活习惯的不同，在一定程度上也影响着人体的生理活动和脏腑机能，进而影响体质的形成。如江南多湿热，人体腠理多稀疏；北方多燥寒，人体腠理多致密。长期居住某地的人，一旦迁居异地，常感到不适应，或生皮疹，或腹泻，习惯上称为“水土不服”。这是由于地域环境的改变，机体暂时不能适应之故。这说明地域环境对人体生理确有一定影响，而人体的脏腑也具有适应自然环境的能力。

地域环境的不同，对疾病也有一定的影响。某些地方性疾病的发生，与地域环境的差异密切相关。

4．自然环境与疾病防治　自然环境的变化时刻影响着人的生命活动和病理变化，因而在疾病的防治过程中，必须重视外在自然环境与人体的关系，在养生防病中顺应自然规律，在治疗过程中遵循因时因地制宜的原则。

气候变化影响着人体的生理、心理和病理变化，故在养生防病中，要顺应四时气候变化的规律，保持与自然环境协调统一；在气候变化剧烈或急骤时，要“虚邪贼风，避之有时”，防止病邪侵犯人体而发病。在治疗疾病时，要充分了解气候变化的规律，并根据不同季节的气候特点来考虑治疗用药，即所谓“因时制宜”。因时制宜的用药原则一般是春夏慎用温热，秋冬慎用寒凉。

人体的生理病理变化还受地域环境的影响，故在养生防病中，要选择适宜的地理环境，充分利用大自然所提供的各种条件，并积极主动地适应和改造自然环境，以提高健康水平，预防疾病的发生。

（三）人与社会环境的统一性

人生活在纷纭复杂的社会环境中，生命活动必然受到社会环境的影响。人与社会环境有相互联系的统一性。政治、经济、文化、宗教、法律、婚姻、人际关系等社会因素，必然通过与人的信息交换影响着人体的各种生理、心理活动和病理变化，而人也在认识世界和改造世界的交流中，维持着生命活动的稳定、有序、平衡、协调，此即人与社会环境的统一性。

社会进步，经济发达，人赖以生存的食品衣物供给丰盛，居住环境优雅舒适清洁，文明程度提高，人类对卫生、预防、保健知识了解增多，懂得防病治病和保健养生，这些都利于人体健康。因此，人类的寿命随着社会的进步而越来越延长。但是，另一方面促进社会进步的大工业生产，带来水、土、大气的污染，过度紧张的生活节奏给人们带来诸多疾病。

社会的治或乱，对人体的影响也非常大。社会安定，人们生活规律，抵抗力强而不易得病；社会战乱，生活不安宁，抵抗力降低，各种疾病就易发生并流行。历史上，由于战争、灾荒使人们流离失所，饥饱无常，瘟疫流行，导致人民大量生病及死亡就是明证。

个人社会地位的转变，势必带来物质生活及精神上的一系列变化。现代社会竞争激烈，伴随而出现的就业、升迁、贫富、人际关系无时无刻不在刺激着人们，给人以心理、精神上的压力，如不能正确对待，处理不好则影响健康，导致疾病的发生。

综上所述，中医学不仅认为人本身是一个有机整体，而且认为人与自然、社会也是一个统一体。因此，在防治疾病的过程中，既要顺应自然法则，因时因地制宜，又要注意调整患者因社会因素导致的精神情志和生理功能的异常，提高其适应社会的能力。

二、辨证论治

（一）症、证、病的基本概念

症，即症状和体征的总称，症状是患者主观的异常感觉或行为表现，如头痛、恶心、发热、口渴等；体征是医生客观诊察发现的异常征象，如面色、舌象和脉象变化等。症是疾病过程中表现出的个别、孤立的现象，是判断疾病、辨识证候的主要依据，但因其仅是疾病的个别现象，不能反映疾病或证候的本质，因而不能作为治疗的依据。

证，即指证候，是疾病过程中某一阶段的病因、病位、病性和邪正关系的病理性概括，如感冒有风寒证、风热证、风燥证、暑湿证等。一般由一组相对固定的、有内在联系的、能揭示疾病某一阶段或某一类型病变本质的症状和体征构成。如食少纳呆，腹胀便溏，倦怠乏力，面黄，舌淡红苔白，脉沉缓，属于脾胃虚弱证的证候表现。证候是病机的外在反映，病机是证候的内在本质，故证候能够揭示病变的机理和发展趋势。

病，即指疾病，指有特定的致病因素、发病规律和病机演变的一个完整的异常生命过程，常常有较固定的临床症状和体征、诊断要点、与相似疾病的鉴别点等。如感冒、中风、肺痈、哮喘等。疾病反映了某一种疾病全过程的总体属性、特征和规律。

症、证、病三者既有区别又有联系。病与证，虽然都是对疾病本质的认识，但病的重点是全过程，而证的重点在现阶段。症状和体征是病和证的基本要素，疾病和证候都由症状和体征构成。有内在联系的症状和体征组合在一起即构成证候，反映疾病某一阶段或某一类型的病变本质；各阶段或类型的证候贯串并叠合起来，便是疾病的全过程。一种疾病由不同的证候组成，而同一证候又可见于不同的疾病过程中。

临床上同一疾病可包括几种不同的证候，而不同的疾病在其发展过程中可以出现同一种证候，故在治疗中常采取同病异治、异病同治的治疗方法。同病异治是指对同一种疾病，由于发病的时间、地域不同或患者体质差异，或疾病处于不同的发展阶段所表现出的不同的证候，应采用不同的治疗原则与方法，如感冒有风寒、风热之别。风寒感冒可见恶寒重发热轻，无汗，头身疼痛，咽喉不适，痰稀色白等症，应用辛温解表的治疗原则；风热感冒可见发热重，微恶风寒，汗出，咽喉肿痛，痰稠色黄等症，应用辛凉解表的治疗原则。异病同治是指对不同疾病在发展过程中表现出相同的证候，就可以采用同样的治疗原则与方法。如子宫脱垂、脱肛、胃下垂等病，若均表现为中气下陷的证候，都可以采用补中升提的治疗原则与方法。

案例讨论

陈某，男，32 岁。盛夏吹风后见发热，恶心，口渴，倦怠，胸闷，便溏，苔腻，脉滑。诊断为暑湿感冒。林某，男，20 岁。冬天淋雨后出现恶寒发热，头痛，全身酸痛，鼻塞，流清涕，苔薄白，脉浮缓。诊断为风寒感冒。同为感冒，陈某以祛暑化湿治疗，林某以辛温解表治疗。

请分析两患者同为感冒，为什么治疗方法不同？

（二）辨证论治基本概念

辨证，是将四诊（望、闻、问、切）所收集的有关疾病的所有资料，包括症状和体征，运用中医学理论进行分析、综合，辨清疾病的原因、性质、部位及发展趋势，然后概括、判断为某种性质的证候的过程。

论治，是在通过辨证思维得出证候诊断的基础上，确立相应的治疗原则和方法，选择适当的治疗手段和措施来处理疾病的思维和实践过程。

辨证与论治是诊治疾病过程中相互衔接不可分割的两个方面：辨证是认识疾病，确立证候；论治是依据辨证的结果，确立治法和处方遣药。辨证是论治的前提和依据，论治是辨证的延续，也是对辨证正确与否的检验。因此，辨证与论治是理论与实践相结合的体现，是理、法、方、药理论体系在临床上的具体应用，也是中医临床诊治的基本原则。

自测题

一、单项选择题

1. 中医学理论体系形成的时期是
    A．先秦秦汉
    B．魏晋隋唐
    C．宋金元
    D．明清
    E．近代

2. 我国现存最早的一部医学典籍是
    A．《黄帝内经》
    B．《伤寒杂病论》
    C．《神农本草经》
    D．《难经》
    E．《本草纲目》

3. 确立辨证论治理论体系的是
    A．《黄帝内经》
    B．《伤寒杂病论》
    C．《神农本草经》
    D．《难经》
    E．《本草纲目》

4. 金元四大家中倡言"阳常有余，阴常不足"的是
    A．刘完素

    B．张元素
    C．李杲
    D．朱震亨
    E．张从正

5. 改正了古籍中在人体解剖方面的某些错误，并发展了瘀血致病理论的医家是
    A．叶天士
    B．王清任
    C．王叔和
    D．刘完素
    E．张介宾

6. 《灵枢·顺气一日分为四时》中的"夫百病者，多以旦慧昼安，夕加夜甚"说明了
    A．人体自身的完整性
    B．自然环境对人体生理的影响
    C．社会环境对人体生理的影响
    D．自然环境对人体病理的影响
    E．社会环境对人体病理的影响

7. 以下属于症的是

A．风寒表实证
B．痹证
C．喘证
D．感冒
E．喉中痰鸣

A．痢疾
B．腹痛如刺
C．心脉痹阻
D．恶寒发热
E．脉象沉迟

8．以下属于证候的是

二、问答题

1．何谓辨证？何谓论治？简述辨证与论治之间的关系。

2．简述同病异治和异病同治。

（肖跃红）

第二章

精气、阴阳、五行学说

第二章数字资源

 学习目标

识记：

说出精气、阴阳、五行的基本概念，五行的特性及事物属性的五行归类。

理解：

理解阴阳、五行学说的内容。

运用：

能够运用阴阳学说、五行学说对疾病进行诊断和养生指导。

案例导入 ·

王某，女，38岁。因工作压力太大出现心情郁闷，胸胁满痛，睡眠欠佳。未及时治疗，近日出现食欲减退，倦怠乏力，大便溏薄，舌淡苔薄，脉弦。医生诊断为肝气犯脾证。

思考题： 请以五行生克理论解释该诊断。

精气、阴阳和五行学说是古人用以认识世界和解释自然现象的世界观和方法论，是我国古代朴素的唯物论和辩证法，其理论指导思想对我国古代天文、历法、地理、农业、军事、政治等自然社会科学领域产生了重要的影响。形成于先秦两汉时期的中医学理论体系，也与代表当时先进文化的哲学思想互相渗透。精气、阴阳、五行学说的基本观点和方法论融入医学领域，借以阐释人体的生理功能、病理变化，并用于指导中医临床诊断、预防和治疗，产生了具有中华民族文化特征和独特思维体系的中医学。

精气学说认为精气是存在于宇宙中的运行不息的、无形可见的极细微物质，是构成宇宙万物的本原，也是推动宇宙万物发生、发展与变化的动力之源。阴阳学说认为世界本身是阴阳二气对立统一的结果，阴阳二气的相互作用促成了事物的产生、发展和变化。五行学说认为世界是由木、火、土、金、水五种基本物质的运动变化构成的，自然界各种事物和现象的发展变化，都是这五种物质不断运动和相互作用的结果。精气学说、阴阳学说和五行学说在理论形成上一脉相承：世界本原于气，气含阴阳，阴阳和合化生五行，体现了《周易》"易有太极，是生两仪，两仪生四象"的宇宙演化观。中医学吸收了精气-阴阳-五行的学说内容及其蕴含的动态演变发展观、对立统一辩证观、多元联系整体观，构建了精气生命理论和整体观念、辩证思维，阐述了生命运动变化的基本规律，建立了整体医学模式。因此，学习中医基础理论，首先应当学习和研究对中医学理论形成和发展具有重要影响的中国古代哲学文化，掌握中医哲学的基本理论和思维方式。

第一节　精气学说

一、精气的基本概念

在中国古代哲学中，精气是指存在于宇宙中的运行不息的、无形可见的极细微物质，是构成宇宙万物的基本物质元素，也是推动宇宙万物发生、发展与变化的动力；精指气中的精粹部分；人类作为万物之一，也是由精气构成。

二、精气学说的基本内容

（一）精气是构成万物的本原

精气学说认为精气是构成万物的基本物质元素，精气的运动变化生成万物。首先，宇宙中一切事物都由精气构成，天地万物及人类生灵皆为一气所生。精气学说认为构成天地万物的精气有"有形"和"无形"两种存在形式，有形质实体可见者称之为"形"，无形可见的弥散状态的气称之为"气"，"形"与"气"之间不断发生着转化，从而形成万物的生成与消亡。《医门法律》谓之："气聚则形存，气散则形亡。"两汉时期，精气学说逐渐被元气说所同化，逐渐发展为"元气一元论"。因此，中医学概念中精气与气的概念常有重合之处。其次，精气通过阴阳二气交感、和合化生万物。精气的运动是宇宙万物纷繁变化的动力。古代哲学家阐述精气化生万物的过程，常以天地交感、阴阳和合理论来解释，认为精气通过自身的运动变化，分为阴阳二气，《素问·阴阳应象大论》曰："积阳为天，积阴为地。"而后，天地阴阳之气升降，阴阳二气和合，彼此交感而形成天地间的万事万物，生命的生、长、壮、老、已，都是气的运动变化的结果，《素问·六微旨大论》曰："气之升降，天地之更用也……高下相召，升降相因，而变作矣"。

（二）精气是不断运动变化的

精气是活力很强、运动不息的极细微物质。气的运动称为气机，运动产生宇宙各种变化的过程，称为气化。

精气的运动主要有升、降、出、入四种基本形式，是机体新陈代谢的基本过程。所谓升降，是指机体内部的气机运动形式；所谓出入，是指机体与外界环境的气机运动形式。机体的气化，既要有内部气机的升降运动，又要有机体与外界环境物质信息的出入交换。升降出入，四者缺一不可，相互协调运动，才能保持机体的有序稳定，从而维持正常的生命活动。《素问·六微旨大论》曰："出入废，则神机化灭；升降息，则气立孤危。故非出入，则无以生长壮老已；非升降，则无以生长化收藏。"气的运动始终贯穿于机体的生命全过程。

精气运动产生的气化，一方面维持着机体与外界环境的统一，另一方面维持着机体本身有序的新陈代谢。气化的过程分为"化"与"变"两种不同的类型。化，指事物数量上的变化，是一种逐渐的、不显著的变化。日常见到的平衡、静止、稳定、统一等，都是事物处于"化"阶段所呈现的状态，类似于"量变"。变，是在化的基础上产生的显著、剧烈和迅速的变化，类似于今之"质变"。气的运动及其产生的气化过程是永恒的，它们是宇宙万物发生、发展与变化的内在机制。

（三）精气是天地万物的中介

宇宙万物之间充斥着精气，万物通过精气建立联系，使得宇宙成为一个整体，这就是《庄子·天下》的"天地一体"观点。换言之，即精气是天地万物之间的中介，维系着万物的联系。同时，精气使得万物之间可以相互感应。感应，是指事物间相互感应，相互影响、相互作用。事物间的感应是自然界普遍存在的现象，如磁石吸铁，日月吸引海水形成潮汐，物理学的共振现象，季节昼夜对人体生理和病理变化的影响等都是精气中介的感应现象。因为形由气聚，气充于形间，形气之间不断发生着交换转化，故有形的事物之间，有形之物与无形的现象之间，不论距离远近，都能通过精气的中介产生感应。

三、精气学说在中医学中的应用

（一）说明人体的基本构成

中医学接受了古代哲学精气学说的精髓，将其与自身固有的理论实践相结合，产生了精气生命理论。

中医学理论认为，精是人体内的液态精华物质，是构成人体和维持人体生命活动的最基本物质，既包括父母遗传的先天之精，又包括后天获得的水谷之精。人体的五脏六腑、筋骨肌肉、四肢百骸等组织器官以及精血津液等人体的基本物质是由精化生的，它们之间存在着密切的联系。推动和调控人体生命活动的气与神也是由精化生，精是气和神的本原。人体的气是由精所化，并与吸进的自然界清气结合而形成的，人体内的各种气，包括元气、宗气、营气、卫气和各脏腑经络之气都是一身之气的分化。

精和气既是构成人体的基本物质，又是维持人体生命活动的动力之源。这一精气生命理论学说无疑是在精气为万物之原的学术思想启发下产生的，中医学将精气学说的精髓作为一种思维方法引入，解释了人体的物质构成和人体生命活动的认识问题，奠定了中医学理论基础。

（二）说明人体的生理功能

中医学将哲学关于气是运动不息的，气化是宇宙万物化生、发展和变化动力的思想引入理论体系，认为气是人体生命活动的动力，是维持人体生命活动之根本。气能激发和调控精、血、津液等有形物质与无形之气之间的转化。人体内气的不断运动，推动了物质与能量的新陈代谢，产生了维持脏腑活动的动力。精气充沛则功能旺盛，人体健康；反之，精气不足，则功能衰减，人体羸弱。

人体的一切生理功能，都是气化运动的反映。人体之气的运动规律类同于天地阴阳之气。如心火下降，肺气肃降，犹天气下降；肾水上济，肝气升发，犹地气之上升。人体之气运行有序，则人体生命活动平稳。

（三）说明人体的病理变化

人体的生理活动主要是气化功能的表现，而人体的病理变化主要是气的生成不足、气机失调的结果，所以精气不足或气机失调是人体功能障碍、疾病产生的根本缘由。

精为万物之原，人体先天之精在后天水谷之精的资助下，化生五脏形体官窍，若精气不足，则形不足；此外，精可化气、化血、化神等，精气不足可造成生命活力减退，抗病力弱等一系列虚证疾病。临床上肾精不足可见发育不良，早衰，生殖机能减退；肺精不足可见呼吸功能障碍，皮肤枯燥没有光泽；精化气不足则抗病力弱，神疲乏力；精化神不足则记忆力减退，反应迟钝，甚则嗜睡神昏。

精气致病的另一表现为气机失调。气机的变化，关系到脏腑、经络、气血津液等全身各个方面。就脏腑而言，肺的宣发与肃降、肝的疏泄与升发、脾的升清、胃的降浊、心火之下济、肾水之上承，都是气机升降出入运动的表现。升降失常，则影响五脏六腑、表里内外、四肢九窍的正常功能。肺失宣降，则胸闷喘咳；胃失和降，则呕恶暖腐；肝失疏泄则气血上冲，眩晕昏仆；心火不降，肾水不升，则心肾不交，水火不济而心烦失眠。气机的失调，往往先出现气虚、气郁、气陷、气滞、气逆等气机本身的病变，继则波及形质，影响津血，可造成痰凝、血瘀，甚至发展为器质性病变。但不论何病，总由气机失调为先导。故《医原》有云："大凡形质之失宜，莫不由气行之失序。"

总之，中医学对生理、病理的认识都以精气学说为理论根据。《素问·举痛论》曰："余知百病，生于气也。怒则气上，喜则气缓，悲则气消，恐则气下，寒则气收，炅则气泄，惊则气乱，劳则气耗，思则气结。"张景岳更进一步指出："夫百病皆生于气。正以气之为用，无所不至，一有不调，则无所不病。故其在外则有六气之侵，在内则有九气之耗。而凡病之为虚为实，为寒为热，至其变态，莫可名状。欲求其本，则止一气字足以尽之。盖气有不调之处，则病本所在之处也。"

（四）用于疾病的诊断和治疗

疾病根之于内，症状形诸于外。诊断即是通过证候的外在表现，经过去伪存真、由表及里的分析，推断疾病的原因、部位、性质以及发展变化趋向，探求疾病本质的过程。在这个过程中，也充分运用了精气学说的理论。如临床见到少气懒言、神疲乏力等均为气虚，若兼有心悸怔忡，胸闷气短，多属心气虚；若兼有咳喘无力，少气不足以息，多属肺气虚；若兼有纳呆，食少，腹胀，便溏，多属脾气虚；若兼呼多吸少，腰膝酸软，小便清长，多属肾气虚。

 知识链接

气的感应和传递

人体内各个脏腑形体官窍之间，通过体内气的升降出入来感应和传递信息，以经络为通道反映于对应的体表部位。如"心气通于舌""肝气通于目""脾气通于口""肺气通于鼻""肾气通于耳"，故曰心开窍于舌、肝开窍于目、脾开窍于口、肺开窍于鼻、肾开窍于耳之说。反之，可通过舌、目、口、鼻、耳等的病理变化，来推测相应的脏腑的病理变化。这种中医诊断疾病的思维方式，从本质上来讲，是气的感应和传递作用。

精气学说把精气不足和气机失调看作是疾病产生的根源和本质，培护精气和调理气机就成为治疗疾病的基本原则。

精气是构成人体的基本物质，精气亏乏，必然导致疾病的发生，此即"正虚"。治疗就必须根据正虚的程度和性质，予以补益精气，此即"扶正"。精气对于人至关重要，故《素问·疏五过论》曰："治病之道，气内为宝。"即在治疗过程中，要把"扶正固本"、培护精气放在极其重要的地位。在正与邪的关系上，正为本，邪为标。"正气存内，邪不可干""邪之所凑，其气必虚"，邪不得正气之虚不能单独侵害人体，一切邪气都是通过正气而发挥其致病作用。所以扶正的治法就成为治疗的一个中心环节，具体治法如补中益气、益气固表、温补肾阳、填精补髓等，都是围绕这一指导思想进行的。

调理气机是治疗的另一个关键环节，所谓调理，是在气化理论的指导下，调其失序，理其不顺，恢复气机的正常升降出入。在具体治法的运用上主要是以通为顺，因势利导。气机的失调无不因"不通"所致，故调理气机即在于变"不通"为"通"，变"不顺"为"顺"。在这个原则指导下的具体治法很多，如疏肝理气、升阳举陷、和胃降逆等。因势利导则是顺其脏的气机升降出入的趋向，就近排邪，给邪以出路的治疗方法，如《素问·阴阳应象大论》所述的"其高者，因而越之；其下者，引而竭之"等都是在调理气机原则指导下的具体应用。

一切致病因素必须通过干扰人体的正气才能导致疾病的发生。同样，一切治疗措施也都必须通过机体作出相应的反应才能起作用。张景岳说："凡治病之道，攻邪在乎针药，行药在乎神气。故施治于外，则神应于中，使之升则升，使之降则降，是其神之可使也。若以药剂治其内而脏气不应；针艾治其外而经气不应，此其神气已去，而无可使矣"。他所讲的"神气"，即气化功能。气化功能衰弱，则治疗难以奏效，故一切治法均应以气化功能为基础。这种认识仍是把正气作为疾病治愈的主导方面。依靠、保护、增强人体的正气和气化功能是中医治疗学的一贯原则。

中医治疗的另一特点是不直接对病因和病灶进行特异性治疗，而是利用药物，以及能量、信息的输入，作用于机体的气化，推动机体气化功能旺盛而达到愈病的目的。清代王三尊说："夫药者，所以治病也，其所以使药之治病者，元气也。"这种治疗，即是把气化功能作为"中介"，用药物、针灸、气功等治疗手段触发"中介"作出反应来取得愈病目的，实际也是根据气化理论而采取的一种启发人体自愈能力的治疗原则。

第二节 阴阳学说

一、阴阳概述

阴阳是对自然界相互关联的某些事物和现象对立双方属性的概括。它既可以代表相互对立的两个事物，也可以代表同一事物内部所存在的相互对立的两个方面。阴阳的最初含义是指日光的向背，即向日为阳，背日为阴。根据这一特点加以引申，凡是光明、温暖的事物或现象属阳；黑暗、寒冷的事物或现象属阴。如昼为阳，夜为阴；晴天为阳，阴天为阴；春夏为阳，秋冬为阴；火为阳，水为阴等。这样引申归纳的结果，使古人发现自然界的一切事物或现象都有正反两个方面，因其状态、性质、位置、趋势、作用、功能等的不同，都可以用阴阳来概括。一般来说，凡是温热的、明亮的、运动的、外在的、上升的、兴奋的、功能亢进的、强大的、功能的都属于阳；反之，寒冷的、晦暗的、静止的、内在的、下降的、抑制的、功能衰退的、弱小的、物质的都属于阴（表2-1）。

表 2-1 事物和现象的阴阳属性归类

属性	天地	日月	水火	左右	上下	昼夜	四季	温度	明暗	动静	内外	升降	状态	功能
阳	天	日	火	左	上	昼	春夏	温热	明亮	运动	向外	上升	兴奋	亢进
阴	地	月	水	右	下	夜	秋冬	寒冷	晦暗	静止	向内	下降	抑制	衰退

由此可见，阴阳是一对抽象的概念，是对事物不同属性的概括，既具有普遍性，又具有相对性。它不局限于某一特定事物而具有广泛的代表性和概括性，任何事物和现象都可用阴阳属性加以区别。阴阳属性的划分必须是在相互关联的一对事物或现象之间进行，如果两者不是相互关联的事物，不是统一体的对立双方，就不能用阴阳来划分其阴阳属性。如白天与黑夜之间，相互对立、相互依存，便可用阴阳属性来概括；如果是白天和水之间，就不属于既对立又互相关联的事物，不在一个统一体当中，就不能用阴阳来确定其属性。

事物的阴阳属性并不是绝对的，而是相对的。这主要表现在两个方面：一是在一定条件下，阴阳可以相互转化，阴可以转化为阳，阳也可以转化为阴。如寒属阴，热属阳，寒极可以转化为热，热极可以转化为寒；向日为阳，背日为阴，但由于日光的移动，向日的可变为背日，背日的可变为向日，事物的阴阳属性也就发生了变化。二是阴阳的无限可分性，也就是说，在阴阳之中，还可再分阴阳，阴中有阴阳，阳中也有阴阳。如昼为阳，而再以上下午来区分，上午为阳中之阳，下午为阳中之阴；夜为阴，而前半夜为阴中之阴，后半夜为阴中之阳。宇宙间的任何事物都可以概括为阴和阳两类属性，任何一种事物内部又都可分为阴和阳两个方面，事物内部阴或阳的任何一方，还可以再分阴阳，如此往复，没有穷尽。一个事物或现象，其阴阳属性是无法确定的，因为阴阳属性的划分，是它与相关联的另一事物或现象相比较而确定的，当它所处的统一体发生变化时，它的阴阳属性有时也会随之发生变化，因此，单就某一具体事物或现象而言，它的阴阳属性不是一成不变的。如人体胸部的阴阳属性，它和腹部同居人体前面，胸在上为阳，腹在下属阴；它又和背部共同位于人体的上半身，胸向内属阴，背向外属阳。

二、阴阳学说的基本内容

（一）阴阳对立制约

自然界的一切事物和现象都存在着互相对立的阴阳两个方面。阴阳的相互对立主要表现在它们之间的互相制约、互相斗争上，如温热可以驱散寒冷，冰冷可以降低高温。事物的变化和发展也正是阴阳之间相互对立和制约的结果。如夏季阳气隆盛，但夏至以后阴气渐生，用以制约炎热的阳气；冬季阴气寒盛，但冬至以后阳气渐复，用以制约严寒的阴气。这样产生了体现对立双方在制约关系中力量消长变化的寒、热、温、凉四季。也就是说，阴阳对立制约的形成，主要是通过阴阳之间的相互消长来实现的。任何互相对立着的事物的一方面，总是通过消长对另一方面起着制约作用。

（二）阴阳互根互用

阴阳两个方面，既是互相对立的，又是互相依存的，双方互为存在的前提条件和依据，任何一方都不能脱离另一方而单独存在。如上为阳，下为阴，没有上，也就无所谓下；没有下，也就无所谓上。热为阳，寒为阴，没有热，就无所谓寒；没有寒，也就无所谓热。与此同时，阴阳之间还存在着相互为用、相互促进的关系。如气为阳，血为阴，血的循行要靠气的推动和统摄，气的运行要靠血为载体。阴阳还体现在物质和功能之间的关系上，物质属阴，功能属阳，功能活动是物质运动的结果，物质是功能活动的基础。世界上没有不运动的物质，因而也就不存在没有功能的物质和离开物质运动的功能，两者之间同样存在着互相依存的关系。阴阳之间这种相互依存、互为前提和需求的关系，称为阴阳的互根互用。阳根于阴，阴根于阳，如果阴阳双方失去了互为存在的条件，即所谓"孤阴不生"和"独阳不长"，也就不能再生化和滋长了。阴阳的互根互用，又是阴阳转化的内在依据。

（三）阴阳消长平衡

阴阳消长是指相互对立又相互依存的阴阳双方不是处于静止不变的状态，而是始终处于"阴消阳长"或"阳消阴长"的运动变化状态之中。所谓"消长"是说一方增长，会削弱对方的力量，导致对方相对不足，即"此长彼消"；或一方的不足，导致对方的相对亢盛，即"此消彼长"。阴阳双方在这种消长变化的运动中，维持着阴阳之间的相对平衡。所以说，阴阳之间的平衡，不是静止的和绝对的平衡，而是始终贯穿着阴阳双方的消长变化，是动态的、相对的平衡。静止和平衡是相对的，运动和消长才是绝对的，因此，阴阳之间的这种平衡关系称为消长平衡。阴阳消长平衡理论也反映了辩证唯物主义关于物质的绝对运动和相对静止的观点。阴阳消长平衡运动是普遍存在的。如以四时气候变化而言，从冬到春再到夏，气候由寒逐渐变暖，即是阴消阳长的过程；由夏到秋再到冬，气候由热逐渐变凉变寒，即是阳消阴长的过程，从而维持了一年四季气候的正常交替。在正常情况下，这种阴阳消长是处于相对平衡的状态，如果这种消长关系超过一定限度，不能保持其动态平衡，便会出现阴阳某一方的偏胜或偏衰，从而出现气候的反常和疾病的发生。

（四）阴阳相互转化

阴阳转化是指阴阳对立的双方，在一定条件下可以向着各自相反的方向转化，即阴可转化为阳，阳也可以转化为阴。阴阳互相转化，一般表示事物发展的物极阶段，即所谓"物极必反"。阴阳的转化，大多数也是一个由量变到质变的发展过程，而阴阳消长就是这一量变过程，是阴阳转化这一质变过程的准备阶段。阴阳的转化必须具备一定的条件才能发生，即阴阳的消长必须超过一定的限度，阴阳的转化才能发生。如"重阴必阳，重阳必阴""寒极生热，热极生寒"，在这里"重"和"极"就是它们转化的必要条件，即对立双方的力量消长必须达到极限，才可发生根本变化，没有这一条件，阴阳的转化便不可能实现。

阴阳的对立制约、互根互用、消长平衡和互相转化等是阴阳学说的基本内容。这四个方面既有区别又有联系，阴阳之间的对立制约形式要通过阴阳的消长来实现，阴阳消长又是阴阳转化的量变过程，阴阳互根互用是阴阳转化的内在依据，说明阴和阳之间的关系不是孤立的、静止不变的，而是互相联系、互相影响、相反相成的。

> ➤ 考点提示：阴阳学说的基本内容是阴阳对立制约、互根互用、消长平衡和相互转化。

三、阴阳学说在中医学中的应用

（一）阐明人体的组织结构

人体是一个有机的整体，人体内部有着阴阳对立统一的现象，人体的组织结构，可以用阴阳两方面加以概括说明。人体上部属阳，下部属阴；外侧属阳，内侧属阴；体表属阳，内脏属阴；六腑属阳，五脏属阴。五脏之中，居于上部的心、肺属阳；居于下部的肝、肾属阴。具体到每一脏腑，又有阴阳之分，如心有心阴、心阳；肾有肾阴、肾阳等。以此类推，只要是人体相对而又相关的两个方面，都可用阴阳来概括。

（二）说明人体的生理功能

人体正常的生命活动是阴阳两个方面保持着对立统一协调关系的结果，如属于阳的功能与属于阴的物质之间，就是这种阴阳对立统一关系的体现。人体的生理活动是以物质为基础的，没有物质的运动就无以产生生理功能，而功能活动的结果，又不断促进着物质的代谢。阴阳对立统一关系可以用来作为人体的生理功能与物质之间关系的概括，两者协调，人体的正常生理功能才能得以正常发挥，否则便会导致疾病的发生。

（三）说明人体的病理变化

疾病的病理变化虽然复杂，但究其本质是阴阳之间动态平衡遭到破坏的结果，因此，都可用阴阳失调加以概括和说明。疾病的过程多为邪正斗争的过程，其结果则引起机体的阴阳偏胜、偏衰。

1．阴阳偏胜　"胜"，指邪气盛。阴阳偏盛即阴邪或阳邪偏盛，是指属于阳或阴任何一方高于正常水平的病理状态。而阴或阳任何一方病邪的亢盛，必然导致另一方的相对不足，即"阳胜则阴病，阴胜则阳病"。阳性为热，阴性为寒，因此，阳热之邪侵犯人体可出现发热、面红、脉数等热证，阴寒之邪侵犯人体可出现形寒、面白、脉迟等寒证，即"阳胜则热，阴胜则寒"。

2．阴阳偏衰　"衰"，指正气虚。阴阳偏衰即阴虚或阳虚，是指属于阴或阳任何一方面正气低于正常水平的病理状态。而阴或阳任何一方的不足，必然导致另一方的相对亢盛，即"阳虚则寒，阴虚则热"。此外，由于阴阳互根，当阴阳任何一方虚损到一定程度时，也常可导致对方的不足，即所谓"阴损及阳，阳损及阴"，最终导致"阴阳俱虚"。阴阳两虚并不是阴阳的对立处于低水平的平衡状态，同样存在着偏于阳虚或偏于阴虚的不同。

3．阴阳的转化　由阴阳偏胜偏衰所致的病证。在一定条件下，偏胜偏衰的双方还可向各自相反的方向转化，阳证可以转化为阴证，阴证也可以转化为阳证。

（四）用于疾病的诊断

1．阴阳是归纳四诊的首要方法　正确的诊断首先要在繁杂的四诊内容当中分清其阴阳两大属性，才能执简驭繁，抓住本质。如望诊中色泽鲜明者属阳，晦暗者属阴；闻诊中声音洪亮、呼吸气粗者属阳，语声低微、呼吸无力者属阴；问诊中自觉发热恶热、渴喜冷饮者属阳，畏寒怕冷、不渴或渴喜热饮者属阴；切诊中浮、数、有力之脉属阳，沉、迟、无力之脉属阴。

 案例讨论

　　林某，男，26岁。以咳嗽，咳痰3天为主诉就诊。自诉3天前淋雨受凉后咳嗽气急、咽喉疼痛。并伴有发热、头痛、鼻流黄涕，逐渐出现咳痰黄稠、咳嗽频剧。诊其脉浮数，舌红苔薄黄。

　　请分析本病证属阴证还是阳证。

　　2．阴阳是辨证的总纲　由于疾病的发生和发展是阴阳失去其相对平衡的结果，所以无论疾病的变化多么复杂，临床表现怎样千变万化，但就其本质而言，总不外阴阳两类。临床上常用的"阴、阳、表、里、寒、热、虚、实"八纲辨证，是各种辨证的纲领，而阴阳又是其中的总纲，统领其他六纲，即表、热、实属阳，里、寒、虚属阴。抓住了阴阳这一总纲，就是把握住了疾病诊断的精髓。

　　（五）用于疾病的治疗和预防

　　1．确定疾病的治疗原则　中医学认为疾病的本质就是阴阳失调。因此，治疗的根本原则就是调整阴阳，补偏救弊，恢复阴阳的相对平衡状态。针对疾病阴阳偏胜偏衰的状况，采取"实则泻之""虚则补之"的治疗原则，以达到恢复其新的平衡的目的。

　　2．归纳药物的性能　阴阳学说在临床治疗上还可用来概括中药的性能，根据药物四气（性）、五味、升降沉浮等性能划分其阴阳属性。如药物的"四气"中，温、热属阳，寒、凉属阴。"五味"中辛、甘、淡属阳，酸、苦、咸属阴。升降沉浮中具有上升发散作用的属阳，具有下降收敛作用的属阴。临床治疗时可依据药物的阴阳属性来调整机体阴阳偏胜偏衰的状态。

　　3．指导疾病的预防　中医学认为，人以正气为本，"正气存内，邪不可干"，善于保养阴精阳气，则邪气不侵。而养护正气的根本法则就是要求人体内部的阴阳变化与天地自然之间的阴阳变化协调一致，也就是说善于调整阴阳，是防病摄生的根本。

第三节　五行学说

一、五行概述

（一）五行的基本概念

　　"五"，指构成客观世界的五种基本物质，即木、火、土、金、水。"行"，是指运动和变化。五行就是指木、火、土、金、水五种物质的运动变化。我国古代劳动人民在长期的生活和生产实践中，认识到木、火、土、金、水是自然界不可缺少的基本物质。这五种物质各具特性，但都不是孤立存在的，而是紧密联系，既相互资生，又相互制约，从而促进了自然界事物的发生和发展，维持着它们的协调和平衡。五行学说运用于医学领域，借以说明人体的生理、病理及其与外在环境的相互关系，从而指导临床诊断与治疗。

（二）五行的特性

　　古人对五行特性的认识，是通过长期的生活和生产实践体验，并加以抽象归纳的结果。因此，五行的特性虽然来自于木、火、土、金、水，但实际上又超越了这五种具体事物的本身，具有抽象的特征和更广泛的含义。《尚书·洪范》云："水曰润下，火曰炎上，木曰曲直，金曰从革，土爰稼穑"。

　　1．木的特性　"木曰曲直"。"曲直"，本义指树木的生长形态，枝干可弯曲、伸直，向上、向外伸展，引申为木具有生长、升发、条达、舒畅的特性。

2．火的特性　"火曰炎上"。"炎上"，是指火具有温热、上升的特性，引申为火具有温热、升腾的特性。

3．土的特性　"土爱稼穑"。"稼穑"，是指土具有供人类播种和收获农作物的作用，引申为土具有生化、承载、受纳的特性。又有"土为万物之母""土载四行"之说。

4．金的特性　"金曰从革"。"从"，即顺从；"革"，即变革、改革、革除。本义指金属物质可随意进行销铄铸造，引申为金具有收敛、肃杀、下降、清洁的特性。

5．水的特性　"水曰润下"。"润下"，指水有滋润和向下的特性，引申为水具有寒凉、滋润、下行、封藏的特性。

> ➤ 考点提示：五行的特性是"木曰曲直""火曰炎上""土爱稼穑""金曰从革"和"水曰润下"。

（三）事物的五行分类

古人根据具体事物或现象的特性与五行相类比，最终把世界上的各种事物和现象都归纳分成五大类。五行分类的方法主要有以下两种：

1．取类比象法　取类比象法是以事物之间的某一点相似之处加以归类，也就是将事物的特有征象与五行各自的特性相比较，找出其相似之处，加以归类，确定其属性。如以方位配五行，日出于东，与木的升发特性相类似，故东方归属于木；南方炎热，与火的炎上特性相类似，故南方归属于火；日落于西，与金的肃降特性相类似，故西方归属于金；北方寒冷，与水的寒凉特性相类似，故北方归属于水。以五脏配五行，肝气主升发、条达，归属于木；心阳主温煦，归属于火；脾主运化，为气血生化之源，归属于土；肺气主降，归属于金；肾主藏精，滋润周身，归属于水。

2．推演络绎法　推演络绎法是根据已知的某些事物的五行属性，推演出与其相关联事物的五行属性。如已知肝属木，由于肝合胆、主筋、开窍于目、其华在爪，所以可推演出胆、筋、目、爪的五行属性也都属木；已知心属火，由于心合小肠、主血脉、开窍于舌、其华在面，所以可推演出小肠、脉、舌、面的五行属性也都是火；已知肾属水，由于肾合膀胱、主骨、开窍于耳及二阴、其华在发，所以膀胱、骨、耳及二阴、发的五行属性也都是水。以自然现象分，如冬季寒冷，冬属水，那么寒亦归为水，以此类推。

事物的五行分类是把自然界千变万化的复杂事物，归结为木、火、土、金、水五大类。对人体来说，可以将人体的各种组织和功能，归结为以五脏为中心的五个生理、病理系统，以便更好地揭示中医学的整体观念。自然界和人体有关的事物或现象的五行归属见表2-2。

表 2-2　事物属性的五行归类表

自然界							五行	人体						
五音	五味	五色	五化	五气	五方	五季		五脏	五腑	五官	形体	情志	五声	变动
角	酸	青	生	风	东	春	木	肝	胆	目	筋	怒	呼	握
徵	苦	赤	长	暑	南	夏	火	心	小肠	舌	脉	喜	笑	忧
宫	甘	黄	化	湿	中	长夏	土	脾	胃	口	肉	思	歌	哕
商	辛	白	收	燥	西	秋	金	肺	大肠	鼻	皮	悲	哭	咳
羽	咸	黑	藏	寒	北	冬	水	肾	膀胱	耳	骨	恐	呻	栗

二、五行学说的基本内容

五行学说主要是以五行的相生、相克制化来说明事物和现象之间的平衡协调关系，同时又以相乘、相侮来解释事物和现象的失调异常变化。

（一）五行的相生、相克

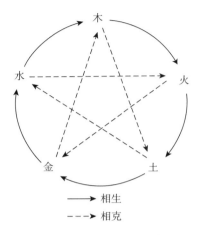

图 2-1　五行相生相克示意图

1. 相生　相生是指五行之间具有促进、助长和资生的作用；相克是指五行之间具有抑制和制约的作用。五行相生的次序是木生火，火生土，土生金，金生水，水生木（图 2-1）。在相生的关系下，任何一行都有"生我"和"我生"两方面的关系，即"母子"关系，"生我"者为"母"，"我生"者为"子"。以火为例，由于木生火，故"生我"者为木；由于火生土，故"我生"者为土。因此，木为火之母，而土为火之子。

2. 相克　相克即制约、抑制之意。五行相克的次序是木克土，土克水，水克火，火克金，金克木（图 2-1）。在相克的关系中，任何一行都有"克我"和"我克"两方面的关系。在《内经》中称为"所不胜"和"所胜"。"克我"者为"所不胜"，"我克"者为"所胜"。以火为例，由于水克火，故"克我"者为水，水为火之"所不胜"；由于火克金，故"我克"者为金，金为火之"所胜"。

五行中的生克关系，是事物不可分割的两个方面。没有生，就没有事物的发生和成长；没有克，也就不能维持事物的协调和发展。生中有克，克中有生。如在相生关系中，"生我"和"我生"两者之间又存在着相克的关系，以木为例，"生我"者为水，"我生"者为火，而水能克火。在相克的关系中，"克我"和"我克"的两者之间又存在着相生的关系，以木为例，"克我"者为金，"我克"者为土，而土能生金。五行学说就是利用相生和相克关系的结合，来说明事物之间互相资生和互相制约的联系，起到整体调节作用，以防止其太过或不及，从而维持事物的协调和平衡，这种相生、相克关系的调节作用又被称为"制化"。

（二）五行的相乘、相侮

五行学说以五行之间的相乘、相侮关系来探索和解释事物之间的协调平衡被破坏后的异常状态，以及人体的病理现象。

1. 相乘　相乘即以强凌弱或乘虚侵袭，是指五行中的某一行对被其克制的一行克制太过，超过正常限度的异常相克状态。相乘的次序与相克的次序是一致的，表现为木乘土，土乘水，

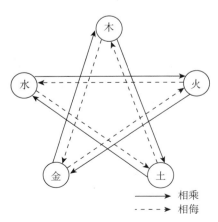

图 2-2　五行相乘相侮示意图

水乘火，火乘金，金乘木（图 2-2）。引起相乘的原因主要有两个方面：一是五行中的某一行本身过于强盛，因而造成对被其克制一行的克制太过，导致被克一行的虚弱。如木气亢盛，过度克制土，导致土的不足，即为"木乘土"。此即以强凌弱。二是五行中的某一行本身虚弱，使克制它的那一行相对亢盛，产生克制太过，使其本身更加虚弱。如木本身不过于强盛，但由于土本身的不足，使木气相对亢盛，对土的克制相对增强，使土更加虚弱，即为"木乘土"，也称"土虚木乘"。此即乘虚侵袭。

2. 相侮　相侮即欺负、侮弄之意，在此指反侮，是指五行之间的克制次序遭到破坏，出现逆向克制的异常现象，又称"反克"。因此，相侮的次序与相克的次序正好相反，

表现为木侮金，金侮火，火侮水，水侮土，土侮木（图2-2）。发生相侮的原因也主要有两个方面：一是五行中的某一行过于强盛，对原来"克我"的一行进行反克。例如，正常情况下木应受到金的克制，若因木气亢盛，不仅不受金的克制，反而对金产生克制，称为"木侮金"。二是五行中的某一行过于虚弱，不仅不能克制应克的一行，反而受到被克一行的反克。例如，正常情况下，金应克木，若金气虚弱，不仅不能克木，反而受到木的反侮，称为"木侮金"，也称"金虚木侮"。

> ➤ 考点提示：五行的相生关系是木生火，火生土，土生金，金生水，水生木。五行的相克关系是木克土，土克水，水克火，火克金，金克木。

三、五行学说在中医学中的应用

（一）说明五脏的生理功能与相互关系

1. 说明五脏的生理功能　五行学说将五脏分别归属于五行，以五行的特性来说明五脏的生理功能特点。如肝喜条达而恶抑郁，有疏泄的功能，木性可曲可直，枝叶条达，有生发的特性，故肝属木，是以木条达生发的特性来说明肝主疏泄而恶抑郁的生理功能；心阳有温煦的作用，火性温热，性上炎，故心属火，是以火的特性来说明心阳温煦的生理功能；脾有运化水谷精微，营养五脏六腑、四肢百骸的功能，为气血生化之源，土有生化万物的特性，故脾属土，是以土的特性来说明脾的化生气血的功能；肺性清肃，肺气以肃降为顺，金有清肃、收敛的特性，故肺属金，是以金的特性来说明肺气清肃下降的生理功能；肾主藏精、主水，有滋润周身的作用，水有滋润下行的特性，故肾属水，是以水的特性来说明肾藏精、主水的生理功能。

2. 说明五脏之间的相互关系　五脏的功能活动不是孤立的，而是相互联系的，既相互资生，又相互制约，这种相互联系就是利用五行学说的生克制化理论来说明的。

（1）五脏相互资生的关系：用五行相生的关系说明五脏之间相互资生、相互为用的关系。如木生火是指肝可以资生心，即肝藏血以济心，又称肝生心；火生土是指心火可以温养脾土，又称心生脾；土生金是指脾吸收、输布水谷精微，营养肺，又称脾生肺；金生水是指肺气清肃下行，通调水道，使水液下归于肾，以助肾水，又称肺生肾；水生木是指肾藏精以滋养肝之阴血，又称肾生肝。

（2）五脏相互制约的关系：用五行相克的关系说明五脏之间相互制约、相互克制的关系。如木克土就是指肝的疏泄功能可以防止脾土的壅滞；土克水就是指脾运化水湿的功能可以防止肾水的泛滥；水克火就是指肾水上济于心，可以防止心火的过亢；火克金就是指心阳的温煦功能可以防止肺的清肃太过；金克木就是指肺气的肃降功能可以防止肝气的升发太过。

此外，五行学说还将人体的组织结构分别配属五行，同时又将自然界的五方、五时、五气、五味、五色等与人体的五脏、六腑、五体、五官、精神、情志等联系起来，组合成以五脏为中心的五行系统，以五行的特性和相互联系来说明它们的特性和联系，进一步体现了中医学的人体内部以及人与外在环境之间的整体观。

（二）说明五脏病变的相互影响

五脏在生理上相互联系，在病理上相互影响。一脏有病，可以传至他脏，这种病理上的相互影响称为"传变"。用五行学说来说明五脏疾病的传变，可以分为相生关系的传变和相克关系的传变。

1. 相生关系的传变　在相生关系中，每一行都存在着"生我"和"我生"两种联系，有"母"和"子"的双重属性。因此，相生关系的传变又包括"母病及子"和"子病犯母"两个方面。

（1）母病及子：是指疾病从母脏传于子脏。如肾属水，肝属木，水生木，故肾为母脏，肝为子脏。肾病传肝，即是母病及子。如临床上常见先有肾精不足，不能滋养肝阴，导致肝肾阴虚，又称"水不涵木"。

（2）子病犯母：是指疾病由子脏传于母脏，又称"子盗母气"。如肝属木，心属火，木能生火，故肝为母脏，心为子脏。心病及肝，即是子病犯母。临床上常见先有心血不足，累及肝，导致肝血不足而成心肝血虚；或先有心火旺盛，累及肝，引动肝火，导致心肝火旺，均属"子病犯母"或"子盗母气"。

2．相克关系的传变　在相克关系中，每一行都存在着"克我"和"我克"两种联系，因此，相克关系的传变又包括"相乘"和"相侮"两个方面。

（1）相乘：是指克制太过而为病。相克太过有两种情况：一种是由于一方的力量过强，导致被克的一方受到过分的克伐；另一种是由于被克的一方本身虚弱，而使克我的一方相对亢盛，从而对被克的一方克制太过。如肝属木，脾属土，正常情况下，木克土，即肝气的疏泄功能可以制约脾气的壅滞。若是肝气亢盛，影响脾的运化功能，称"木乘土"，或称"木旺乘土"；若脾气先虚，不能耐受肝的相克，称"土虚木乘"。

（2）相侮：是指逆向克制而致病。相侮亦有两种情况，一种是由于一方过于强盛，不仅不受克己一方的克制，而且对其反克；另一种是由于一方过于虚弱，不仅不能对被克一方进行克制，反而受到对方的反克。如肺属金，肝属木，正常情况下，金克木，即肺气肃降，可制约肝气升发太过。若肝火过亢，销铄肺金，导致"肝火灼肺"，称为"木火刑金"或"木火侮金"；若先由肺金不足，不能克制肝气，反受其侮，称为"金虚木侮"。

 案例讨论

李某，男，38岁。以咳血1天为主诉就诊。患者平素性情暴躁，常因小事大动干戈。自诉两天前与人产生争执后，满面通红，头晕头胀，胁肋胀痛，突见咳嗽，咳血。诊其脉弦数，舌红苔薄黄。

请用五行的生克乘侮关系来解释该患者的病情。

需要明确的是，五脏之间在生理功能上相互影响，相互配合，达到协调平衡的目的，但是它们之间的联系并不能单纯地运用五行学说的生克制化理论来说明，还离不开脏腑、经络、气血的理论。在病理状况下，五脏疾病的传变也并不是完全按照五行的生克乘侮规律依次相传，而是受到感受病邪的性质、程度、患者体质的强弱等多方面因素的影响。

（三）用于疾病的诊断

人体是一个有机的整体，内脏患病可以反映到体表相应的组织器官，出现色泽、声音、气味、形态、脉象等方面的异常变化。由于五脏与五色、五音、五味等都是以五行进行分类归属，因此，在诊断疾病时，就可以望、闻、问、切四诊所得来的资料，用五行的归类和生克乘侮规律来推断疾病。如面见青色，喜食酸味，脉见弦象，多为肝病；面见赤色，口苦，心烦，脉洪，多为心火亢盛；面见黄色，多为脾病；面见白色，多为肺病；面见黑色，多为肾病。青色多属寒证、痛证、瘀血、惊风；赤色主热证；黄色主虚证、湿证；白色主虚证、寒证；黑色主水饮、肾虚。脾虚患者面见青色，为木来乘土；心病患者面见黑色，为水来乘火等。

 知识链接

五行学说可以根据五色之间对应的相生相克关系来推测疾病的轻重预后。如清朝吴谦在《医宗金鉴·四诊心法要诀》中所言："肝青心赤，脾脏色黄，肺白肾黑，五脏之常""脏色为主，时色为客。春青夏赤，秋白冬黑，长夏四季，色黄常则，客胜主善，主胜客恶"。

（四）用于疾病的治疗

1．控制疾病的传变　疾病的发生是人体脏腑组织功能失调的结果，脏腑组织功能失调必然导致内脏生克关系的失常。因此，在治疗时，除对本脏的病变进行治疗以外，还应考虑其他有关脏腑的传变关系，根据五行的生克乘侮规律来调整其太过与不及，控制其传变，防止其病传入他脏。例如，肝气亢盛，可致木旺乘土，传病于脾，故在泻肝时要补脾，以防止其传变。

2．确定治则和治法　五行学说用以确定治疗原则和治疗方法，又根据相生和相克规律而有所不同。

（1）根据相生规律确定治疗原则：因为五脏疾病相生关系的传变无外乎"母""子"两个方面，即"子盗母气"和"母病及子"。所以临床上运用相生规律来治疗疾病，其基本治疗原则是补母和泻子，即"虚则补其母，实则泻其子"。补母用于母子关系的虚证，泻子用于母子关系的实证。根据相生规律确定的治疗方法常用：①滋水涵木法，即滋养肝肾法。是通过滋补肾阴以养肝阴，适用于肝肾阴虚及肝阳偏亢之证。②培土生金法，即补脾益肺法。是通过补益脾气来补肺气，适用于脾肺气虚证。

（2）根据相克规律确定治疗原则：临床上无论出现何种相克规律异常的病理变化，总的来说，无非是强、弱两个方面，即克者属强，被克者属弱。因此，其基本治则为"抑强"和"扶弱"。根据相克规律确定的治疗方法常用：①抑木扶土法，即疏肝健脾法。是通过疏肝健脾来治疗肝旺脾虚的一种方法，适用于木旺乘土的肝郁脾虚证。②培土制水法，即补脾制水法。是通过温运脾阳或温肾健脾来治疗脾虚水停的一种方法，适用于脾虚水泛证。③佐金平木法，即泻肝清肺法。是通过清肃肺气以抑制肝气的一种治疗方法，适用于木旺侮金之证。

3．用于情志疾病的治疗　情志生于五脏，分属于五行，故情志之间也存在着相生相克的关系。因此，在临床上可利用情志之间互相抑制的关系来治疗某些情志疾病。如怒为肝志属木，喜为心志属火，思为脾志属土，悲为肺志属金，恐为肾志属水。木能克土，故怒胜思；土能克水，故思胜恐；水能克火，故恐胜喜；火能克金，故喜胜悲；金能克木，故悲胜怒。在临床上若见狂喜不休者，可用恐惧来制约；大怒不止者，可用悲忧来制约；思虑过甚者，可用愤怒来制约等。

五行学说对于疾病的治疗确有很大的价值，但并非所有的疾病都完全适用于五行的生克规律。中医学确定疾病治则、治法的理论依据是多方面的，除五行学说外，还有阴阳学说、脏腑学说、经络学说、病因学说等，临床上要针对具体病情辨证施治，绝不可机械地搬套五行学说。

自测题

一、单项选择题

1．以下说法不正确的是
　A．火为阳，水为阴
　B．南为阳，北为阴
　C．木为阳，土为阴
　D．气为阳，味为阴
　E．动为阳，静为阴

2．事物的阴阳两个方面的相互转化是
　A．绝对的
　B．有条件的
　C．必然的
　D．属于量变
　E．单方面的

3．属于阴中之阳的时间是
　A．上午
　B．前半夜
　C．下午
　D．后半夜
　E．中午

4．下列情况不宜用阴阳概念来说明的是
　A．昼与夜

B．天与地

C．表与风

D．水与火

E．左与右

5．言人身脏腑之阴阳，则肝为

A．阳中之阳

B．阳中之阴

C．阴中之阳

D．阴中之阴

E．阴中之至阴

6．不属于阳的症状的是

A．声高气粗

B．多言而躁动

C．面色鲜明

D．脉沉细涩

E．舌苔黄燥

7．下列阴阳失调的病理变化，"阴"的含义为"阴邪"的是

A．阴虚则阳亢

B．阳盛则阴病

C．阴盛则阳病

D．阴损及阳

E．阳盛格阴

8．可用阴阳的对立制约来解释的是

A．寒极生热

B．阴损及阳

C．寒者热之

D．重阳必阴

E．阴中求阳

9．下列不能说明阴阳的互根互用关系的是

A．阳在外，阴之使也

B．孤阴不生，独阳不长

C．阴在内，阳之守也

D．重阴必阳，重阳必阴

E．阴损及阳，阳损及阴

10．在阴阳学说中，可用来解释"寒极生热，热极生寒"的观点是

A．对立制约

B．互根互用

C．消长平衡

D．相互转化

E．阴阳格拒

11．按五行生克关系，肝为脾之

A．母

B．子

C．所胜

D．所不胜

E．所克

12．按照阴阳学说理论，下列属阳的是

A．寒凉的

B．晦暗的

C．下降的

D．静止的

E．明亮的

13．五行学说中金的特性是

A．炎上

B．稼穑

C．润下

D．从革

E．曲直

14．按五行木、火、土、金、水次序归类，下列选项中不匹配的是

A．青赤黄白黑

B．筋脉肉皮骨

C．生长化收藏

D．怒喜悲思恐

E．角徵宫商羽

15．下列五行生克关系中错误的是

A．木克土

B．火生土

C．火克水

D．金生水

E．金克木

16．天地万物之间相互联系的中介是

A．天气

B．精气

C．气化

D．神

E．地气

二、问答题

1．阴阳学说的相对性体现在哪些方面？

2．相乘与相侮有何联系与区别？

3．以五行相克关系确立的治则和常用治法有哪些？

（章　涵　蔡秋梅）

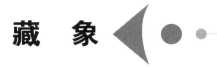

藏 象

第三章数字资源

学习目标

识记：

说出藏象学说的内容、脏腑的总体功能特点，藏象、五脏、六腑、奇恒之腑的概念。

理解：

理解五脏、六腑的主要生理功能，五脏的生理联属，脏腑之间的关系。

运用：

能够应用藏象学说理论对患者进行养生指导。

案例导入

张某，女，38岁。两天前生气后出现胸胁胀痛，伴头晕目眩、肢端麻木，舌暗红苔薄白，脉弦紧。

思考题： 请以藏象理论分析该患者病变部位应在哪一脏。

第一节 藏象概述

一、藏象的基本概念

"藏象"二字，首见于《素问·六节藏象论》。藏，指藏于体内的内脏；象，指表现于外的生理、病理现象。藏象包括各个内脏实体及其生理活动和病理变化表现于外的各种征象。张景岳在《类经》中指出，"象，形象也。藏居于内，形见于外，故曰藏象。"藏象学说是研究人体各个脏腑的生理功能、病理变化及其相互关系的学说。它是在历代医家在医疗实践的基础上，在阴阳五行学说的指导下，概括总结而成的，是中医学理论体系中极其重要的组成部分。

脏腑是人体内脏的总称。按照生理功能特点，分为五脏、六腑和奇恒之腑。五脏，即心、肺、脾、肝、肾，其共同生理特点是化生和贮藏精气。六腑，即胆、胃、小肠、大肠、膀胱、三焦，其共同生理特点是受纳和传化水谷。如《素问·五藏别论》曰："所谓五藏者，藏精气而不泻也，故满而不能实。六腑者，传化物而不藏，故实而不能满也。"这里的"满"和"实"，是针对精气和水谷的各自特点而言，精气为"满"，水谷为"实"。奇恒之腑，即脑、髓、骨、脉、胆、胞宫（子宫），它们形态似腑，功能似脏，有贮藏精气的作用，故名奇恒之腑。

> 考点提示：心、肺、脾、肝、肾，合称为五脏；胆、胃、小肠、大肠、膀胱、三焦，合称为六腑；奇恒之腑即脑、髓、骨、脉、胆、胞宫。

二、藏象学说的形成

藏象学说的形成主要有三个方面：一是来源于古代的解剖知识，如《灵枢·经水》中曰："夫八尺之士，皮肉在此，外可度量切循而得之，其死可解剖而视之。其藏之坚脆，腑之大小，谷之多少，脉之长短，血之清浊……皆有大数。"二是长期对人体生理、病理现象的观察，例如因皮肤受凉而感冒，会出现鼻塞、流涕、咳嗽等症状，因而认识到皮毛、鼻窍和肺之间存在着密切联系。三是长期医疗经验的总结，如从一些补肾药能加速骨折愈合的认识中产生了"肾主骨"之说。

三、藏象学说的特点

藏象学说的主要特点是以五脏为中心的整体观，主要体现在以五脏为中心的人体自身的整体性及五脏与自然环境的统一性两个方面。人体五脏、六腑、形体、官窍、神志，通过经络的联络及功能的配合与隶属关系，构成五大功能系统，五脏是五大系统的核心。五脏系统各自内部以及五脏系统之间，无论是在组织结构上、生理功能及病理变化诸方面，均存在着广泛密切的有机联系。藏象理论把这种联系视为人体生命活动的本质内容，并且这种联系形成了整体的生命活动。同时，五脏系统与外环境诸要素之间如五时、五方、五气、五化等也存在着有机的联系，构成了人体内外环境相应的统一体。所以，藏象学说中的脏腑不单纯是一个解剖学概念，更重要的是概括了人体某一系统的生理和病理学概念。藏象学说中的心、肺、脾、肝、肾、胆、胃、小肠、大肠、膀胱等脏腑名称，虽与现代人体解剖学的内脏名称相同，但在生理、病理概念方面的阐释，与现代解剖学有很大不同。藏象学说中一个脏器的生理功能，包含现代解剖学中几个脏器的生理功能；而现代解剖学中的一个脏器的生理功能，又可分散在藏象学说的几个脏器的生理功能之中。这是中医学一个极其重要的思维模式。

第二节 五 脏

一、心

心居胸腔之内，膈膜之上，形如倒垂之莲蕊，外有心包卫护。主宰人体生命活动，为"君主之官"。心在五行属火，手少阴心经与手太阳小肠经经脉相互络属，故心与小肠相表里。

（一）心的生理功能

1. 主血脉　心主血脉，是指心有推动血液在脉中运行以营养全身的作用。人体各脏腑组织器官皆有赖于血液的濡养，才能发挥其正常的生理功能，以维持正常的生命活动。血液的正常运行与五脏功能密切相关，其中心的作用尤为重要。心脏的搏动主要依赖心气的推动，心气是推动血液运行的原动力，其次是脉道的通利和血液自身的充盈。只有心气充沛，脉道通利，血液充盈，心主血脉的功能才能正常；反之，若以上任何一个因素出现了异常，均会导致心主血脉的功能异常，而使血液运行失常。由此可见，心、脉、血三者构成了一个相对独立的系统，在这个系统中，心起着主导作用。

心主血脉的功能正常与否，主要从面色、舌象、脉象、心胸部的感觉等几方面来观察。若心主血脉的功能正常，则面色红润光泽，舌质淡红、荣润，脉象和缓有力，心胸部无不适感。若心气不足，或脉道痹阻，或血液亏虚，致使心主血脉的功能失常，则见面色无华或面色青紫，舌质淡白或青紫，或见瘀点、瘀斑，脉象细弱无力，或见涩、结、代脉，心胸部憋闷或刺痛，或见心悸、怔忡等症。

2. 主神志　又称主神明、心藏神。神，有广义和狭义之分。广义的神，泛指整个人体生命活动的外在表现，包括面色、眼神、言语、意识、肢体活动、姿态等。狭义的神，是指人的精神、意识、思维活动。心主神志，主要是指心有主管和调控人的精神、意识、思维活动和整个生命活动的作用。具体体现在两个方面：一是心主管着人的整个精神、心理活动，尤其是对人的精神、意识、思维、睡眠等具体的心神活动和过程起着调控作用。这是心主神志理论中最为实质的内容。故《灵枢·本神》曰："所以任物者谓之心。"二是主宰整个生命活动。心为人的生命活动的主宰，五脏六腑必须在心的统一指挥下，才能进行统一协调的正常生理活动，从而维持整个人体生命活动的正常进行。

心主神志的生理功能正常，则精神振奋，神志清晰，思维敏捷，反应灵敏，睡眠安稳。若心主神志的功能异常，不仅可以出现精神、意识、思维活动的异常，如失眠，多梦，神志不宁，甚至谵狂，或反应迟钝、精神萎靡，甚则昏迷、不省人事等，而且还会影响其他脏腑的功能活动，甚至危及生命。

 知识链接

心主神志与中医临床

人的精神意识思维活动，在现代医学中属大脑的生理功能，是大脑对外界事物的反映，但在藏象学说中则将其归属于心。《灵枢·本神》曰："所以任物者谓之心。"任，指接受、担任，即是说心具有接受外来信息作出思维、判断的功能。在汉语中以心表达精神意识、思维、情感的词语一直沿用，如心领神会、心神不宁等。

心主神志的理论一直指导着中医学的医疗实践，如心血不足而出现心悸、健忘、失眠、多梦等心神不宁症状时，用滋养心血的方法而取得疗效；热入营血，扰乱神明而出现神昏、谵语等症状时，用清热开（心）窍的方法而获效；此外，还可用涤痰开（心）窍的方法来治疗癫狂等精神病证。

（二）心的生理联属

1. 在志为喜　志，是指情志活动；喜，是一种喜悦、愉快的情绪和心境。适度的喜乐，有助于血流的畅通和心主血脉的功能正常。若过喜、暴喜，则可伤及心，损伤心神，轻者可导致心气涣散，表现为思想、注意力不集中；严重者可致神志异常，而见神志错乱、喜笑不休，甚或诱发心疾，累及五脏。

2. 在体合脉、其华在面　脉，指脉管，是血液运行的通道，故又称血府。脉的生理功能可概括为两方面：一是气血运行的通道；二是运载水谷精微，滋养全身。这些功能全有赖于心气的作用。脉管靠血液来充盈，脉管的搏动靠心气来鼓动，故脉搏的强弱、快慢、节律能反映心气的盛衰，且与心搏保持一致。若心气充沛，则脉象均匀，和缓有力；若心气不足，则脉象虚弱无力；若脉道瘀阻，血运不畅，则脉律不齐，可见涩、结、代脉。其华在面，是指心的生理功能是否正常以及气血的盛衰，可以从面部的色泽变化反映出来。由于头面部的血脉极为丰富，当心气旺盛，血脉充盈时，则面部红润光泽。若心之气血不足，则可见面色淡白、晦滞；心血瘀阻，则面色青紫；心火亢盛，则面部红赤。

3. 开窍于舌　舌为心之外候，又有"舌为心之苗"之说。舌体脉络非常丰富，得心之气血濡养，则能发挥其司味觉、语言表达的功能，表现为舌质淡红、荣润，柔软灵活自如。若心有病变，也可反映于舌，如心的阳气不足，则舌质淡白、胖嫩；心的阴血不足，则舌质红绛、瘦瘪；心火上炎，则舌尖红，甚则口舌生疮；心血瘀阻，则舌质暗紫、或有瘀斑；心神失常，则可见舌强语謇或失语等。

4．汗为心液　汗是阳气蒸腾津液从毛窍排出的产物，故中医有"阳加于阴谓之汗"之说。由于汗为津液所化生，而血又由津液和营气化生而成，它们都来源于饮食水谷，故称"血汗同源"。而血又为心所主，故有"汗为心之液"之说。由于心、血、汗三者在生理上密切联系，因此，在病理上必然相互影响，当心有病变时，可表现为异常出汗。

5．与夏气相通应　夏季以炎热为主，在人体则心在五行属火，心为火脏而阳气最盛，故夏季与心相通。心阳在夏季最为旺盛，功能最强。所以心脏病证，尤其是心阳虚者，在夏季容易缓解。夏季也是治疗心的病变的最佳时机。

> 考点提示：心的生理功能包括心主血脉和主神志；心的生理联属是在志为喜，在体合脉、其华在面，开窍于舌，汗为心液，与夏气相通应。

【附】心包

心包是心的外膜，上附络脉，为通行气血的道路，合称心包络，简称心包，又称"膻中"，具有保护心的作用。若外邪侵心，则心包先受其害。由于心包在病理上有"代心受邪"的特点，故外感热病中出现的神昏谵语等症，常称之为"热入心包"；痰浊引起的神志异常，称"痰蒙心包"或"痰迷心窍"。实际上，心包受邪所出现的病证与心是一致的，故在临床辨证和治疗上多亦相同。

二、肺

肺居胸腔，左右各一，五脏之中，肺位最高，覆盖诸脏，故称为"华盖"。因肺叶娇嫩，不耐寒热，易被邪侵，又有"娇脏"之名。肺在五行属金，手太阴肺经与手阳明大肠经经脉相互络属，故肺与大肠相表里。

（一）肺的生理功能

1．主气、司呼吸　肺主气，是指肺有主持人体之气的功能。包括主呼吸之气和主一身之气两个方面。

（1）主呼吸之气：是指肺有主司呼吸的作用，是体内外气体交换的场所。肺通过呼吸运动，吸入自然界的清气，呼出体内的浊气，实现体内外气体的交换，促进气的生成，调节气的升降出入运动，保证人体新陈代谢的正常进行。肺司呼吸的功能正常，则呼吸调匀，气息平和；反之，则可见胸闷，咳嗽，喘促，气短等呼吸不利之象。

（2）主一身之气：是指肺有主持和调节全身之气的作用。这一作用主要体现在两个方面：一是参与气的生成。尤其是宗气的生成依靠肺吸入的自然清气与脾运化产生的水谷精气结合而成，积于胸中，通过肺的作用，出入咽喉以司呼吸，贯注心脉以行气血，并通过心脉周流全身。二是调畅全身气机。肺有节律的一呼一吸的宣肃活动，对全身气机的升降出入运动产生重要的调节作用。而气机调畅与否，又影响着气能否正常发挥其生理功能，进而影响着整个人体的生命活动。

由此可见，肺的呼吸功能对于生命的维持至关重要。肺的呼吸均匀和调，是气的生成和气机调畅的重要条件。只有当肺司呼吸的功能正常时，肺主气的功能才得以实现，人体一身之气的生成和运行才能正常。反之，则会影响气的生成和运行，出现一系列的病理变化。如果肺丧失了呼吸的功能，则清气不能吸入，浊气不能呼出，人的生命活动也就随之终结。

2．主宣发肃降　宣发，是指肺有宣布卫气和津液于全身，散发浊气和剩余水分于体外的作用。肃降，是指肺气有向下通降及维持呼吸道洁净的作用。

肺的宣发主要表现在三个方面：一是将脾上输的水谷精微和津液布散全身；二是宣发卫气外合皮毛，开合腠理，调节汗液排泄，维持体温恒定；三是呼出体内浊气。

肺的肃降亦表现在三个方面：一是吸入自然界清气。二是肃清呼吸道异物。三是向下布散清气、津液、水谷精微，一方面供体内各脏腑组织所用；另一方面将代谢后的水液不断地下输到肾，在肾的气化作用下生成尿液而下输膀胱，排出体外。

肺的宣发与肃降相反相成，是一个过程的两个方面，宣发有利于肃降，肃降促进宣发。若两者失调就会发生"肺失宣降"的病理变化，出现咳、喘、痰、闷等病症。

3．通调水道　是指肺对水液的输布和排泄有疏通和调节的作用。肺的这一作用，也是通过肺气的宣发和肃降来实现的。肺通过宣发，将水液布散于体表和人体上部，并促进代谢后的水液以汗及呼出之气的形式排出体外；通过肃降将水液布散于体内和人体下部，并促进代谢后的水液下输到肾，转化为尿经膀胱排出。肺的这种作用促进了水液在体内的正常输布、运行和排泄，对维持人体水液代谢的平衡起着重要作用，故有"肺主行水""肺为水之上源"之说。若肺气失于宣发肃降，则可影响肺的通调水道的功能，致使水液代谢失常，从而引发水液的停聚而生痰成饮，甚则水湿泛溢肌肤而成水肿等病变。

4．朝百脉　朝，朝向、聚会之意。肺朝百脉，指全身的血液都通过血脉聚会于肺，通过肺的呼吸进行气体交换，然后再输布到全身。肺朝百脉的生理作用为助心行血。心主血脉，心气的推动是血液运行的基本动力。肺主一身之气，贯通百脉，调节全身的气机，故肺气能辅助心气推动血液运行。肺气虚衰，不能助心行血，血行障碍，则胸闷心悸，唇舌青紫。

（二）肺的生理联属

1．在志为（悲）忧　忧与悲都是消极不良的情感表现，虽是不同的情绪，但对机体的影响却相似，都对肺产生不良影响。因肺主气，过度悲忧易耗伤肺气，出现呼吸不利，气短，音哑，干咳，咯血等病症。

2．在体合皮、其华在毛　皮毛，包括皮肤、毫毛、汗腺等组织，为一身之表，依赖卫气和津液的温润滋养，行使着保护机体、抵御外邪侵袭、调节津液代谢与恒定体温、司部分感觉和辅助呼吸等功能。肺的生理功能正常，则皮毛致密，毫毛光泽，抵御外邪侵袭的能力亦较强；若肺气虚弱，肌表失于温养，则卫表不固，抵御外邪侵袭的能力就低下，可出现多汗和易于感冒，或皮毛憔悴枯槁等现象。

3．开窍于鼻　鼻是肺的门户，为气体出入的通道。肺开窍于鼻是指鼻的通气和嗅觉功能，主要依靠肺气宣发的作用才能正常发挥。肺气通利，则呼吸畅顺，嗅觉灵敏；外邪犯肺，肺气不利，则见鼻塞，流涕，嗅觉不灵；邪热壅肺，常见鼻流浊涕，甚至鼻煽等。由于"鼻为肺之窍"，故外邪袭肺，常以鼻为通道。

4．涕为肺液　涕由鼻腔所分泌，有润泽、清洁鼻腔之功。涕由肺之阴液所化，故涕为肺之液。当肺阴充足时，则能上濡于鼻，使涕液的分泌适度，濡养鼻腔。反之，当肺出现病变时，则可见涕液的异常。如肺为风寒所袭，则鼻流清涕；肺热，则涕液黄稠；肺为燥邪所伤，则鼻干无涕。

5．与秋气相通应　秋季草木凋零，肺主清肃下行，与秋气相通。肺气旺于秋，治疗肺病时，秋季不易过分发散，而应顺其敛降之性。秋季常见肺燥证，出现干咳无痰，口鼻干燥，皮肤干裂等，治疗时应注重养阴润肺。

> ➢ 考点提示：肺的生理功能包括主气、司呼吸，主宣发肃降，通调水道，朝百脉；肺的生理联属是在志为忧（悲），在体合皮、其华在毛，开窍于鼻，涕为肺液，与秋气相通应。

三、脾

脾位于中焦，在膈之下、左季肋的深部，附于胃的背侧左上方。在五行属土，足太阴脾经与足阳明胃经经脉相互络属，故脾与胃相表里。脾胃合称"后天之本""气血生化之源"。

（一）脾的主要生理功能

1. 主运化　运，即转运输送；化，即消化吸收。脾主运化，是指脾具有把水谷化为精微，并将精微物质吸收传输至全身的生理功能。脾的运化包括运化水谷和运化水液两个方面。

知识链接

古人关于脾的形态的认识

中国古代文献对"脾"的形态描述有二：一是《医学入门》有"扁似马蹄"之说，是指现代解剖学中的脾；二是《医贯》的"其色如马肝紫赤，其形如刀镰"及《医纲总枢》的"形如犬舌，状如鸡冠"，是指现代解剖学中的胰。可见藏象学说中的"脾"作为解剖学单位包括了现代解剖学中的脾和胰，但其生理功能又远非现代解剖学中的脾和胰所能囊括的。

（1）运化水谷：是指脾对饮食物的消化、吸收和输布作用。饮食入胃后，主要在胃和小肠内进行消化，经过胃的"腐熟"和小肠的"化物"而分解成水谷精微和糟粕，但是，必须依赖于脾的运化功能，才能将水谷化为精微。同样，也有赖于脾的传输和散精功能，才能把水谷精微上输于肺，经肺的宣发与肃降使水谷精微得以输布至全身。而水谷精微又是人体维持生命活动所需要的营养物质的主要来源，也是生成气血的主要物质基础，所以说"脾为后天之本，气血生化之源"。因此，脾的运化功能正常（脾气健运），才能为化生精、气、血、津液提供足够的养料，使机体组织得到充分的营养。若脾的运化功能减退（脾失健运），则机体的消化吸收功能就会失常，可出现食欲不振、腹胀、便溏、倦怠乏力等病症。

（2）运化水液：是指脾具有吸收、输布水液，防止水液在体内停滞的作用。这是水液代谢的一个重要环节。脾既可以帮助胃肠吸收水液，又可以把水液传输、布散至全身而发挥滋养和濡润作用；同时，又有助于把各组织器官利用后的多余水液及时传输至肺和肾，化为汗和尿排出体外，从而防止了水湿浊液在体内的停滞潴留。故《素问·至真要大论》曰："诸湿肿满，皆属于脾。"这也就是脾虚生湿，"脾为生痰之源"和脾虚水肿的机制所在。脾主运化水谷和运化水液是一个功能的两个方面，二者可分而不可离。

2. 主升清　升，指上升；清，指水谷精微等营养物质。脾主升清，是指脾具有将水谷精微等营养物质向上输至心肺、头目，以发挥其濡养作用；又有升提内脏，防止其下垂的作用。脾之升清，是和胃的降浊相对而言。"脾气升则健，胃气降则和。"两者既对立又统一，共同完成饮食物之消化吸收和输布。另一方面，脏腑之间的升降相因、协调平衡是维持人体内脏位置相对恒定的重要因素。因此，脾的升清功能正常，水谷精微才能正常吸收和输布，人体气血才能充盛，同时内脏位置恒定而不下垂。若脾不升清，则水谷不能运化，气血生化无源，可出现神疲乏力、眩晕、泄泻等症状。脾气下陷，则可见久泄脱肛甚或内脏下垂等病症。

3. 主统血　统，指统摄、控制之意。脾主统血，是指脾具有统摄、控制血液在脉中正常运行，防止溢出脉外的功能。脾统血的机制，究其实质是通过脾主运化能化生人体之气，气能摄血而实现的。若脾气健旺，则气血生化有源，气旺则能统血，使血行脉中而不外溢。若脾失健运，则气的生化乏源而亏虚，气虚则固摄作用减弱，统摄无权，就会导致血溢脉外而出血的脾不统血证。

（二）脾的生理联属

1．在志为思　思，即思考、思虑，是人体精神、思维活动的一种状态。人们要认识客观事物、处理问题就必须思考，因此，思是正常的思维活动。一般来说，思考、思虑对机体的正常生理活动无不良影响；但在思虑过度或所愿不遂等情况下，就会影响气的升降出入，而致气机郁结，脾的运化升清功能失常，而出现不思饮食、脘腹胀闷、头晕失眠等症。

2．在体合肉、主四肢　脾为气血生化之源，全身的肌肉都需要依靠脾所运化的水谷精微来营养，才能使肌肉发达、丰满健壮、活动有力。所以人体肌肉的健壮与否，与脾的运化功能密切相关，若脾的运化功能障碍，则必致肌肉消瘦、萎软不用。

四肢相对躯干而言，是人体之末，故又称"四末"。人体的四肢同样需要脾运化的水谷精微濡养，以维持正常的生理活动。若脾气健运，营养化生充足，则四肢轻劲，灵活有力；若脾气虚弱，营养化生不足，则四肢乏力，甚或萎弱不用。

3．开窍于口、其华在唇　脾开窍于口，是指饮食口味与脾运化功能有密切关系。若脾气健旺，则食欲、口味正常；若脾失健运，则食欲不振，口淡乏味。脾有湿热，可觉口甘、口腻。

口唇的色泽与全身的气血是否充足有关。由于脾为气血生化之源，所以口唇的色泽是否荣润，不仅是全身气血状况的反映，同时也是脾运化水谷精微功能状态的反映。若脾气健运，气血充足，营养良好，则口唇红润光泽；若脾失健运，气血不足，营养不良，则口唇淡白无华或萎黄不泽。

4．涎为脾液　涎为口津，润泽口腔，有助于食物的吞咽和消化。在正常情况下，涎液上行于口，但不溢于口外。若脾胃不和，则涎液分泌剧增，而发生口涎自出；脾不生津，则口干。

5．与长夏之气相通应　长夏气候炎热，雨水偏多，湿为热蒸，酝酿生化。脾主运化，化生气血精液，脾与长夏相通。长夏之湿容易困脾，脾伤易生湿，故长夏多见倦怠乏力，食欲不振，腹痛腹泻等脾失健运证。

> ➢ 考点提示：脾的生理功能包括主运化，主升清，主统血；脾的生理联属是在志为思，在体合肉、主四肢，开窍于口、其华在唇，涎为脾液，与长夏之气相通应。

四、肝

肝位于腹部，横膈之下，右胁之内。具有"体阴而用阳"的生理特点。在五行属木，足厥阴肝经与足少阳胆经经脉相互络属，且肝胆直接相连，故肝与胆相表里。

（一）肝的生理功能

1．主疏泄　疏，即疏通；泄，即宣泄。肝主疏泄，是指肝对人体气机有疏散宣泄，使之畅达的作用。具体表现在以下几个方面：

（1）调畅气机：气机，指气的升降出入运动。机体脏腑经络器官的活动，均有赖于气机调畅。肝性主升、主动，有助于全身气机的调畅，从而促使气血和调，经脉通利，脏腑器官的功能活动健旺与协调。若肝的疏泄失常，常表现为两个方面：一是疏泄不及，而致气行不畅，气机郁结，出现胸胁、两乳或少腹等部位胀痛不适，甚则刺痛或为癥积。二是疏泄太过，即肝气的升发太过，而形成肝气上逆的病理变化，出现头目胀痛，面红目赤，烦躁易怒等症。气升太过，则血随气逆，而致吐血，咯血，甚则猝然昏仆，不省人事。

（2）调节情志：情志活动，由心所主，但与肝的疏泄功能密切相关。肝通过调节气机而调理气血，进而调畅人的情志。肝的疏泄正常，则气机调畅，气血和调，心情舒畅；肝的疏泄功能减退，则肝气郁结，心情郁闷；肝的升泄太过，则急躁易怒。反之，持久的情志异常，亦影响肝的疏泄功能，而致肝气郁结或疏泄太过的病理变化。

（3）促进消化：肝的疏泄有助于脾升胃降和胆汁的分泌、排泄，以维持正常的消化、吸收功能。若肝失疏泄，则影响脾胃之气的升降和胆汁的排泄，而出现消化功能异常的表现。临床常见的病证有：肝胃不和、肝脾不调等。

此外，肝的疏泄还有利于三焦水道的通利；调畅气血，调理冲任，调节月经与孕育；调节男子精液的正常排泄等。

2．主藏血 是指肝具有贮藏血液和调节血量的功能。

（1）贮藏血液：血液来源于水谷精微，生化于脾而藏受于肝，故有肝主"血海"之称。肝内贮存一定的血液，既可以濡养自身，以制约肝的阳气而维持肝的阴阳平衡，又可防止出血。因此，肝不藏血，不仅可以出现肝血不足，阳气升腾太过，还可以导致出血。

（2）调节血量：在正常生理情况下，人体各部分的血液量常随着不同的生理情况而改变。当机体活动剧烈或情绪激动时，血液需要量增加，肝就将所贮存的血液向机体的外周输布，以供需要。人体在安静休息及情绪稳定时，机体外周的血液需要量相对减少，部分血液便藏之于肝。由于肝对血液有贮藏和调节作用，所以人体各部分的生理活动都与肝有密切关系。《素问·五脏生成》曰："肝受血而能视，足受血而能步，掌受血而能握，指受血而能摄。"肝血不足，不能濡养眼目，两目干涩昏花，或为夜盲；不能濡养于筋，筋脉拘急，肢体麻木，屈伸不利；冲任虚衰，则女子月经量少，经闭。

（二）肝的生理联属

1．在志为怒 怒是人们在情绪激动时的一种情志变化。怒对于机体生理活动而言，属于一种不良刺激。怒对机体的主要影响为"怒则气上"。若突然大怒，或经常发怒，势必造成肝的阳气升发太过而伤肝。反之，肝的阴血不足，肝的阳气升泄太过，则稍有刺激，极易发怒。

2．在体合筋、其华在爪 筋，即筋膜，有连接和约束骨节、肌肉，主持运动等功能。在五脏中，肝与筋关系最为密切，这是因为全身筋膜有赖于肝血的滋养。若肝血充盛，筋膜得养，则筋力强健，运动自如，且能耐受疲劳。若肝血不足，筋膜失养，则表现为四肢无力，动作迟缓，手足震颤，肢体麻木，抽搐拘挛，屈伸不利等症。

爪，即爪甲，包括指甲和趾甲，乃筋之延续，故称"爪为筋之余"。肝血充盛，则爪甲红润，坚韧明亮；肝血不足，则爪甲软薄，色泽枯槁，甚则变形、脆裂。

3．开窍于目 肝的经脉上连目系，"肝气通于目"，目能视物，有赖于肝血的濡养。故肝的功能正常与否，可在目的变化上反映出来。如肝的阴血不足，则两目干涩、视物不清或夜盲；肝火上炎，则目赤肿痛；肝阳上亢，则头晕目眩；肝风内动，则两目上视等。

4．泪为肝液 肝开窍于目，泪为目液，所以肝在液为泪。正常情况下，泪可濡润和保护双目，而不溢出。泪的过多过少均属病态。肝阴不足，泪液分泌减少，则两目干涩；肝经风热，则目赤痒痛或迎风流泪；肝经湿热，可见目眵增多等。

5．与春气相通应 春季为一年之始，生机勃发，阳气渐生；肝主疏泄，喜条达，与春气相通。春季的养生和调护都应顺从春气的生发和肝气的调达之性。肝气旺于春，素体阳亢者易引发眩晕、昏厥等，要因时制宜，未病先防。

> 考点提示：肝的生理功能包括主疏泄，主藏血；肝的生理联属是在志为怒，在体合筋、其华在爪，开窍于目，泪为肝液，与春气相通应。

五、肾

肾位于腰部脊柱两侧，左右各一，故称"腰者，肾之府"。在五行属水，足少阴肾经与足太阳膀胱经经脉相互络属，故肾与膀胱相表里。

（一）肾的生理功能

1. 肾藏精，主生长、发育与生殖　肾藏精，是指肾具有贮存和封藏精气的作用。这为精气在体内充分发挥其生理效应创造了必要的条件。《素问·六节藏象论》曰："肾者主蛰，封藏之本，精之处也。"肾所藏之精包括"先天之精"和"后天之精"。"先天之精"是禀受于父母的生殖之精，与生俱来，是构成胚胎的原始物质，所以称"肾为先天之本"。"后天之精"来源于饮食所化生的精微物质，用以营养脏腑，维持人体生命活动，所余部分藏之于肾，所谓"肾者主水，受五脏六腑之精而藏之"。

"先天之精"与"后天之精"是相互为用的，"先天之精"有赖于"后天之精"的不断充养，才能充分发挥其生理效应；"后天之精"又依赖于"先天之精"的活力资助，才能不断摄入和化生。两者相辅相成，紧密结合而藏之于肾。肾藏精，精能化气，肾精所化之气称肾气。肾中精气的生理作用具体是：

（1）促进机体的生长、发育与生殖：《素问·上古天真论》指出："女子七岁，肾气盛，齿更发长；二七，而天癸至，任脉通，太冲脉盛，月事以时下，故有子；三七，肾气平均，故真牙生而长极；四七，筋骨坚，发长极，身体盛壮；五七，阳明脉衰，面始焦，发始堕；六七，三阳脉衰于上，面皆焦，发始白；七七，任脉虚，太冲脉衰少，天癸竭，地道不通，故形坏而无子也。丈夫八岁，肾气实，发长齿更；二八，肾气盛，天癸至，精气溢泻，阴阳和，故能有子；三八，肾气平均，筋骨劲强，故真牙生而长极；四八，筋骨隆盛，肌肉满壮；五八，肾气衰，发堕齿槁；六八，阳气衰竭于上，面焦，发鬓斑白；七八，肝气衰，筋不能动；八八，天癸竭，精少，肾脏衰，形体皆极，则齿发去。"所以人的整个生命过程就是肾中精气盛衰的反映。若肾中精气不足，可见小儿生长发育迟缓、成人生殖功能减退或早衰。

（2）促进脏腑的功能活动：肾中精气是人体生命活动的根本，从阴阳属性的角度，又可把肾中精气分为肾阴、肾阳两个方面，对各脏腑组织起滋润作用的称为肾阴；对各脏腑组织起温煦、生化作用的称为肾阳。肾阴与肾阳，又称"元阴"与"元阳""真阴"与"真阳"，是五脏阴阳的根本。肾阴、肾阳相互依存、相互制约，共同维系着肾及全身阴阳的相对平衡。若肾的阴阳失调，既可出现潮热，眩晕，耳鸣，腰膝酸软，遗精，舌红少津等肾阴虚证，亦可出现神疲乏力，形寒肢冷，腰膝冷痛，水肿，阳痿，女子宫寒不孕，舌淡等肾阳虚证。

2. 主水　肾主水，是指肾具有主持和调节人体水液代谢的功能。在正常情况下，水液通过胃的受纳、脾的运化、肺的宣降、肾的气化、三焦的决渎、膀胱的开合等共同作用，清者布于脏腑组织，浊者化为汗和尿液排出体外。所有这些均有赖于肾的气化作用，故称"肾者主水"。

3. 主纳气　肾主纳气，是指肾具有摄纳肺吸入之清气，防止呼吸浅表，以保证体内外气体正常交换的功能。呼吸虽为肺所主，但必须依赖于肾的纳气作用，才能保持呼吸均匀，气道通畅。肾主纳气，实际上就是肾的封藏作用在呼吸运动中的具体体现。肺司呼吸要保持一定的深度，有赖于肾的纳气作用。因此，肾的纳气功能正常，则呼吸均匀和调。若肾的纳气功能减退，摄纳无权，呼吸表浅，可出现动则气喘，呼多吸少等肾不纳气的表现，所以称"肺为气之主""肾为气之根"。

（二）肾的生理联属

1. 在志为恐　恐，是一种恐惧、害怕的情志活动，与肾的关系密切。《素问·举痛论》认为"恐则气下"，是指人在恐惧的状态中，气不得升而转降，导致遗尿、大小便失禁等。

2．在体合骨、生髓通脑、其华在发　肾藏精，精生髓，髓养骨。肾中精气充盈，则骨髓、脑髓、脊髓得以充养。髓海得养，脑的发育就健全，表现为头聪目明，思维敏捷；骨得髓养，则坚强有力。反之，肾中精气亏虚，则生髓不足，不仅可见头晕耳鸣，健忘，思维迟钝，还会出现骨骼软弱无力，甚至发育不良。

"齿乃骨之余"，齿是骨的延续，均赖肾中精气充养。肾中精气充沛，则"齿牙完坚"；肾中精气不足，则齿浮易松，甚至脱落。

其华在发是指肾的荣华反映在头发。肾藏精，精化血，精血旺盛，则发长润泽。若久病而见发稀、发枯、发落、发白者，多属肾精亏虚和血虚。

3．开窍于耳及二阴　耳是听觉器官。肾开窍于耳，是指耳的听觉功能，依赖于肾中精气的充养。肾中精气充盛，髓海得养，则听觉灵敏。若肾中精气不足，髓海空虚，耳失所养，则出现耳鸣、听力减退、甚至耳聋。老年人由于肾中精气虚衰，故多见听力减退。二阴，指前阴和后阴。前阴有排尿和生殖的功能，后阴有排泄粪便的作用。尿液的贮存和排泄虽在膀胱，但必须依赖于肾的气化才能完成。若肾精气不足，可出现遗精，遗尿，早泄，尿清长，尿频，尿少等症。大便的排泄，亦与肾的气化作用有关，若肾阳虚，脾失温煦，水湿不运而致大便溏泄；肾阴不足，可见大便秘结。

4.唾为肾液　唾为口津，指唾液中较稠厚的部分，能润泽口腔，并与食物搅拌而下咽。唾由肾精所化，咽之又有滋养肾精之功，故善养生者，常以吞咽唾液的方法以养肾精。而多唾或久唾，易耗伤肾精。病理上，肾阴不足，可见口舌干燥；肾气虚失于固摄，可见唾液增多。

5．与冬气相通应　冬季寒冷，万物静谧闭藏，肾为水脏，以封藏为特性。肾与冬气相通。冬季的生活起居、饮食保健都要有利于阳气潜藏，阴精积蓄。对于阳虚怕冷者尤其要注意防寒保暖。

> ➤ 考点提示：肾的生理功能包括肾藏精、主生长发育与生殖，主水，主纳气。肾的生理联属是在志为恐，在体合骨、生髓通脑、其华在发，开窍于耳及二阴，唾为肾液，与冬气相通应。

【附】命门

命门，有生命的根本之意。"命门"一词，首见于《内经》。尽管历代医家对命门的认识不同，争议颇多，但归纳起来不外两个方面：一是命门与肾的关系密切；二是命门是人体生命的根本。"肾为先天之本"，所以命门之火即指肾阳；命门之水，即指肾阴。临床上补命门之火，就是温补肾阳。故提出命门无非是强调肾中阴阳的重要性。正如《景岳全书》中所说："命门为元气之根，为水火之宅。五脏之阴气非此不能滋，五脏之阳气非此不能发。"

第三节　六　腑

一、胆

胆为六腑之一，又属于奇恒之腑，附于肝之右叶下，是呈中空的囊状器官。其生理功能如下所述。

（一）贮存和排泄胆汁

胆汁由肝之精气所化，贮存于胆，根据消化的需要适时施泄于小肠，起到助消化的作用。中医学认为，胆汁的化生与排泄全赖于肝的疏泄功能的控制和调节。若肝主疏泄正常，则胆汁分泌排泄畅达，脾胃消化功能正常。反之，若肝失疏泄，导致胆汁分泌排泄不利，并影响脾胃的运化功能，而出现胁下胀满疼痛，腹胀，纳减，便溏等症；若肝胆气逆，则胆汁外溢，可见口苦、呕吐黄绿水及黄疸等症。

（二）主决断

决断属于思维的范畴。胆主决断，是指胆具有判断事物，并作出决定的作用。中医理论认为，肝主谋虑，胆主决断，肝胆必须相互配合，才能进行正常的思维活动。故《素问·灵兰秘典论》曰："胆者，中正之官，决断出焉。"

胆汁直接帮助饮食物的消化，故胆为六腑之一。又因胆本身并无传化水谷的功能，且藏精汁，故又属奇恒之腑。

二、胃

胃，又称胃脘，位于上腹部，上连食管，下接小肠。胃的上口为贲门，下口为幽门。胃分为上、中、下三部，上部称上脘，包括贲门；中部称中脘，即胃体部分；下部称下脘，包括幽门。其生理功能如下所述。

（一）主受纳、腐熟水谷

受纳，是接受和容纳的意思。因胃容纳食物，故称"水谷之海""太仓"。腐熟，是饮食物经胃初步消化，形成食糜的意思。胃主受纳、腐熟水谷，是指胃有接受、容纳饮食物并对饮食物进行初步消化的作用。饮食入口，经食管下达容纳于胃，在胃中阳气的作用下，经过胃的初步消化而形成易于吸收的食糜。胃对食物的这种消化，须在脾的运化协助下才能完成，以利于饮食物的进一步消化和吸收。脾胃的这种功能称为"胃气"。胃气强，则食欲旺盛，食易消化。胃气弱，则纳呆，食少，脘胀，消化不良。

（二）主通降

通降，是指胃气以通畅、下降为顺。这一特点，不仅体现于胃能将初步消化后的食物向下送至小肠，以利于其在小肠内进一步的消化吸收，还包括小肠将食物残渣下输于大肠，以及大肠排泄糟粕的功能在内。胃正常的通降是继续受纳的前提。因此，胃主通降正常，实为保证整个消化系统功能正常的重要条件。若胃失通降，不仅影响食欲，而且"浊气"在上可引起口臭，在中可见脘腹胀闷或疼痛等，在下可见大便秘结。若胃气上逆，又可见嗳气，恶心，呕吐，呃逆等症。

三、小肠

小肠位于腹中，上通于胃，下连大肠，包括现代医学的十二指肠、空肠、回肠。其生理功能如下所述。

（一）受盛化物

受盛，是接受、以器盛物之意。化物，即变化、消化食物之意。这一功能是指小肠接受从胃传下的初步消化的食物，并将其进一步消化。当食物从胃进入小肠后，要在小肠内停留相当长的时间，在脾主运化的作用下，食糜被进一步消化成为能被机体吸收的水谷精微。若化物功能失调，可导致消化不良。

（二）泌别清浊

泌，即分泌；别，即分别；清，即精微物质；浊，即代谢产物。所谓泌别清浊，是指小肠对接受胃初步消化的饮食物，做进一步消化的同时，进行分别水谷精微和代谢产物的过程。小肠的泌别清浊功能主要体现在三个方面：一是将经过小肠消化的饮食物分为水谷精微和食物残渣两部分；二是将水谷精微吸收，把食物残渣向大肠输送；三是小肠在吸收水谷精微的同时，也吸收大量的水液，并将剩余的水液经肾的气化渗入膀胱，形成尿液。由于小肠在泌别清浊过程中参与了水液代谢，故有"小肠主液"之说。因此，小肠的泌别清浊功能与二便有关。泌别清浊功能正常，则二便正常；泌别清浊功能失调，则清浊不分，混杂而下，可见便溏腹泻，尿短少。

四、大肠

大肠位于腹腔，上端在阑门处与小肠相接，下端紧接肛门，是一个管道器官。其主要功能为传化糟粕。

传化，即传导，变化。大肠接受小肠下移的食物残渣，吸收其中多余的水液，使之形成粪便，向下传导，经肛门传出体外。大肠传导失常，主要表现为排便异常。大肠湿热，气机阻滞，可见腹痛下痢，里急后重；大肠虚寒，吸收水分不足，则水谷杂下，肠鸣，泄泻；大肠实热，消烁水谷，则肠液干枯而便秘。

五、膀胱

膀胱位于下腹部，上通过输尿管与肾相通，下连尿道，开口于前阴。其主要功能为贮尿和排尿。

津液经肾的气化生成尿液，下注膀胱。膀胱内尿液充盈至一定程度时，可自主地排出体外。故《素问·灵兰秘典论》曰："膀胱者，州都之官，津液藏焉，气化则能出矣。"然而，膀胱的贮尿和排尿功能，全赖于肾气的固摄与气化作用。若肾气不固，膀胱不约，可见遗尿、尿后余沥，甚则小便失禁。若肾与膀胱气化失司则膀胱不利，可见尿痛，淋涩，排尿不畅，甚则癃闭。

六、三焦

三焦是上、中、下三焦的总称，为六腑之一。在人体脏腑中三焦最大，有"孤腑"之称。从部位来划分，膈肌以上为上焦，包括心肺；膈肌以下、脐以上为中焦，包括脾胃、肝胆；脐以下为下焦，包括肾、膀胱、小肠、大肠。三焦与心包相表里。其生理功能如下所述。

（一）主持诸气，总司人体气化

三焦是元气通行的道路，是人体之气升降出入的通道，亦是气化的场所。所以有"三焦者，气之所终始也"之说。

（二）为人体水液运行的道路

三焦还有疏通水道，运行水液的作用，是水液升降出入的通路。体内的水液代谢是由肺、脾、肾等许多脏腑的协同作用完成的，但必须以三焦为通道，才能正常地升降出入。故《素问·灵兰秘典论》曰："三焦者，决渎之官，水道出焉。"

此外，三焦的部位划分有其各自的功能特点。上焦主宣发，敷布水谷精气于周身，若雾露之溉，故称"上焦如雾"。中焦主消化、吸收并输布水谷精微，以化气血，如酿酒发酵，故称"中焦如沤"。下焦主泌别清浊，排泄糟粕和尿液，有如水渎不断向下疏通，向外排泄，故称"下焦如渎"。

> ➤ 考点提示：六腑的生理功能是胆贮藏和排泄胆汁，主决断；胃主受纳、腐熟水谷，主通降；小肠受盛化物，泌别清浊；大肠传化糟粕；膀胱贮尿和排尿；三焦主持诸气，总司人体气化，为人体水液运行的道路。

第四节　奇恒之腑

奇恒之腑，包括脑、髓、骨、脉、胆、胞宫。髓、骨、脉、胆前已论述，在此仅对脑、胞宫简要介绍。

一、脑

脑居颅内，由髓汇集而成，故称"脑为髓之海"。其生理功能如下所述。

（一）主持精神活动

《素问·脉要精微论》谓"头者，精明之府"，说明脑是汇聚精髓而主神明的处所。这说明中医学既强调心主神明，又重视脑主精神活动的功能。脑主精神活动正常，则精力充沛、思维敏捷、记忆力强。脑髓不充，则出现精神萎靡、反应迟钝、健忘。

（二）主感觉运动

《本草纲目》谓"脑为元神之府"。"元神"即"元始之神"，是说人的视、听、言、行、动等本能与脑密切相关。脑主感觉运动的功能正常，则视物清晰，听力聪颖，嗅觉灵敏，言语清晰，肢体灵活；反之，则可出现视物不清，听觉失聪，嗅觉不灵，感觉迟钝，运动迟缓，言语謇涩等症。

二、胞宫

胞宫，又称女子胞、子处、子宫，位于小腹正中，是女性的内生殖器官。其生理功能如下所述。

（一）主持月经

女子"二七而天癸至，任脉通，太冲脉盛，月事以时下"。"天癸"是由肾中精气所化生的一种促进人体生殖功能成熟的物质。在天癸的作用下，胞宫发育完善，任脉通，冲脉气血盛，月经应时来潮。所以，胞宫是女子发育成熟后，主持月经的主要器官。

（二）孕育胎儿

月经正常来潮后，胞宫就具有生殖和养育胎儿的能力。女子受孕以后，胎儿在母体子宫中发育，胞宫就聚集气血以养胎，成为保护胎儿和孕育胎儿的重要器官，直至十月怀胎期满分娩。

第五节　脏腑之间的关系

一、脏与脏之间的关系

 案例讨论

李某，女，35岁，性格多思善虑。近来逐渐出现心悸，失眠多梦，头晕健忘，神疲乏力，食少，腹胀，便溏等症。诊其舌淡苔薄白，脉细弱。

请分析其病变脏腑。

（一）心与肺

心与肺的关系主要是气和血的关系。心主血，肺主气，两脏配合，以保证气血正常运行。

血的循行依赖气的推动，气的输布又需血的运载。所以说"气为血之帅，血为气之母"。若肺气虚弱，宗气不足，运血无力，则见胸痛，心悸，唇青，舌紫等症；若心血不畅，亦会影响肺的宣降，出现咳，喘，胸闷等症。

（二）心与脾

心与脾的关系主要表现在血液的生成和运行两个方面。心主血，脾统血、生血。脾气健运，血有所生，则心血充盈；脾气摄血，则血行脉道而不外溢；心行血于脾，则脾运健旺。病理上脾虚可致心虚，心虚可致脾虚，最终导致心脾两虚，出现心悸，失眠多梦，食少，腹胀，便溏等症。

（三）心与肝

心与肝的关系主要表现在血液生理和神志活动两方面。心血充足，则肝有所藏，肝藏血，调节血量，则心有所主，两脏配合，以维持血液正常生理活动。心主神志，肝能调节情志，心肝协作，共同维持神志活动的正常。故病理上有心肝血虚，心肝火旺等证。

（四）心与肾

心在上属火，肾居下属水。生理状态下，心火必须下降于肾，使肾水不寒；肾水必须上济于心，使心火不亢。这种阴阳相交、水火相济的协调关系，称为"心肾相交""水火既济"。若这种平衡协调关系失调，则会出现心烦，失眠多梦，遗精等心肾不交证。

（五）肺与脾

肺与脾的关系主要体现在气的生成和津液代谢两方面。气的生成需肺的呼吸和脾的运化配合；水液代谢需肺的宣降，通调水道与脾的运化协作。病理上，脾失健运，水液停滞，聚而成痰，影响肺的宣降，可见咳、喘、痰、闷等症。故有"脾为生痰之源，肺为贮痰之器"之论。反之，肺病日久亦可导致脾虚，出现食少，腹胀，便溏，水肿等症。

（六）肺与肝

肺与肝的关系主要体现在气机调节方面。肺主降，肝主升，共同维持气机的平衡协调。若肝升太过，肺降不及，导致气火上逆，可见咳嗽、咯血等"木火刑金"之象。反之，若肺失清肃可致肝失疏泄，出现咳嗽，胸胁胀痛，头晕目眩等症。

（七）肺与肾

肺与肾的关系主要表现在水液代谢和呼吸运动两方面。

1. 水液代谢方面　肺主宣降，通调水道，使在上之水津宣降有度，所以说"肺为水之上源"。肾主水，下达于肾之水，通过肾阳气化，使清者升，浊者流入膀胱变成尿液。如此肺肾协作，共同维持水液代谢正常。若肺失宣降、通调失职累及肾，可见水肿，尿少；肾不主水累及肺，可见水肿，喘满等症。

2. 呼吸运动方面　肺司呼吸，肾主纳气，肾气充足，才能助肺吸气、降气，所以说"肺为气之主，肾为气之根"。若肾气不足或肺虚久咳伤肾，均可出现呼多吸少、动则气喘等肾不纳气的表现。此外，肺肾之阴也是相互资生的，故有"金水相生"之说。病理情况下亦常相互影响，如肺肾阴虚证。

（八）肝与脾

肝与脾的关系主要表现在气机的协调和消化方面。肝的疏泄可促进脾的运化；脾气健运，气血化源充足，则肝血充盈，从而保证肝气条达。若肝失疏泄，木不疏土，可见精神抑郁、胸胁胀满，纳呆，腹胀，腹痛，便溏，泄泻等症。反之，脾病也可影响到肝，如脾失健运、水湿内停、蕴而化热、湿热郁蒸肝胆，可形成黄疸。

（九）肝与肾

肝与肾的关系主要体现在精血互化和藏泄相济两方面。肝藏血，肾藏精，精血可以互相转化。所以说"肝肾同源""精血同源"。病理上两脏互损，常见肝肾阴虚证。肝主疏泄，肾主封藏，两者共同维持女子月经、男子排精的生理现象。若藏泄失调，可见女子月经不调、男子排精异常等病理现象。

（十）脾与肾

脾与肾的关系主要表现在先天、后天相互资生，相互促进方面。"脾为后天之本，肾为先天之本"。先天滋后天，后天养先天。若肾阳不足，不能温煦脾阳，或脾阳虚久，损及于肾，均可导致脾肾阳虚而见腹部冷痛，便溏腹泻，甚或五更泻等。

二、脏与腑之间的关系

（一）心与小肠

心与小肠通过经络相互络属构成表里关系。心与小肠的关系在病理方面表现得较为明显。如心火循经下移小肠可见尿少、尿赤、尿痛、排尿灼热等小肠实热证。反之，小肠有热，也可循经上炎，出现心烦，舌赤，口疮等病症。

（二）肺与大肠

肺与大肠通过经络相互络属构成表里关系。肺气的肃降可促进大肠的传导；大肠的传导有利于肺的肃降。若肺失肃降，津不下达，可见大便秘结；若大肠壅滞不通，又可引起肺气不利，出现咳喘。

（三）脾与胃

脾与胃通过经络相互络属构成表里关系。脾主运化，胃主受纳；脾主升清，胃主降浊；脾为湿土属阴，喜燥恶湿；胃为燥土属阳，喜润恶燥。两者纳运协调，升降相因，燥湿相济，阴阳相合，共同完成饮食物的消化、吸收以及水谷精气的输布。二者合称"后天之本""气血生化之源"。病理上常相互影响，如脾运失职，可影响胃的受纳与和降，出现纳呆，恶心，呕吐，脘胀。反之，胃失和降，又会影响脾的运化与升清，而见腹胀，泄泻等症。

（四）肝与胆

肝与胆通过经络相互络属构成表里关系。肝主疏泄，分泌胆汁，调畅气机，促进胆囊排泄胆汁；胆汁排泄通畅，又有利于肝之疏泄。病理上肝胆常相互影响，如肝胆火旺、肝胆湿热证等。

（五）肾与膀胱

肾与膀胱通过经络相互络属构成表里关系。膀胱的贮尿和排尿，依赖于肾的固摄与气化。肾气充足，则固摄有权，膀胱开合有度，水液代谢正常。若肾气不足，气化失常，膀胱开合失度，可见小便失禁，尿频，遗尿或小便不利。

三、腑与腑之间的关系

六腑，以"传化物"为其生理特点。六腑之间的关系主要体现于饮食物的消化、吸收和排泄过程中的相互联系和密切配合。

生理上：饮食入胃，经胃的腐熟和初步消化，下传于小肠，小肠受盛胃下移的食糜，再进一步消化，泌别清浊。其清者为精微物质，经脾的传输以营养全身。其浊者为剩余的水液和食物残渣，经肾的气化，水液形成尿液渗入膀胱，及时排出体外；而糟粕残渣，由小肠进入大肠，经大肠的燥化和传导，形成粪便，由肛门排出体外。在饮食物的消化过程中，还有赖于胆汁的排泄以助消化。三焦不仅是水谷传化的道路，更重要的是三焦的气化，推动和支持着传化功能的正常进行。因此，人体对饮食物的消化、吸收和排泄，是由六腑分工合作共同完成的。

病理上：六腑是相互影响的。胃有实热，消灼津液，可使大便燥结，大肠传导不利。反之，肠燥便秘，腑气不通，亦可影响胃气通降，而见恶心，呕吐，口臭等胃气上逆之症。若胆火炽盛，也可犯胃，使胃失和降，呕吐苦水。

自测题

一、单项选择题

1．心主神志的物质基础是
　　A．营气
　　B．宗气
　　C．津液
　　D．精液
　　E．血液

2．肝之阴血不足，可见
　　A．两目干涩，视物不清或夜盲
　　B．目赤痒痛
　　C．头晕胀痛
　　D．目赤生翳
　　E．急躁易怒

3．维持呼吸功能正常必须依赖于
　　A．肺脾的共同作用
　　B．肺肾的共同作用
　　C．心肺的共同作用
　　D．肝脾的共同作用
　　E．脾肾的共同作用

4．既是奇恒之腑又是六腑之一的是
　　A．胃
　　B．胆
　　C．脉
　　D．骨
　　E．髓

5．与水液代谢相关的脏是
　　A．心肝肾
　　B．肺脾肾
　　C．心肝脾
　　D．肝脾肾
　　E．脾胃肾

6．具有升清功能的是
　　A．心
　　B．肝
　　C．脾
　　D．肺
　　E．肾

7．主宰生命活动的是
　　A．心
　　B．脉
　　C．脑
　　D．肾
　　E．髓

8．胆的主要生理功能是
　　A．贮存和排泄胆汁
　　B．传化水谷
　　C．主决断
　　D．泌别清浊
　　E．主疏泄

9．肝其华在
　　A．爪
　　B．面
　　C．唇
　　D．毛
　　E．发

10．患者因两天前生气后出现胸胁胀痛，伴头晕目眩，肢端麻木，舌暗红苔薄白，脉眩紧。该患者病变部位应在
　　A．心
　　B．肝
　　C．脾
　　D．肺
　　E．肾

11．具有泌别清浊功能的是
　　A．胆
　　B．胃
　　C．小肠
　　D．大肠
　　E．膀胱

12．肺被称为娇脏的原因是
　　A．肺在脏腑中位置最高
　　B．肺形态小
　　C．肺易受邪侵
　　D．肺喜润恶燥
　　E．肺朝百脉

二、问答题

1．脏、腑、奇恒之腑有何区别?

2．简述肝主疏泄的具体表现。

（刘丽清）

第四章数字资源

第四章

气、血、津液

学习目标

识记：
说出气、血、津液的基本概念，血的生成、循行与功能，津液的生成、输布与排泄。

理解：
理解气的生成、功能、分布与分类，气与血之间的相互关系，气与津液、血与津液的相互关系。

运用：
通过学习气与血的相互关系理论，能对血虚证患者进行饮食指导。

案例导入

王某，男，29岁。因骑车不慎摔伤导致头部大量出血，就诊时患者心慌、气短、面色苍白、神昏乏力、口渴。

思考题： 请以气血津液理论对患者出现的症状进行解释。

气、血、津液是人体生命的根本，中医学关于气、血、津液的理论早在《内经》中已有比较全面的论述，如《灵枢·本藏》中的"人之血气精神者，所以奉生而周于性命者也"。

第一节 气

古代哲学气学理论引进医学领域，形成了中医学气的基本理论。中医学认为气有两方面的含义，一是构成和维持人体生命活动的物质基础，如呼吸之气、水谷之气等；二是脏腑组织的生理功能，如经络之气、脏腑之气等。

一、气的生成

气的生成来源有三方面，即先天之精气、水谷之精气和自然界之清气，通过肺、脾胃和肾等脏器生理功能的综合作用而生成。

先天之精气为秉承父母之精气，先身而生，是构成胚胎的原始物质。因其秉承父母之精，故称为先天之精，依赖于肾藏精的生理功能才能充分发挥其生理效应。

水谷之精气又称谷气，是饮食中的营养物质，是人体赖以生存的基本要素。胃为水谷之海，食物经过胃的腐熟、脾的运化，营养物质被分化为水谷精微，输布全身，生化气血，濡养脏腑，《灵枢·五味》云"故谷不入，半日则气衰，一日则气少矣"。

41

自然界之清气又称天气，依赖于肺的呼吸功能进入人体，并在体内完成气体交换，吐故纳新，参与人体气的生成。

二、气的运动

气在人体内是不断运动着的。气的运动称为"气机"，升、降、出、入是气运动的四种基本形式，气的升降出入运动推动和激发着人体的各种生理活动。气的升降出入运动协调平衡，谓之"气机调畅"。气的升降出入失去平衡，谓之"气机失调"。若气的运动受到阻碍，称为"气机不畅"；若受阻较重，阻滞在局部不通时，称为"气滞"；若气的上升运动太过，称为"气逆"；若气的上升不及或下降太过，称为"气陷"；若气的外出运动太过，称为"气脱"；若外出运动不及或结聚于内，称为"气结""气郁"，甚则"气闭"。

脏腑之气的运动有其独特之处，不仅体现了脏腑生理功能活动的特点，也表现了脏腑之气运动的不同趋势。就五脏而言，心肺在上、主降，肝肾在下、主升，脾胃居中，连通上下，为气机升降的枢纽。六腑虽然传化物而不藏，以通为用，主降，但在传化饮食过程中，也有吸收水谷精微、津液的作用。所以，六腑的气机运动是主降，降中寓升。就脏腑关系而言，肺主呼气，肾主纳气，共同维系着吸入清气、调节呼吸的作用；脾主升清，胃主降浊，共同主持着食物的消化、吸收和水谷精微的输布；心火下降，肾水上升，水火相济，心肾相交，维持机体阴阳平衡。这些都说明了脏与脏、脏与腑之间处于不断升降的运动之中。

三、气的功能

气对人体具有十分重要的生理作用，包括推动作用、温煦作用、防御作用、固摄作用和气化作用。

> 考点提示：气对人体的生理作用有五个方面，即推动作用、温煦作用、防御作用、固摄作用和气化作用。

（一）推动作用

气是活力很强的精微物质，具有激发和推动作用。人的生长发育与生殖，各脏腑、经络等组织器官的生理活动，血液的生成和运行，津液的生成、输布和排泄等均有赖于气的激发及推动作用。若气的推动作用减弱，可见生长发育迟缓或早衰，亦可使脏腑、经络等组织器官的生理活动减退，出现血和津液生成不足、输布、排泄障碍等病理变化。

（二）温煦作用

气有温煦、熏蒸的作用，是人体热量的来源，故《难经·二十二难》曰"气主煦之"。人体的体温恒定正常，有赖于气的温煦作用；血和津液的正常循行，需要气的温煦作用；各脏腑、经络等组织器官的生理功能必须在气的温煦作用下得以体现。温煦人体的气是阳气，阳气气化而生热，如气的温煦作用减退，则表现为体温偏低、畏寒肢冷、脏腑功能衰退等寒象，故有"气有余便是火""气不足便是寒"的说法。

（三）防御作用

气有卫护肌表、防御外邪入侵的作用。若防御功能正常，气能抵御外邪，驱邪外出，则身体康复。气的防御功能减弱，人体的抗病能力下降则易于受邪而患病。正如《素问·刺法论》有"正气存内，邪不可干"，《素问·评热病论》有"邪之所凑，其气必虚"之说。

（四）固摄作用

气对机体内的液态物质有统摄、控制作用和对脏器位置有固护作用。如固摄血液，使其循脉运行防止逸出脉外；固摄汗液、尿液、唾液、精液等，控制其分泌排泄，防其无故流失；固护内脏以维持正常位置，不致下移。若固摄功能减弱，可致各种出血，多汗，流涎，遗尿，遗精，早泄，滑胎以及胃，肾，子宫下垂，脱肛等。

（五）气化作用

气化是指通过气的运动而产生的各种生理功能效应。气能够促进机体内的精微物质化生和转化，包括精、气、血、津液等物质的生成、转化和排泄的过程，如饮食物转化成水谷精微，再化生为气、血、津液等；津液转化为汗液和尿液；食物残渣转化为粪便等，都是气化作用的具体体现。气化作用的过程实际上是体内物质代谢的过程，是物质和能量转化的过程。气化失常能影响整个物质代谢过程，从而导致各种代谢异常。

四、气的分类

人体之气运行全身，无处不在，由于其来源、分布部位及功能作用各不相同，可分为元气、宗气、营气、卫气。

（一）元气

元气又名"原气""真气"，是人体中最根本、最重要的气，是人体生命活动的原动力。元气根源于肾，是由肾所藏之先天精气化生而来，赖于后天脾胃运化水谷精微的充养。元气发于肾，通过三焦布散全身，内至五脏六腑，外达肌肤腠理，无处不到。元气具有推动人体的生长发育和生殖，激发和调节各脏腑、经络等组织器官生理功能的作用。

（二）宗气

宗气是由肺吸入的自然界的清气和脾胃化生的水谷精气结合而成，聚于胸中，积聚之处称为"上气海"，又名"膻中"。肺和脾胃在宗气的形成过程中起着重要的作用。宗气聚于胸中，上出于肺，循行咽喉而走息道，贯注心肺之脉；下蓄于丹田，经气街注入足阳明经而下行至足。宗气的主要功能，一是走息道而司呼吸，即宗气具有促进肺呼吸运动的作用，故呼吸、语言、声音都与宗气盛衰有关。二是贯心脉而行气血，即宗气能协助心气推动血液循行，故气血的运行，心搏的强弱、节律皆与宗气盛衰有关。

（三）营气

营气又称"荣气"，是行于脉中具有营养作用之气。营气与血同行脉中，常"营血"并称，营气相对卫气而言属于阴，故又称"营阴"。营气主要由脾胃运化的水谷精气所化生，是水谷之气中柔和而富有营养的部分，营运于全身。营气的主要功能一是化生血液，为血液的组成部分；二是随脉流注全身对机体起营养作用。

（四）卫气

卫气是行于脉外具有保卫作用的气。卫气相对营气而言，属于阳，故又称"卫阳"。卫气主要由脾胃运化水谷精微化生而来，具有活动力强、流速快，即"彪悍滑利"的特性。卫气运行于脉外，外而皮肤腠理，内而脏腑筋骨，布散于全身。卫气的生理功能一是护卫肌表，防御外邪入侵；二是温养脏腑、肌肉、皮毛等；三是调节控制腠理的开合、汗液的排泄，以维持体温的恒定。

营气与卫气均以脾胃化生水谷精微为其主要物质来源，但就其性质、分布与作用又各不相同。营气行于脉中，卫气行于脉外；营气主内守，属阴，具有营养周身的作用，卫气主外卫，属阳，具有温养脏腑，护卫肌表的作用。两者一阴一阳，互为其根，必须协调，才能发挥其正常生理功能。

第二节　血

一、血的基本概念

血是循行于脉中的富有营养的红色液态样物质，是构成人体和维持人体生命活动的基本物质。脉是血液运行的管道，又称"血府"。血液在脉中循行于全身，内至脏腑，外达肢节，为生命活动提供营养物质。

二、血的生成

血主要是由营气和津液组成，由于营气和津液均来源于脾胃化生的水谷精微，故称脾胃为气血生化之源。饮食经胃的腐熟和脾的运化作用，化生为水谷精微，水谷精微上输于肺，与肺吸入的清气相结合，通过心肺的气化作用，贯注心脉，化生为血，循行周身。

三、血的循行

血液正常循行必须具备三个条件：一是血液充盈；二是脉管系统的完整而通畅；三是全身各脏腑生理功能正常，特别是与心、肺、肝、脾四脏密切相关。心主血脉，心气是推动血行的基本动力；肺主气而朝会百脉，调节全身的气机，协助心脏推动和调节血液的运行；肝藏血，能调节人体外周血量，使血液供给更符合生理需要，循环在脉中的血液维持在一个恒定水平上；脾主统血，脾气固摄血液，使之循行于脉道之中而不溢于脉外。因此，血液正常地循行需要两种力量：即推动力和固摄力。当推动力不足时，则血行减慢或瘀滞，出现血瘀的病变；当固摄力不足时，则血溢脉外，出现各种出血病证。

四、血的功能

血内至五脏六腑，外达皮肉筋骨，对全身组织器官起着营养和滋润作用。"血主濡之"是对血营养和滋润作用的概括。血运行全身，对各脏腑组织起营养和滋润作用，各脏腑器官才能发挥其生理作用。血液充足能充分发挥营养和滋润作用，则表现为面色红润、肌肉丰满壮实，皮毛光泽，感觉和运动灵活自如等。血虚不能濡养，则可见面色萎黄，头晕目眩，毛发干枯，肢体麻木，运动不灵等。

血是神志活动的重要物质基础。气血充盈，才能神志清晰、精力充沛。所以不论何种原因导致血虚、血热、血瘀等，均可出现神疲健忘、失眠多梦，甚或精神恍惚、谵语、昏迷等神志失常的表现。

　知识链接

中医学的血与现代医学血液

中医学中的血主要由营气和津液组成，具有营养、滋润及养神的作用。现代医学中的血液由血浆和血细胞组成，血液功能包含了血浆和血细胞两部分，有运输、调节人体温度、防御、调节人体渗透压和酸碱平衡四个功能。中西医体系不同，认识角度不同，虽都有血液名称但代表的意义不同，如西医的贫血不等同于中医的血虚。

<hr>

第三节　津　液

一、津液的概念

津液是人体一切正常水液的总称，包括脏腑、组织、器官的体液及其正常的分泌物，如肠液、胃液、尿液、涕、泪、关节液等，亦是构成和维持人体生命活动的基本物质。其中清而稀者为津，流动性较大，主要布散于体表、皮肤、肌肉和孔窍，并能渗入血脉，发挥着滋润作用；浊而稠者为液，流动性较小，灌注于骨节、脏腑、脑、髓等组织，起着濡养作用。津与液两者可以互相补充、相互转化，病理过程中又可相互影响，故一般不予严格区分，并称为津液。

二、津液的生成、输布和排泄

津液的生成、输布和排泄的生理过程又称"津液代谢"，需要多个脏腑协调配合，正如《素问·经脉别论》所云，"饮入于胃，游溢精气，上输于脾，脾气散精，上归于肺，通调水道，下输膀胱，水精四布，五经并行"。

津液的生成来源于饮食水谷。胃、小肠、大肠所吸收的精微物质传输至脾，经脾的运化作用转化为津液。

津液的输布主要是通过脾的运化、肺的通调水道和肾的蒸腾气化而实现，此外，与肝的疏泄、调畅气机，三焦的决渎、通利水道亦密切相关。

津液的排泄主要通过汗、尿和呼气、粪便等途径排出体外。肺气宣发促使汗液由汗孔排出；肺在呼气时亦带走部分的水液。肾的蒸腾气化，将代谢后的津液化为尿液，下注于膀胱而排出体外。此外，粪便经大肠排出时，带走一些残余水分。

三、津液的功能

津液有滋润和濡养的功能。津液是富含营养的物质，能润泽皮毛，滋养脏腑，润滑孔窍，滑利关节，充养骨髓、脊髓和脑髓；津液是组成血液的基本物质，具有充养血脉的作用；津液在代谢过程中通过汗液和尿液，将机体各处的代谢产物不断排出体外，对调节机体阴阳的相对平衡起着重要的作用。

第四节　气、血、津液之间的关系

气、血、津液是构成和维持人体生命活动的基本物质，相互依赖、相互制约，又相互转化、相互促进，共同维持着人体的生命活动。

一、气与血的关系

气属阳，血属阴，二者均来源于脾胃化生的水谷精微和肾中精气，相互依存，密不可分，概括为"气为血之帅，血为气之母"。

（一）气为血之帅

1. 气能生血　气能生血，是指血的组成及其生成过程中，均离不开气和气化功能。营气和津液，是血的主要组成部分，它们均来自水谷之精气。人从吃进饮食物，到转化成水谷之精气，再到转化成营气和津液，进而转化成赤色的血，这一过程均离不开气的运动变化。因此说，气能生血。气旺，则化生血的功能亦强；气虚，则化生血的功能亦弱，甚则可导致血虚。因此在临床上治疗血虚的病证时，常常配合使用补气的药物以提高疗效。

案例讨论

　　张某，女，44岁。平素月经量多，因本月已经行经15天不止就诊。见面色萎黄，头晕眼花，心悸失眠，口唇淡白，舌淡，脉细无力，诊断为血虚证。临床上治疗时，除用补血药物之外，还要配伍补气药。

　　请解释其机理。

　　2．气能行血　血属阴而主静，不能自行，有赖于气的推动。气行则血行，气滞则血瘀。血液的循行，有赖于心气的推动、肺气的朝百脉、脾气主统血以及肝气的藏血和疏泄条达。因此气虚则推动无力；气滞则血行不利、迟缓，甚则阻滞于脉络，结成瘀血。气机逆乱，血行亦随气的升降出入异常而逆乱。如血随气逆，可见面红、目赤、头痛，甚则吐血；血随气陷，可见脘腹坠胀，甚则下血、崩漏等。临床治疗血行失常的病证时，常分别配合应用补气、行气、降气等药物，才能获得较好的效果。

　　3．气能摄血　摄血，是气固摄功能的具体体现。血在脉中循行而不逸出脉外，主要依赖于气对血的固摄作用。如果气虚而固摄血液的作用减弱，可导致各种出血病证。治疗时，必须用补气摄血的方法，才能达到止血的目的。

　　（二）血为气之母

　　1．血能载气　血为气的载体，气必须依附于血。由于气的活力很强，易于逸脱，所以气必须依附于血，而存在于体内。如果气失去依附，则浮散无根而发生气脱。所以，血脱者，气亦逸脱。在治疗大出血时，往往采用益气固脱之法，其机理就在于此。

　　2．血能养气　气存在于血中，血不断地为气的生成和功能活动提供营养，使气得到不断地补充，血旺则气盛，血衰则气少。若血虚时，气亦易衰。

　　➤ 考点提示：气与血的关系可概括为"气为血之帅"，具体指气能生血，气能行血，气能摄血；"血为气之母"，具体指血能载气，血能养气。

二、气与津液的关系

　　气属阳，津液属阴，两者均来源于脾胃运化的水谷精微，气与津液之间存在着气能生津、气能行津、气能摄津和津能载气的关系。

　　（一）气能生津

　　津液的生成，来源于摄入的饮食物，有赖于脾胃的消化吸收功能。所以，脾胃之气健旺，则化生的津液就充盛；脾胃之气虚衰，则影响津液的生成，而致津液不足。因此，在临床上常可见气津两伤之证。

　　（二）气能行津

　　气的运动变化是津液输布排泄的动力。气的升降出入运动作用于脏腑，表现为脏腑的升降出入运动，而肺、脾、肾、肝等脏腑的升降出入运动完成了津液在体内的输布、排泄过程，所以，气行水亦行。当气的升降出入运动异常时，津液的输布、排泄过程也随之受阻。由气虚、气滞而导致津液停滞，为气不行水，这是临床行气与利水法常常并用的理论依据之一。

　　（三）气能摄津

　　气的固摄作用控制着津液的排泄。体内的津液在气的固摄作用控制下维持着一定的量。若气的固摄作用减弱，则体内津液过多地经汗、尿等途径外流，出现多汗，多尿，遗尿等病理现象。

（四）津能载气

津液是气的载体之一，气依附于津液而存在，否则就会涣散不定而无所归。如暑病伤津耗液，不仅口渴喜饮，且气随津液外泄导致气亦不足，而见少气懒言、肢倦乏力等气虚之象。若因汗、吐、下太过，使津液大量丢失，则津液也随之外脱，形成"气随液脱"之危候。

> 考点提示：气与津液的关系可概括为气能生津，气能行津，气能摄津和津能载气。

三、血与津液的关系

血与津液都是水谷精微所化，故有"津血同源"之称。二者皆是液态精微，都以营养、滋润为主要功能。生理上津液是血液的重要组成部分；血液正常渗于脉外，则化为津液。二者可相互渗透、相互转化。病理上反复或大量出血，则出现"耗血伤津"的病证；严重的伤津脱液亦会影响到血液，出现"津枯血燥"的病证。汗液为津液所化生，所以失血者不宜用汗法；多汗夺津或津液大亏者，不可妄行破血、耗血等疗法。《灵枢·营卫生会》指出："夺血者无汗，夺汗者无血"；张仲景也告诫医家在治疗时注意"衄家不可发汗""亡血家不可发汗"。

自测题

一、单项选择题

1. 与气生成密切相关的脏腑有
   A. 心、肝、脾胃
   B. 脾胃、肾、肺
   C. 脾胃、肾、肝
   D. 脾胃、心、肺
   E. 心、肝、胆、胃

2. 饮食物化为气、血、津液需通过气的
   A. 推动作用
   B. 温煦作用
   C. 固摄作用
   D. 气化作用
   E. 防御作用

3. 机体易感冒，表明气的哪一功能减弱
   A. 推动作用
   B. 温煦作用
   C. 防御作用
   D. 固摄作用
   E. 气化作用

4. 元气主要来源于
   A. 肾中精气
   B. 脏腑精气
   C. 水谷精气
   D. 清气

5. 膻中又称为
   E. 脾胃之气
   A. 上气海
   B. 血海
   C. 水谷之海
   D. 髓海
   E. 经脉之海

6. 营养全身，为脏腑、经络等生理功能提供营养物质的气是
   A. 元气
   B. 宗气
   C. 卫气
   D. 脏腑之气
   E. 营气

7. 具有"彪悍滑利"特性的气是
   A. 元气
   B. 宗气
   C. 卫气
   D. 脏腑之气
   E. 营气

8. 调节肌腠的开合，维持体温相对恒定的气是
   A. 营气

B．元气

C．卫气

D．宗气

E．脏腑之气

9．气的固摄力不足，最易导致的血液循行的病变是

A．血滞

B．血瘀

C．血虚

D．出血

E．血寒

10．气随血脱的生理基础是

A．气能生血

B．气能行血

C．气能摄血

D．血能载气

E．血能养气

二、问答题

1．气的生理功能有哪些?

2．简述气血之间的关系。

（郭宝云　李学锋）

经　络

第五章数字资源

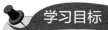

识记：

说出经络的基本概念及经络系统的组成，奇经八脉的基本概念、循行及功能。

理解：

理解十二经脉的命名、分布规律、走向和交接规律、流注次序。

运用：

能运用经络理论指导疾病的诊断。

 案例导入

李某，男，40岁。在工地搬运重物时腰部扭伤，疼痛明显，不能活动。中医院医生为患者进行针灸治疗，针刺腰部的痛点，并对委中穴进行放血治疗，患者疼痛明显减轻。

思考题： 请以经络理论解释为什么此腰痛病例要取委中穴放血治疗。

第一节　经络概述

一、经络的基本概念

经络是运行全身气血，联络脏腑肢节，沟通上下内外的通路。经络是经脉和络脉的总称。"经者，径也"，经脉贯通上下，沟通内外，是经络系统中纵行的主干，多循行于人体的深部。"支而横出者为络"，络脉是经脉别出的分支，多循行于较浅的部位，纵横交错，网络全身，无处不至。经络相贯，遍布全身，内属于脏腑，外络于肢节，把人体各部的脏腑组织器官紧密地联结成统一的有机整体。

二、经络系统的组成

经络系统由十二经脉、奇经八脉、十二经别、别络、浮络、孙络及经络所连属的经筋、皮部等共同组成（图5-1）。

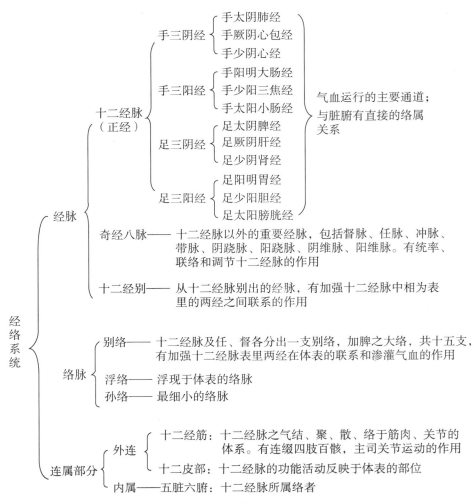

图 5-1　经络系统组成图

第二节　十二经脉

十二经脉指十二脏腑所属的经脉，是经络系统的主体，故又称为"十二正经"。

一、命名与分布规律

（一）命名原则

十二经脉的命名，是依据其所属脏腑、循行手足、阴阳属性而定。

1．内为阴，外为阳　分布于四肢内侧面的经脉为阴经，分布于肢体外侧面的经脉为阳经。其中肢体内侧面的前、中、后缘，分别称为太阴、厥阴、少阴；肢体外侧面的前、中、后缘，分别称为阳明、少阳、太阳。

2．脏为阴，腑为阳　内脏"藏精气而不泻"者为脏，为阴；"传化物而不藏"者称腑，为阳。每一阴经分别隶属于一脏，每一阳经分别隶属于一腑，各经都以脏腑命名。

3．上为手，下为足　循行于上肢的为手经，循行于下肢的为足经。

（二）分布规律

十二经脉根据各经所联系脏腑的阴阳属性以及在肢体循行部位的不同，可具体分为手三阴经、手三阳经、足三阴经、足三阳经四组。阴经属脏，行于四肢内侧，阳经属腑，行于四肢外侧；内侧分三阴，外侧分三阳。太阴、阳明在前缘，少阴、太阳在后缘，厥阴、少阳在中线；手经行于上肢，足经行于下肢（表5-1）。

表5-1　十二经脉名称分类及分布规律

	阴经（属脏为里）	阳经（属腑为表）	循行部位（阴经在内、阳经在外）	
手	手太阴肺经	手阳明大肠经	上肢	前缘
	手厥阴心包经	手少阳三焦经		中线
	手少阴心经	手太阳小肠经		后缘
足	足太阴脾经*	足阳明胃经	下肢	前缘
	足厥阴肝经*	足少阳胆经		中线
	足少阴肾经	足太阳膀胱经		后缘

*注：在小腿内侧面，内踝上8寸之下，肝经行于前缘，脾经行于中线；内踝上8寸之上，脾经行于前缘，肝经行于中线。

二、循行走向与交接规律

十二经脉的循行走向是：手三阴经从胸腔走向手指末端，与手三阳经交会；手三阳经从手指末端走向头面部，与足三阳经交会；足三阳经从头面部走向足趾末端，与足三阴经交会；足三阴经从足趾走向胸腹，与手三阴经交会。

十二经脉的交接规律是：阴经与阳经按照表里相合的关系在四肢部衔接，同名的手足三阳经在头面相交接，阴经与阴经在胸腹相交接。如足太阴经与手少阴经交接于心中，足少阴经与手厥阴经交接于胸中，足厥阴经与手太阴经交接于肺中等。

走向与交接规律之间有密切联系，两者结合起来，即为：手三阴经，从胸走手，交手三阳经；手三阳经，从手走头，交足三阳经；足三阳经，从头走足，交足三阴经；足三阴经，从足走腹（胸），交手三阴经，构成一个"阴阳相贯，如环无端"的循行径路（图5-2）。

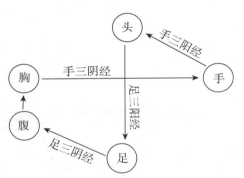

图5-2　十二经脉的走向和交接规律示意图

三、表里关系

手足三阴、三阳，通过经别和别络互相沟通，组合成六对"表里相合"关系。即手太阴肺经与手阳明大肠经为表里，手少阴心经与手太阳小肠经为表里，手厥阴心包经与手少阳三焦经为表里，足太阴脾经与足阳明胃经为表里，足少阴肾经与足太阳膀胱经为表里，足厥阴肝经与足少阳胆经为表里。相为表里的两条经脉，都在四肢末端交接，分别循行于四肢内外两个侧面的相对位置，分别络属于相为表里的脏腑，因而使相互表里的一脏一腑在生理功能上相互配合，在病理上也可相互影响。

四、流注次序

十二经脉分布在人体内外，经脉中的气血运行是循环贯注的，即从手太阴肺经开始，依次传至足厥阴肝经，再传至手太阴肺经，首尾相贯，如环无端（表5-3）。

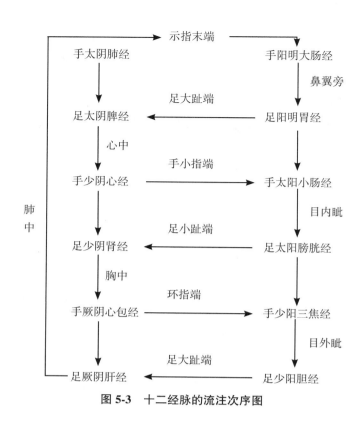

图 5-3　十二经脉的流注次序图

➤ 考点提示：十二经脉的名称、命名、循行走向与交接规律、流注次序。

第三节　奇经八脉

一、奇经八脉的基本概念

奇经八脉是督脉、任脉、冲脉、带脉、阴跷脉、阳跷脉、阴维脉、阳维脉的总称。由于奇经八脉的分布不似十二经脉有规则，既不直属脏腑，又无表里相配，与十二正经不同，故称"奇经"。

二、奇经八脉的循行及功能

八脉之中，督、任、冲三脉均起于胞中，同出会阴，称为"一源三歧"。任脉行于胸腹正中，上抵颏部，能总任一身阴经，称为"阴脉之海"；督脉行于腰背正中，上至头面，能总督一身阳经，称为"阳脉之海"；冲脉并足少阴经挟脐上行，环绕口唇，汇聚十二经脉，有调节十二经气血的作用，为气血的要冲，称为"十二经之海"，亦称"血海"；带脉起于胁下，绕腰一周，犹如束带，能约束纵行诸经；阴跷脉起于足跟内侧，随足少阴等经上行，至目内眦与阳跷脉会合；阳跷脉起于足跟外侧，伴足太阳等经上行，至目内眦与阴跷脉会合，沿足太阳经上额，于项后会于足少阳经。二跷脉主宰一身左右的阴阳，共同调节肢体的运动和眼睑的开合功能。阴维脉起于小腿内侧，沿股内侧上行，与六阴经相联系，至咽喉与任脉会合，主一身之里；阳维脉起于足跗外侧，沿股膝外侧上行，与六阳经相联系，至项后与督脉会合，主一身之表。二维脉维络一身表里之阴阳，进一步加强了机体的统一性。因督、任二脉有专穴，故与十二经脉并称"十四经"。

奇经八脉的生理功能主要是密切十二经脉之间的联系，并对十二经气血有蓄积和渗灌的调节作用，同时又与肝、肾等脏及胞宫、脑、髓等奇恒之腑的关系密切。

➤ 考点提示：奇经八脉的基本概念及功能。

第四节　经络的生理功能与经络学说的应用

一、经络的生理功能

（一）沟通内外上下，联络脏腑肢体

经络内属脏腑，外络肢节，纵横交错，入里出表，通上达下，遍布全身，将人体五脏六腑、五官九窍、皮肉筋骨等组织器官联络成一个有机的整体。

（二）运行气血，濡养周身

"经脉者，所以行气血而营阴阳，濡筋骨，利关节者也。"经络可传输气血，是气血运行的主要通道，使气血通达全身，为各组织器官提供营养物质。

（三）抗御外邪，保卫机体

营气行于脉中，卫气行于脉外。经络"行血气"而使营卫之气密布周身，在内和调于五脏、洒陈于六腑，在外抗御病邪，防止内侵。外邪侵犯人体由表及里，先从皮毛开始。卫气充实于络脉，络脉散布于全身、密布于皮部，当外邪侵犯机体时，卫气首当其冲发挥其抗御外邪、保卫机体的屏障作用。

（四）调节机体平衡

经络通过运行气血可协调阴阳，使人体功能活动保持相对平衡，一旦气血不和或阴阳失调人体发生疾病时，可运用针灸等治法，激发经络的调节作用，从而恢复平衡。

（五）感应传导作用

经络对针刺或其他刺激有感觉传递和通导作用，针刺中的"得气"和"行气"就是经络传导感应的表现。

二、经络学说的应用

（一）说明病理变化

在正常生理情况下，经络有运行气血，感应传导的作用。而在发生病变时，经络就成为传递病邪和反映病变的途径。由于经络内属于脏腑，外布于肌表，因此当体表受到病邪侵袭时，可通过经络由表入里，由浅及深，逐次向里传变甚至波及本脏及其相表里的脏腑；由于内在脏腑与外在形体、官窍之间，通过经络密切相连，故脏腑病变可通过经络的传导反映于外。临床上可用经络学说阐释五脏六腑病变所出现的体表特定部位或相应官窍的症状和体征，并可用"以表知里"的思维方法诊察疾病。

此外，脏腑病变的相互传变，亦可用经络理论来解释。由于脏腑之间有经脉相互联系，所以某一脏腑的病变可以通过经络影响到另一脏腑。

（二）指导疾病的诊断

由于经络有一定的循行路线和脏腑络属，它可以反映所属脏腑的病证，因而在临床上，就可以根据疾病所出现的症状，结合经络循行的路线及所联系的脏腑，作为辨证归经的依据。此外，在某些疾病过程中，常发现在经络循行路线上，或在经气聚集的某些穴位上，有明显的压痛、结节、条索状等反应物和皮肤形态、皮肤温度、电阻改变等，也有助于对疾病的诊断。如肠痈患者，有时在足阳明胃经的上巨虚穴出现压痛；真心痛发生时往往在胸前左乳下有疼痛，甚至痛连左手臂及小指；脾胃病变时脾俞穴往往有异常变化。临床上采用循经诊察的方法检查有关经络、腧穴的变化，可作为临床诊断的依据。

 案例讨论

　　张某，男，61 岁。患者既往有"冠心病"史，前日因受寒出现心胸部疼痛，痛连左手臂内侧，伴心悸，夜寐不安，舌淡瘀斑，脉弦紧。
　　请分析其病变与经络的关系。

（三）指导临床治疗

　　针灸治病是通过针刺和艾灸等刺激体表经络腧穴，以疏通经气，调节人体脏腑气血功能，从而达到治疗疾病的目的。腧穴的选取、针灸方法的选用是针灸治疗的两大关键，均依靠经络学说的指导。针灸临床通常根据经脉循行和主治特点进行循经取穴，如《四总穴歌》所载"肚腹三里留，腰背委中求，头项寻列缺，面口合谷收"就是循经取穴的具体体现。由于经络、脏腑与皮部有密切联系，故经络、脏腑的疾患可以用皮肤针叩刺皮部或皮内埋针进行治疗，如胃脘痛可用皮肤针叩刺中脘、胃俞穴，也可在该穴皮内埋针；经络瘀滞、气血痹阻，可以刺其络脉出血进行治疗，如目赤肿痛刺太阳穴出血，软组织挫伤在其损伤局部刺络拔罐等；经筋疾患，多因疾病在筋膜肌肉，表现为拘挛、强直、弛缓，可以"以痛为输"取其局部痛点或穴位进行针灸治疗。

自测题

一、单项选择题

1. 正经是指
   A．督脉
   B．冲脉
   C．十二经别
   D．十二经脉
   E．任脉

2. 下列名称错误的是
   A．手太阴肺经
   B．足少阳胆经
   C．足太阴肾经
   D．足太阴脾经
   E．手少阴心经

3. 具有"主胞胎"功能的奇经是
   A．冲脉
   B．任脉
   C．督脉
   D．带脉
   E．阴维脉

4. 循行于人体背部正中的经脉是
   A．肾经
   B．膀胱经
   C．任脉
   D．督脉
   E．胃经

5. 奇经八脉中，起于季胁，环行腰间一周的是
   A．冲脉
   B．任脉
   C．督脉
   D．带脉
   E．阳维脉

6. 行于腹面正中线的经脉是
   A．手少阴心经
   B．任脉
   C．足阳明胃经
   D．足太阴脾经

E．督脉

7．十二经脉中阴经与阳经的交接部位在
   A．头面
   B．手足
   C．胸腹
   D．上肢
   E．下肢

8．下列不属十二经表里相合关系的是
   A．手太阴经与手阳明经
   B．足阳明经与足太阴经
   C．足太阳经与足少阴经
   D．足少阳经与足厥阴经
   E．手厥阴经与手太阳经

9．奇经八脉中与脑、髓、肾关系密切

的是
   A．带脉
   B．冲脉
   C．任脉
   D．督脉
   E．阴跷脉

10．张某，后颈部僵硬疼痛一月余，按
    照经络理论，病变的经络是
   A．带脉
   B．冲脉
   C．任脉
   D．督脉
   E．阴跷脉

二、问答题

1．经络系统由哪些部分组成？
2．经络的生理功能有哪些？

（李新红）

第六章

体　质

识记：
说出体质的概念。

理解：
理解体质的形成因素。

运用：
能运用中医体质理论对患者进行体质分类，并针对不同体质进行养生指导。

案例导入

顾某某，男，36 岁。患者形体正常，有"胃下垂"病史，平素喜进热食，四肢欠温。近年感冒屡犯，自诉畏寒，常自汗出。舌苔薄白质淡，脉浮缓。体质辨识为气虚体质。

思考题：请给出养生方法。

第一节　体质的概念与构成要素

一、体质的概念

体质是指人体禀赋于先天，受后天多种因素影响，在其生长发育过程中，所形成的形态上和心理、生理功能上相对稳定的特征，这种特征决定着机体对某些致病因素的易感性和病变过程的倾向性。

体质养生是指在中医理论指导下，根据不同的体质，采用相应的养生方法和措施，纠正其体质上之偏颇，以达到防病延年养生的目的。

二、体质的构成要素

体质的构成要素复杂繁多，主要有形态结构的差异性、生理功能的差异性和心理特征的差异性等。

➤ **考点提示：** 体质的构成要素是形态结构的差异性、生理功能的差异性和心理特征的差异性。

（一）形态结构的差异性

形态结构主要包括体格、体型、体重、性征、体姿、面色、毛发、舌象、脉象等。其中体格指反映人体生长发育水平、营养状况和锻炼程度的状态，通过观察和测量身体各部分的大小、形状、匀称程度、体重、胸围、肩宽、骨盆宽度和皮肤及皮下组织的状况来判断。体型指身体大小形态比例的形态特征，是衡量体格的重要指标；主要观察形体之肥瘦高矮，皮肉之厚薄坚松，肤色之黑白苍嫩的差异。

（二）生理功能的差异性

生理功能的差异性主要表现在心率、心律、面色、唇色、脉象、舌象、呼吸状况、语言的高低、食欲、口味、体温、对寒热的喜恶、二便情况、性功能、生殖功能、女子月经情况、形体的动态及活动能力、睡眠状况、视听觉、触嗅觉、耐痛的程度、皮肤肌肉的弹性、须发的多少与光泽等方面的差异。

（三）心理特征的差异性

心理是指客观事物在大脑中的反映，是感觉、知觉、情感、记忆、思维、性格、能力等的总称。心理特征的差异，主要表现为人格、气质、性格等的差异。

形态结构、生理功能和心理特征的差异均为内在脏腑功能状态及气血盛衰的外在表现。因此，在中医临床诊断过程中，应注意收集资料对患者体质作出判断。

第二节　体质的形成因素

一、先天因素

先天因素即"禀赋"，《灵枢·天年》认为，人之始生"以母为基，以父为楯"，父母之精是生命个体形成的基础，遗传因素决定了个体体质的相对稳定性和特异性。父母的体质特征通过遗传，使后代具有类似父母的个体特点；胎儿的营养发育状况对体质特点的形成也起着重要的作用。

人类由于先天遗传的作用，不同性别不仅形成各自不同的解剖结构和体质类型，在生理特性方面，也显示出各自不同的特点。一般男子性多刚悍，女子性多柔弱，男子以气为重，女子以血为先。《灵枢·五音五味》提出"妇人之生，有余于气不足于血"的论点，正是对女性的体质特点作了概括说明。

二、后天因素

（一）年龄因素

人体的结构、功能及代谢的变化与年龄有关，从而形成了体质的差异。小儿脏腑娇嫩，形气未充，易寒易热，易虚易实，但又生机蓬勃，发育迅速，脏气清灵，易趋康复。成年人一般气血充盛，脏腑功能强健。老年人常表现出阴阳失调、气血渐衰、脏腑功能衰退、形体亏损、宿疾交加等体质特点。

（二）精神因素

人的精神状态影响脏腑气血的功能活动，也可以改变体质。正如《素问·阴阳应象大论》所说"怒伤肝""喜伤心""思伤脾""忧伤肺""恐伤肾"，情志异常变化伤及内在脏腑，影响脏腑气机，进而可影响人的体质。

（三）饮食因素

饮食结构和营养状况对体质有明显的影响，由于饮食物各有不同的性味，久而久之，可因体内某些成分的增减等变化而影响体质。如饮食过饥影响气血的化生，可使体质虚弱。饮食偏嗜使体内某种物质缺乏或过多，可影响脏腑功能活动和精、气、血、津液的代谢，甚则成为导致某些疾病的原因，如嗜食肥甘厚味可助湿生痰，形成痰湿体质；嗜食辛辣则易化火伤阴，形成阴虚火旺体质；过食生冷寒凉，则会损伤脾胃阳气，有可能形成阳虚体质。合理的膳食结构，科学的饮食习惯，适当的营养水平，则可使气血旺盛、体质强壮。

（四）劳逸因素

适度的劳作或形体锻炼，可使气机调畅、气血调和，脏腑功能活动旺盛而体质健壮。过度安逸可使气血流行不畅、筋肉松弛、脾胃功能减退，而使体质下降，或形成痰瘀体质；过度的劳作则容易损伤筋骨、消耗气血，使脏腑精气不足，功能减弱，形成虚性体质。

三、其他因素

（一）地理环境因素

人类和其他生物一样，其形态结构、气化功能在适应客观环境的过程中会逐渐发生变异。《素问·五常政大论》指出"必明天道地理"，对于了解"人之寿夭，生化之期"以及"人之形气"有着极其重要的意义。地理环境不同，则气候、物产、饮食、生活习惯等亦多有不同，所以《素问·异法方宜论》在论证不同区域有不同体质、不同多发病和不同治疗方法时，特别强调不同地区的水土、气候、饮食以及居住等生活习惯对体质的形成有重大影响，说明地理环境对体质的变异，是一个既十分重要又极其复杂的因素。

（二）疾病及针药因素

疾病常与体质状态互为因果，大病、久病之后，常使体质虚弱。某些慢性疾病迁延日久，患者的体质易表现出一定的特异性；罹患某些疠气之后，又可使患者产生相应免疫力而不再罹患此病。

药物的性味功效、针灸的补泻手法，都可使体内脏腑精气阴阳的盛衰及经络气血的偏颇发生改变。用之得当，将会收到补偏救弊的功效，使病理体质恢复正常；用之不当，或者针药误施，将会加重对人体体质的损害，从而使其由强变弱、由壮变衰。

第三节　体质的分类及养生

一、体质的分类方法

体质分类方法较多，如阴阳五行分类法、阴阳太少分类法、禀性勇怯分类法、体型肥瘦分类法等。为了更好地与临床辨证用药相结合，现代中医常用的体质分类法着眼于阴阳气血津液的虚实盛衰，把人体分为正常体质和偏颇体质两大类，即实用体质分类法，又称九分法。正常体质又称平和体质，偏颇体质又分为气虚体质、阳虚体质、阴虚体质、痰湿体质、湿热体质、血瘀体质、气郁体质和特禀体质。

➢ 考点提示：体质九分法指平和体质、气虚体质、阳虚体质、阴虚体质、痰湿体质、湿热体质、血瘀体质、气郁体质和特禀体质。

知识链接

《黄帝内经》的五行人

《灵枢·阴阳二十五人》按照中医五行理论，用木、火、土、金、水五种物质的基本特性来概括体质，简称五行人。

木行人：肤色偏青白，头小面长，肩背宽大，身直，手足关节细长、灵巧，多青筋，好学勤快，心高气傲，有创造力，善隐忍。

火行人：肤色偏红，易发痤疮，颜面瘦小，头小，手足小，脊背宽广而匀称，行动快，心性急躁，有气魄，讲义气，处事明快。

土行人：肤色偏黄，面圆头大，肩背壮实，腹大，手足小，肌肉丰满，整体匀称，步履稳健，性情敦厚，做事稳重，知足安乐，乐于助人。

金行人：肤色白皙，方脸，五官棱角分明，肩背瘦小，腹小，手足小，行动轻快，禀性廉洁，行动力强，清高气傲，不服输，敏感。

水行人：肤色偏黑，富有光泽，头大，面不平，颊部较宽广，肩部瘦小，腹大，手足好动，脊背部较长，行动时身体摇晃，处事灵活善变通，亲和力、交往力强。

二、体质养生

（一）平和体质

平和体质是先天禀赋良好，后天调养得当，阴阳平衡、脏腑功能正常的体质状态。

【体质特点】形体匀称健壮，目光有神，头发稠密有光泽，面色红润，精力充沛，不易疲劳。情绪稳定，性格随和开朗，生活规律，对自然环境、社会环境及气候的变化适应能力较强，平时患病较少，即使患病，对治疗的反应也较敏感，痊愈快，康复能力强。

【养生原则】未病先防。

【养生方法】

1. 精神调养　平和质者心理特征较为稳定，对外界环境的适应能力和抗病能力较强。应和畅性情，当精神受刺激或情志变化时及时调摄不良情绪，谨防七情过极。

2. 饮食调养　食物宜多样化，不偏食，不过饥过饱及偏寒偏热，根据不同季节气候特点进行饮食调养。

3. 起居调养　环境起居应顺应四时季节的变化，保持良好的起居作息习惯，适度体育锻炼，劳逸结合，提高机体的适应能力，保持阴阳平衡。

（二）气虚体质

气虚体质多是由于机体一身之气不足，以气息低弱、脏腑功能低下为主要特征的体质状态。

【体质特点】形体消瘦或偏胖，面色萎黄或淡白，语声低怯，常自汗出，动则尤甚，体倦健忘，舌淡苔白，脉虚弱。性格多内向，胆小，不喜冒险，对外界环境适应能力较差，不耐受风、寒、暑、湿邪；易感冒，易患内脏下垂、虚劳等病，或病后迁延不愈，康复较慢。

【养生原则】补肺、脾、肾之气。

【养生方法】

1. 精神调养　多参加有益的社会活动，多与人交流、沟通，培养豁达乐观的性格。思伤脾，悲伤肺，故气虚体质者不宜思虑或悲伤太过，尽量保持情绪稳定。

2. 饮食调养　宜常食益气健脾食物，如粳米、糯米、小米、山药、土豆、大枣、香菇、鸡肉、牛肉、狗肉、鲢鱼，少吃耗气食物，如生萝卜、空心菜等。

3. 起居调养　起居宜柔缓，不可过于劳作，劳则气耗；不宜做剧烈运动，选择较柔缓的运动，如散步、慢跑、太极拳等；环境应该夏避暑热，冬避严寒，注意保暖，不要劳汗当风，防止外邪入侵，以防损伤正气。

案例讨论

　　张某，女，25岁。自幼形体偏瘦，脸色淡白，精神萎靡不振，小腹时常冷痛。近半年来，每次月经伴有感冒症状。舌淡胖，脉虚无力。
　　请分辨患者的体质类型并给出养生建议。

（三）阳虚体质

　　阳虚体质是指机体阳气不足，失于温煦，以形寒肢冷为主要特征的体质状态。
　　【体质特点】形体白胖，肌肉松软不实；性格多沉静、内向；精神不振、面色㿠白，平素怕寒喜暖、手足欠温，小便清长，大便稀溏，常自汗出；舌淡胖嫩，边有齿痕，苔白滑，脉沉迟无力；易患痰饮、肿胀、泄泻、阳痿等病，或发病多为寒证，或从寒化；不耐受寒邪，易感风、寒、湿邪。
　　【养生原则】温补脾肾之阳。
　　【养生方法】
　　1. 精神调养　阳气不足的人情绪常常不佳，易低沉。如肾阳虚者善恐、心阳虚者善悲。因此，要善于调节自己的情绪，学会自我排遣或与人倾诉，以愉悦改变心境。
　　2. 饮食调养　应多食温阳壮阳的食物，如羊肉、狗肉、鸡肉，少食生冷黏腻之品，如西瓜、绿豆等。即使在盛夏也不要食寒凉之品。根据"春夏养阳"的原则，夏日三伏，每伏可食附子粥或羊肉附子汤一次，配合天地阳旺之时，以壮人体之阳，最为有效。
　　3. 起居调养　阳虚体质耐春夏不耐秋冬，秋冬季节应"避寒就温"，适当暖衣温食以养护阳气，尤其要注意腰部、下肢、足等部位保暖。夏季应"不厌于日"，可多进行日光浴以培补阳气；同时夏季暑热，要尽量避免强力劳作、大汗伤阳；避免长时间停留在空调房里，不可在阴暗潮湿寒冷的环境下长期工作和生活。

案例讨论

　　刘某某，女，22岁。形体微微胖，穿衣习惯喜露脚踝，冬天也不列外，平素四肢冰凉。近2年来，每年冬天耳朵都会生冻疮。每次月经都伴有痛经。舌淡紫，脉沉。
　　请分辨患者的体质类型并给出养生建议。

（四）阴虚体质

　　阴虚体质是指由于体内津液、精血等阴液亏少，以阴虚内热为主要特征的体质状态。
　　【体质特点】形体消瘦，面色潮红，手足心热，两目干涩，心烦失眠，大便干，小便黄，舌红少苔，脉细数。耐冬不耐夏，不耐受燥邪、热邪、暑邪。
　　【养生原则】滋养肝肾之阴。
　　【养生方法】
　　1. 精神调养　阴虚体质之人性情急躁，常常心烦易怒，阴精更加亏耗，加重阴虚；故平时加强自我涵养，正确对待喜怒哀乐，尽量冷静、沉着，少激怒，保持情绪稳定。
　　2. 饮食调养　饮食应多食滋养肝肾、补津液的食物，如芝麻、糯米、蜂蜜、甘蔗、银耳、蔬菜、水果、豆腐、鱼类等清淡食物，药膳宜食用沙参粥、百合粥、枸杞粥、桑葚粥、山药粥等。少吃葱、姜、蒜、韭、薤、椒等辛辣燥烈之品。
　　3. 起居调养　阴虚体质者应保证充足的睡眠时间，以藏养阴气。工作紧张、熬夜，剧烈运动、高温酷热的工作生活环境等会加重阴虚倾向，应尽量避免。"秋冬养阴"对阴虚体质者更为重要，更要注意保护阴精。

（五）痰湿体质

痰湿体质是指津液代谢失常，水液内停，痰湿凝聚，以黏滞重浊为主要特征的体质状态。

【体质特点】形体肥胖，腹部肥满松软；性情温和，稳重恭谦；嗜食肥甘，神倦身重，口中黏腻，或便溏，脉濡而滑，舌体胖苔腻，伴有齿痕。易患消渴、中风、眩晕等病；对梅雨季节及潮湿环境适应能力较差。

【养生原则】祛湿化痰。

【养生方法】

1．精神调养　痰湿质者性格多偏温和，善忍耐。建议适当增加社会活动，培养广泛的兴趣爱好，以动养神，舒畅情志，调畅气机。

2．饮食调养　少食肥甘厚味，勿过饱，不宜饮酒。应多食白萝卜、荸荠、紫菜、洋葱、白果、扁豆、薏苡仁、红小豆等健脾利湿、化痰祛湿的食物。

3．起居调养　日常应保持居室干燥，衣着应透湿散气，经常晒太阳。在湿冷的气候条件下，要减少户外活动，避免受寒雨淋。

 案例讨论

　　李某某，男，31岁。体形偏胖，平素喜食肥甘辛辣，饭局频繁，多饮酒。近年来发现腹部、背部、手臂皮下有散在的脂肪粒。舌体胖大有齿痕，苔厚腻，脉滑。

　　请分辨患者的体质类型并给出养生建议。

（六）湿热体质

湿热体质是指湿热内蕴为主要特征的体质状态。其成因一是与先天禀赋有关；二为后天失调，如久居湿地、喜食肥甘厚味、长期饮酒、滥用补品等导致湿热内蕴。

【体质特点】多中等形体或消瘦；性格多急躁易怒；面垢油光，易生痤疮，面红目赤，心烦易怒，口干口苦，男性易阴囊潮湿，女性易带下量多，大便黏滞不畅或燥结，小便短赤，舌红苔黄腻，脉滑数；易患疮疖、黄疸、阴痒、火热等病；对潮湿环境或气温偏高，尤其夏末秋初，湿热交蒸气候较难适应。

【养生原则】清热除湿。

【养生方法】

1．精神调养　应尽量保持平稳心态，遇事要安闲淡定以舒缓情志，以免情志过极，化火，暗耗阴血，加重体内火热痰湿黏滞。

2．饮食调养　宜食用清热化湿的食品，如薏苡仁、莲子、茯苓、红小豆、绿豆、鸭肉、鲫鱼、冬瓜、丝瓜、白菜、芹菜、卷心菜、莲藕、空心菜等。体质内热较盛者，禁忌辛辣燥烈、大热大补的食物，如辣椒、生姜、大葱、大蒜等；慎用狗肉、鹿肉、牛羊肉等温热性食物；少食火锅、烹炸、烧烤等辛温助热食物。另外，应戒烟限酒。烟草为辛热秽浊之物，易生热助湿；酒为熟谷之液，性热而质湿，若恣饮无度，必助阳生热、生痰湿。

3．起居调养　居住环境应避免低洼潮湿，宜干燥通风。盛夏暑湿或梅雨季节减少户外活动时间。保持充足有规律的睡眠。保持二便通畅，防止湿热郁积。可选大强度大运动量的项目锻炼，如中长跑、游泳、爬山、各种球类等，消耗体内多余的热量，排泄多余的水分，达到清热除湿的目的。

（七）血瘀体质

血瘀体质是指有血液运行不畅的潜在倾向或瘀血内阻的病理基础，以血瘀表现为特征的体质状态。

【体质特点】形体消瘦；性格多内郁，易烦；面色晦滞，口唇、眼眶暗黑，肤色晦暗，女性多见痛经、闭经，或经色紫黑有块，舌质紫暗或有瘀点，舌下静脉曲张，脉涩。不耐受寒邪，易患癥瘕、胸痹、痛症等。

【养生原则】活血化瘀。

【养生方法】

1．精神调养　要培养乐观、欢乐的情绪，精神愉快则气血调畅，营卫流通，有利血瘀体质的改善；反之，苦闷、忧郁则可加重血瘀症状。

2．饮食调养　可常食桃仁、油菜、山楂、慈菇、黄酒、葡萄酒等具有活血祛瘀作用的食物；酒少量常饮，可促进血液循环。

3．起居调养　血得温则行，得寒则凝，故瘀血体质者要避免寒冷刺激。作息要规律，睡眠要充足。日常生活中应注意动静结合，不可贪图安逸，加重气血瘀滞。

（八）气郁体质

气郁体质是指由于长期情志不畅，气机郁滞而形成的以性格内向不稳定，忧郁脆弱、敏感多疑为主要表现的体质状态。

【体质特点】形体消瘦或偏胖，神情抑郁，烦闷不乐，胸胁胀满，善太息，乳房胀痛，睡眠较差，健忘，舌淡红，苔薄白，脉弦。易患郁证，脏躁，不寐，梅核气，惊恐等；对精神刺激适应能力较差，遇阴雨天情绪格外低落。

【养生原则】疏肝理气解郁。

【养生方法】

1．精神调养　培养开朗乐观的性格，宽以待人，知足常乐。学会自我调控和驾驭情绪，在戒怒的同时学会适当宣泄。多参加社会活动及集体文娱活动，常看喜剧或听相声，多听轻松的音乐。

2．饮食调养　多选理气解郁、调理脾胃气机功能的食物，如佛手、橙子、柑皮、荞麦、韭菜、茴香菜、大蒜、高粱、豆豉、玫瑰花、山楂等。

3．起居调养　平时应舒畅情志，宽松衣着，适当增加户外活动和社会交往，以放松身心，调剂精神。居住环境应安静，防止嘈杂影响心情。保持生活规律，充足睡眠。体育锻炼可选呼吸吐纳功法，以开导郁滞。

 案例讨论

韩某，男，5岁。体形偏瘦，自幼体质弱，经常感冒，平素每天晨起频繁打喷嚏，对牛奶、鸡蛋、海鲜等过敏。舌淡白，苔白厚腻，脉滑。

请分辨患者的体质类型并给出养生建议。

（九）特禀体质

特禀体质是指因先天禀赋不足或遗传因素，或过敏体质等为主要特征的体质状态。

【体质特点】形体特征无特殊，或有畸形，或有先天生理缺陷。患遗传性疾病者，有先天性、家族性特征。过敏体质者有药物过敏、花粉症、哮喘、荨麻疹等病的发病倾向，或有胎传疾病。特禀体质者适应能力差，不易适应特殊季节，易引发宿疾。

【养生原则】培补先天，固护后天。

【养生方法】

1．精神调养 特禀体质是由于先天或遗传因素造成的特殊体质，其心理特征因禀质特异情况而不同，但多数特禀质者因对外界环境适应能力差，会表现出不同程度的内向、敏感、多疑、焦虑、抑郁等心理反应，可酌情采取相应的心理保健措施。

2．饮食调养 饮食宜清淡、均衡、精细搭配。多食益气固表、调补脾胃的食物，忌生冷辛辣、腥膻发物及致敏的食物，如荞麦、蚕豆、酒、鱼、虾、蟹、菠萝、浓茶、咖啡等，以免引动伏痰宿疾，从而减少发病机会。

3．起居调养 居室宜通风、清洁。被褥床单要经常洗晒，可防止尘螨过敏。春季室外花粉较多时，要减少室外活动时间，防止花粉过敏。不宜养宠物，以免动物皮毛过敏。在季节更替之时，要及时增减衣被，增强机体对环境的适应能力。应保证有规律充足的睡眠。根据各种特禀体质的特征，选择有针对性的锻炼项目，逐渐改善体质。

● 自测题 ●

一、单项选择题

1．中医体质理论起源于
   A.《伤寒杂病论》
   B.《难经》
   C.《本草纲目》
   D.《黄帝内经》
   E.《千金要方》

2．平素易于感冒，抗病能力弱者多属
   A．平和质
   B．气虚质
   C．痰湿质
   D．血瘀质
   E．气郁质

3．个体表现为形体消瘦，口干咽燥，两目干涩，视物模糊，舌红少苔，脉细数者多属
   A．阳虚质
   B．气虚质
   C．阴虚质
   D．痰湿质
   E．气郁质

4．健康的体质应为
   A．阴虚质
   B．气虚质
   C．阳虚质
   D．平和质
   E．痰湿质

5．过食肥甘厚味易形成
   A．阳虚质
   B．痰湿质
   C．气虚质
   D．血瘀质
   E．气郁质

6．形体多偏瘦，性格内向不稳定，忧郁脆弱，敏感多疑，胸胁胀满，走窜疼痛，善太息者，多属
   A．气郁质
   B．阴虚质
   C．阳虚质
   D．痰湿质
   E．血瘀质

7．影响体质的因素不包括
   A．年龄
   B．饮食
   C．淋雨
   D．情志
   E．遗传

8．下列属于阳虚质表现的是
   A．形体消瘦
   B．四肢不温
   C．面色潮红
   D．油性皮肤
   E．外向喜动

9．下列可用补气药调护的体质是
   A．阳虚质
   B．气虚质
   C．痰湿质

D．血瘀质

E．气郁质

10．影响体质形成的后天因素是

A．种族与家族的遗传

B．父母血缘关系的远近

C．父母生育的年龄

D．母亲妊娠期的胎教

E．情志因素

11．养身保健提倡"戒烟限酒"，但对非饮酒禁忌者，可适量饮酒的体质是

A．气虚质

B．血瘀质

C．阳虚质

D．气郁质

E．痰湿质

12．陈某，女，32岁。形体消瘦，五心烦热，盗汗，便秘，舌红少苔，脉细数，判断为阴虚质，调护时首选

A．肥腻厚味

B．辛辣之品

C．养阴生津之品

D．燥热之品

E．活血之品

13．王某，女，20岁。面部粉刺，口苦口干，易怒，大便秘结，小便短赤，舌红苔黄腻，脉数有力，属于

A．气虚质

B．阳虚质

C．痰湿质

D．气郁质

E．湿热质

14．平素面色晦滞，口唇色暗，肌肤甲错，常有出血倾向，皮肤局部有瘀斑，舌质有瘀斑，脉细涩。该患者属

A．气郁质

B．血瘀质

C．阴虚质

D．阳虚质

E．气虚质

二、问答题

1．列举中医体质的分类。

2．简述体质形成的后天因素。

（潘晓英）

病因病机

第七章数字资源

学习目标

识记：
说出病因、病机，六淫、七情、痰饮、瘀血的概念。

理解：
理解六淫各邪的性质、致病特点及主要临床表现，痰饮、瘀血的形成、致病特点和主要临床表现。

运用：
能运用病因病机理论对患者进行养生指导。

案例导入

刘某，女，20 岁。因劳累后受凉，出现恶寒，发热（体温 38℃），打喷嚏，鼻塞，流清涕，头痛，周身酸痛不适，舌苔薄白，脉浮紧。

思考题： 请说出本病的主要病因。

第一节　病　因

中医学认为人体是一个有机的整体，各脏腑组织之间互相联系，与自然界既对立又统一，在不断的运动变化过程中保持着相对的动态平衡，维持着人体正常的生理活动。当这种相对平衡因某种原因遭到破坏而不能自行调节恢复时，机体就有可能产生病理改变，发生疾病。

病因是指破坏人体生理动态平衡而导致疾病发生的原因，即致病因素。疾病发生的原因多种多样，如外感六淫、疫疠侵袭、精神刺激、饮食失宜、劳逸不当、外伤等。这些因素在一定条件下都可使人发生疾病。此外，在病变过程中某一阶段的病理产物如痰饮、瘀血等，随着疾病的发展，可能成为致病的继发病因。

一、外感病因

外感病因是指来自外界，或从皮毛肌腠，或从口鼻等体表部位侵入人体的致病因素，亦称为"外邪"。外感病一般发病较急，初起多见恶寒发热、头痛身痛等表证，外感病因包括六淫和疫疠两类。

（一）六淫

1. 六淫的基本概念　六淫，即风、寒、暑、湿、燥、火六种外感致病因素的统称。淫，有太过和浸淫之意，是指能够导致疾病发生的六气，所以又称为"六邪"。风、寒、暑、湿、燥、火是自然界六种不同的气候变化，正常情况下称为"六气"，一般不会使人致病。当气候发生异常变化，六气发生太过或不及，或非其时而有其气，以及气候变化过于急骤，超过了一定的限度，使人体不能与之相适应；或人体正气不足，抵抗力下降时，"六气"才侵犯人体而发生疾病，成为致病因素。这种情况下的六气，便称为"六淫"。

2．六淫致病的共同特点

（1）外感性：六淫邪气来源于自然界，多从肌表或口鼻侵犯人体而发病，并有由表入里、由浅入深的传变过程，故又称"外感六淫"，所致的疾病又称"外感病"。初起阶段以恶寒发热、舌苔薄白、脉浮为主要临床特征，称为表证。

（2）季节性：六淫致病多具有明显的季节性，如春季多风病，夏季多暑病，长夏多湿病，秋季多燥病，冬季多寒病等。

（3）地域性：六淫致病常与生活、工作的区域和环境密切相关，不同的地域有不同的发病特点。如西北高原地区多寒病、燥病；东南沿海地区多热病；久居湿地多湿病；高温环境作业多燥热或火邪为病等。

（4）相兼性：六淫邪气既可单独侵袭人体致病，又可两种或两种以上邪气相兼同时侵犯人体而致病。如风热感冒、风寒湿痹、寒湿腰痛等。

（5）转化性：六淫邪气在导致人体发病过程中，不仅可以相互影响，而且在一定条件下可以相互转化。如寒邪入里可以化热，暑湿日久可以化燥伤阴等。

> 考点提示：六气和六淫概念的区别；六淫的共同致病特点。

3．六淫各自的性质和致病特点

（1）风邪的性质及致病特点：风为春季的主气，但四季皆有，故风邪致病四时皆会发生，以春季为多。风邪多从皮毛侵犯人体，产生各种病证。

风为阳邪，其性开泄，易袭阳位：风邪具有轻扬、升散、向上、向外的特性，故属阳邪。风性开泄，是指感受风邪易使皮毛腠理失于固密而出现汗出、恶风等症状。阳位包括人体上部、肌表和阳经，风邪伤人常易侵袭人体的上部、肌表等阳位，而出现头痛，鼻塞流涕，项背痛等。

风性善行而数变：善行是指风邪具有善动不居，易行而无定处的特性。其致病时病位游移，行无定处，如痹证中行痹（风痹）之四肢关节游走性疼痛。数变指风邪致病有发病急、变化快的特点，如风疹，皮肤瘙痒、起风团、发无定处、此起彼伏。

风性主动：动，指动摇不定。风邪致病具有动摇不定的特点。临床上常见的眩晕，震颤，四肢抽搐，角弓反张，两目上视等，多与风邪有关。

风为百病之长：六淫之中，风邪居首位，致病广泛，为"六淫之首"，常兼夹它邪，多与其他邪气杂合伤人。凡寒、湿、燥、热诸邪多依附于风邪而侵犯人体，故称风为"百病之长"，如风热、风燥等。

（2）寒邪的性质及致病特点：寒为冬季的主气，故冬季多寒病，亦可见于其他季节气温骤降，不注意防寒保暖，或淋雨涉水，汗出当风以及贪凉露宿，或过饮寒凉之物，感受寒邪而致病。

寒为阴邪，易伤阳气：寒为自然界阴气盛的表现，故其性清冷，属阴，"阴盛则寒"。寒邪侵袭人体，阳气受损，失其正常的温煦气化作用，故呈阳气衰退的寒证，全身或局部出现明显的寒象。

寒性凝滞，主痛：凝滞即凝结、阻滞不通之意。气血津液的运行，有赖于阳气的温煦推动，寒邪侵袭人体，阳气受损，经脉气血失却温煦，运行不畅，则凝结阻闭，涩滞不通，不通则痛。

寒性收引：收引，即收缩牵引之意。寒邪侵袭人体，使气机收敛，腠理闭塞，经络、筋脉收缩挛急。

寒性清澈：寒邪致病临床上多表现排泄物及分泌物为清稀样。如风寒感冒初期，则鼻流清涕；寒邪束肺则咳痰清稀；大便清冷，小便清长多属寒象。

（3）暑邪的性质及致病特点：暑为夏季主气，乃火热所化，有明显的季节性，独见于夏令。主要发生在夏至之后，立秋之前。

暑为阳邪，其性炎热：暑为盛夏火热之气，其性炎热，故为阳邪。暑邪伤人多表现出一派阳热征象，如壮热、口渴、面赤、心烦、脉洪大等。

暑性升散，易伤津耗气：升散即上升、发散之意。暑为阳邪，阳性升发。暑邪伤人，易使腠理开泄而多汗。汗出过多，一方面导致津液耗伤，可见口渴喜饮，唇干舌燥，尿少色黄等症；另一方面随着大量汗出的同时，气随津泄，而致气虚，出现气短乏力，倦怠懒言，甚则气随津脱而突然昏倒，不省人事，手足厥冷。

暑多夹湿：夏暑气候炎热，多雨而潮湿，热蒸湿动，故暑邪致病，常兼夹湿邪同时侵犯人体。临床除有发热，烦渴等暑热表现外，常同时伴有四肢困倦，胸闷呕恶，大便溏泻不爽等湿阻症状。一般暑湿并存，以暑热为主，湿邪次之。

（4）湿邪的性质及致病特点：湿为长夏主气。长夏正当夏秋之交，此时暑热未消，阳热下降，水气上腾，潮湿充斥，是一年之中湿气最盛的季节。湿邪致病有外湿、内湿之分，两者虽有不同，但又互相影响。

湿为阴邪，易阻遏气机，损伤阳气：湿与水同类，由水气所化。水性寒属阴，故湿为阴邪。湿邪留滞于脏腑经络，最易阻滞气机，使气机升降失常。"阴盛则阳病"，湿为阴邪，故湿邪入侵，易损伤人体阳气，有"湿盛则阳微"之说。

湿性重浊：重有沉重、重着之意。湿邪致病常有沉重感或重着不移的特点。浊即秽浊，湿邪致病，临床上多见分泌物、排泄物秽浊不清。

湿性黏滞：黏滞即黏腻停滞。湿邪致病具有黏滞胶着难解的特性。主要表现在两个方面：一是症状的黏滞性。可见排出物黏滞不爽。二是病程的缠绵性。湿性黏滞，蕴蒸不化，久羁难除，故湿邪致病，多起病缓慢，病程长，缠绵难愈，易复发。

湿性趋下，易袭阴位：湿性类水，水性向下，具有沉降之性。故湿邪有下趋之势，易于伤及人体下部，致病多见下部症状，如下肢水肿、带下、淋证、泄泻下痢、阴部湿疹、下肢湿疮等，多因湿邪下注所致。

（5）燥邪的性质及致病特点：燥为秋季主气。秋季天气收敛，空气中湿度降低，气候干燥，故多燥病。燥邪为病，有温燥、凉燥之分。初秋有夏热之余气，燥与热结合侵犯人体，病多温燥；深秋有近冬之凉气，燥与寒结合侵犯人体，病多凉燥。

燥性干涩，易伤津液：干涩即干燥涩滞。燥与湿相对，湿气去而燥气来。燥为秋季敛肃之气所化，其性干涩枯涸。燥邪伤人，最易耗伤人体的津液，形成津液亏损的病变，表现出各种干涩的症状和体征，如鼻咽干燥，口唇燥裂，毛发不荣，两目干涩，皮肤干燥，小便短少，大便干结等。

燥易伤肺：肺为娇脏，喜清肃滋润而恶燥，外合皮毛，开窍于鼻，主司呼吸，与自然界大气相通。燥邪伤人，经口鼻、皮毛而入，故最易伤肺，使肺津受损，宣肃失职，从而出现干咳少痰或痰黏难咳，痰中带血，咽干而痛，甚则喘息胸痛等。

（6）火（热）邪的性质及致病特点：火以温暖、炎热为特点，旺于夏季。火、热、温三者属于同一性质，均为阳邪，仅在程度上有差异。一般认为热为温之渐，火为热之极，温能化热，热能化火，所以常混称为"温热之邪""火热之邪"。火热之邪在炎热的夏季比较多见。外感火热致病，多为直接感受温热邪气所致，亦可因感受风、寒、暑、湿、燥等外邪转化而来，即"五气化火"。

火（热）为阳邪，其性炎上：火（热）为阳盛所化，其性燔灼、升腾上炎，故属阳邪。火热邪气伤人，多表现为人体上部症状，如头痛、面红目赤、口舌生疮、齿龈肿痛等。致病多具有明显的热象，临床可见高热、面赤、烦渴、汗出、脉洪大等热盛之象。

火（热）易伤津耗气：火热之邪燔灼蒸腾，一是迫津外泄，使津液化汗，汗出津伤；二是消灼煎熬阴津。故火热致病，除有热象外，常伴有口渴引饮、咽干舌燥、小便短赤、大便秘结等津伤液耗的症状。当火热迫津外泄时，易气随津泄，导致津气两伤，轻者可见体倦乏力、少气懒言等津耗气虚征象；严重者津气两脱而出现气脱亡阴、阴损及阳，亦可见亡阳之危象。

火（热）易生风、动血：生风指肝风内动，动血指迫血妄行。火（热）邪气侵袭人体易于引起肝风内动和血液妄行的病证。其燔灼肝经，劫耗阴液，使筋脉失其滋养濡润，而致肝风内动，可出现高热神昏、四肢抽搐、两目上视、颈项强直、角弓反张等"热极生风"的表现。火热之邪，加速血液流行，甚则灼伤脉络，血不归经，而致吐血、衄血、尿血、便血、皮下瘀斑及妇女月经过多、月经先期、崩漏等。

火（热）易扰心神：心属火，对火热邪气有特殊的易感性，火热之邪侵入营血，易扰心神。轻者见心神不宁，心烦躁动，惊悸失眠；重者神不守舍，狂躁不安，神昏谵语。

火（热）易致肿疡：火热之邪侵入血分，滞结于局部，使气血壅聚不散，进而腐蚀血肉发为痈肿疮疡。临床表现以局部红、肿、热、痛为特征，甚至肿疡溃破流脓血。

➤ 考点提示：风、寒、暑、湿、燥、火六种邪气的性质及致病特点。

（二）疫疠

疠气是有别于六淫而具有强烈传染性的外感病邪。

1. 疫疠的概念　疫疠是一种具有强烈传染性和流行性的致病因素。因其传染性强、病情较重，故又称"疫气""毒气""异气""戾气""乖戾之气"等。疫疠引起的疾病称为"疫病""瘟病"或"瘟疫病"。如大头瘟、疫痢、白喉、天花、霍乱、鼠疫、严重急性呼吸综合征（SARS）、甲型流感等均属于"疫病"的范畴。

2. 疫疠侵入人体的方式　疫疠不同，其侵入人体及传染方式各异，有自口鼻而入、从肌表侵袭、随饮食入里、由蚊虫叮咬、因相互接触等途径侵入人体而致病。

3. 疫疠的发生与流行因素　疫疠属外感致病因素，但有别于六淫，是六淫邪气以外的一种异气。"夫瘟疫之为病，非风非寒非暑非湿，乃天地间别有一种异气所感"。一般认为其发生和流行与下列因素有关：

（1）气候因素：自然气候的反常变化，如久旱、酷热、水灾、湿雾瘴气等，均可滋生疫疠而导致疫病的发生。

（2）环境污染和饮食不洁：环境污染，如水源、空气污染，居处环境恶劣易滋生疫疠；食物污染、饮食不洁亦可发生疫疠而导致疫病的流行。

（3）预防和隔离措施不力：疫疠、传播途径、人体正气不足是疫病发生的三大要素。如未能及时发现疫疠；对疫病流行趋势、伤人程度未能进行预测，预防工作疏忽；未将疫病患者进行有效的隔离，往往导致疫病发生和流行。

（4）社会因素：社会因素对疫病的发生与流行有一定的影响。若战乱不断，社会动荡不安，生活极度贫困，灾荒等，均会导致疫病的发生和流行。若社会安定，卫生防疫工作得力，采取有效的预防和隔离治疗措施，那么疫病可以得到有效的控制。

4．疫疠的致病特点

（1）传染性强，易于流行：疫疠致病，具有强烈的传染性和流行性，这是疫疠有别于其他病邪最显著的特点。可通过空气、食物、接触等多种途径在人群中传播形成疫病流行。

（2）发病急骤，病情危重：疫疠之气多属热毒之邪，其发病急骤，来势凶猛，病情危重，变化多端，传变较快。疫病临床表现为一派火热之象，发热，且热势较高，常发生热盛伤津、生风动血、热扰神明等病变。如治疗不及时，其死亡率较高。

（3）一气一病，症状相似：疫疠所致的疾病有一定的特异性，一种疫疠常导致一种疫病发生，即"一气一病"。疫疠对人体具有一定的亲和力，当某一种疫病流行时，其临床症状及传变规律基本相似。

总之，疫病种类繁多，包括现代许多传染病和烈性传染病。

知识链接

天花

天花是人体呼吸道黏膜感染天花病毒而形成的一种烈性传染病，主要表现为寒战，高热，乏力，头痛，四肢及腰背部酸痛，体温升高时可出现惊厥、昏迷，皮肤依次出现各种斑疹、丘疹、疱疹、脓疱疮。最后结痂、脱痂，遗留痘疤。天花来势凶猛，发展迅速，未免疫人群感染后 15～20 天内致死率高达 30%。中国首先于宋代发明了人痘接种法防治天花，至明清已经广泛推广应用，具体有痘衣法、痘浆法、水苗法、旱苗法。其中以痘浆法效果最好，比西方最早的牛痘法接种早了 1000 年，为中华民族的健康繁衍作出了杰出贡献。

二、内伤病因

内伤病因，又称内伤，泛指因人的情志或行为不循常度，超过人体自身调节范围，直接伤及脏腑而发病的致病因素，如七情内伤、饮食失宜、劳逸失当等。内伤病因系导致脏腑气血阴阳失调而为病。内伤病因，是与外感病因相对而言的，因其病自内而外，非外邪所侵，故称内伤。

（一）七情内伤

七情内伤，是引起脏腑精气功能紊乱而致疾病发生或诱发的一种致病因素。七情内伤致病，因其直接损伤内脏精气，故可导致或诱发多种情志病。

1．七情的概念 七情，指喜、怒、忧、思、悲、恐、惊七种情志变化，是人体对外界客观事物和现象作出的不同情感反应。包括精神、意识及情绪活动，属人的正常精神活动范畴，一般不会导致疾病发生。只有突然、强烈或持久的情志刺激，引起情感过于剧烈的波动，超越了正常人体生理活动所能调节的范围，引起脏腑气血功能紊乱，阴阳失调，才会导致疾病的发生，成为致病因素。七情能否致病除与情志刺激的强度有关外，还与机体本身的耐受和调节能力有关。七情致病直接影响有关内脏而发病，使脏腑功能失调，病自内而生，是造成内伤病的主要致病因素之一，故又称为"内伤七情"。

2．七情与脏腑气血的关系

（1）七情与脏腑的关系：人体的情志活动与脏腑气血有着密切的关系，只有五脏精气充足，功能协调，才能对来自外界的各种精神刺激作出相应的、适度的情感反应。外界的精神刺激只有作用于内脏，才能表现出不同的情志变化。即心"在志为喜"，肝"在志为怒"，脾"在志为思"，肺"在志为忧"，肾"在志为恐"。可见内在脏腑功能异常或脏腑气血的异常变化也会影响到情志的变化，而七情太过也会损伤相应的内脏，引起七情致病。

（2）七情与气血的关系：脏腑的生理活动必须依赖气的温煦、推动和精血的充养。而情志活动是脏腑功能活动的反映，亦以气血作为重要物质基础，所以人的情志活动与气血的关系非常密切。如果气血失调，也会影响情志活动，出现异常的情志变化。

3．七情内伤形成的因素　七情作为致病因素，一方面取决于情志异常变化是否超出了人体的适应范围，另一方面与个体耐受调节能力的强弱有关。七情具有生理和病理的双重性。七情内伤形成的原因很复杂，与下列因素有关：

（1）社会因素：社会是由多个层面构成的错综复杂的生活平台，常直接或间接地影响人体的身心健康。如战争、社会地位、人际关系、工作环境、经济收入、家庭婚姻等，都是导致七情内伤的常见因素。

（2）疾病因素：无论患急性病或慢性病，均可能导致脏腑功能失调，气血津液受损，精神受到不同程度的影响，或情绪低落，或悲观失望，导致七情内伤。不良的情志刺激，影响脏腑生理活动；脏腑生理活动失调，又产生异常的情志反应，加重七情内伤。

（3）体质因素：人体对外界不良刺激的心理适应能力和调节能力是有较大差别的，禀赋因素、个人修养、体质强弱、年龄差异等，都会影响个体对情志刺激作出不同程度的反应。心胸开朗、精力充沛、有修养的人，很少有精神情志的大起大落，青少年、老年人、身体虚弱的人，则情绪变化相对较大。

4．七情的致病特点

（1）发病与精神刺激有关：七情属于精神致病因素，其发病一般不以人体正气强弱和抗病能力为前提，而以情志刺激的强度和持续时间为依据，常在突然、强烈或长期的精神刺激后导致发病。

（2）直接伤及内脏：七情与脏腑气血有着密切的关系，七情过激可直接影响内脏的生理活动而产生疾病。由于五脏与情志活动的相对应关系，因此，不同的情志刺激可伤及不同脏腑，如喜伤心，怒伤肝，思伤脾，忧伤肺，恐伤肾。情志致病的这种选择性虽有一定的实际意义，但临床并非绝对如此。七情伤及内脏，主要表现在三方面：一是一种情志可以伤及多脏；二是多种情志可同伤一脏；三是既可单独发病，也常互相影响。

（3）影响脏腑气机：七情对内脏的直接损伤主要通过影响脏腑气机，使气血运行紊乱，升降出入失常而发病。情志变化不同，对气机的影响亦有区别。故有"怒则气上""喜则气缓""悲则气消""恐则气下""惊则气乱""思则气结"等之说。

> ➤ **考点提示**：情志对脏腑气机的基本影响是"怒则气上、喜则气缓、悲则气消、恐则气下、惊则气乱、思则气结"。

（4）影响病情变化：七情对疾病的演变也有重要的影响，可使病情发生明显变化。良好的精神状态，可使"气和志达，营卫通利"，或郁随泪解，从而起到调整心理作用，使五脏安和，气机顺畅，促进疾病康复，甚至因为精神刺激的消除而使疾病获愈。不良的精神刺激，剧烈的情绪波动，可加重脏腑气血的逆乱，促使病情加重，甚至急剧恶化。

总之，七情致病情况比较复杂，临床上应根据不同的症状，结合病史进行具体分析。

（二）饮食失宜

饮食要有一定的节制，需要科学、合理的安排，否则会影响人体生理功能，导致脏腑功能失调或正气损伤，发生疾病。饮食失宜包括饮食不节、饮食不洁、饮食偏嗜三个方面。

1．饮食不节　指饮食质量、时间没有规律，没有节制，包括饥饱失常或不能按时进食等。

（1）饥饱失常：饮食以适量为宜，食量过少或过多均可导致疾病。过饥则摄入食量不足，人体长期处于饥饿状态，气血生化无源，日久造成脏腑亏虚，营养缺乏，正气不足，抗病能力低下而容易生病。反之，饮食过量，或暴饮暴食，超过了脾胃的消化、吸收和运化能力，导致饮食积滞，脾胃损伤。尤其小儿，脾胃功能薄弱，切忌饮食饥饱失常。

（2）饮食无时：饮食不定时，或隔日隔餐进食，常可损伤脾胃，破坏脏腑功能活动的有序性，使脏腑功能失调，导致疾病发生。

2．饮食不洁　饮食不洁是指进食不清洁、不卫生或腐败变质的食物，引起多种胃肠道疾病或肠道寄生虫病。临床常出现腹痛，呕吐，泄泻或嗜食异物，面黄肌瘦，肛门瘙痒等症状。若进食腐败变质或有毒食物，可造成食物中毒，出现剧烈腹痛，吐泻等症状，重者可致昏迷或死亡。

3．饮食偏嗜　饮食种类要合理搭配，五味调和，寒热适中，无所偏嗜，才能使人体获得各种需要的营养物质。若饮食过寒过热，或膳食结构失宜，偏嗜五味，均可导致阴阳失调、某些营养物质缺乏而发生疾病。

（1）偏嗜寒热：偏嗜生冷寒凉之品，可损伤脾胃阳气，导致寒湿内生，发生腹痛，泄泻等症；若偏嗜辛温燥热之品，可致胃肠积热，出现口渴，口臭，腹胀满，大便秘结等。

（2）偏嗜五味：人体的气血津液，都由饮食五味所资生。饮食五味与人体五脏有着密切的联系，如果长期偏嗜某种饮食，就会造成与该食物相应的脏腑功能偏盛，久之又可损伤他脏，从而使五脏的平衡协调和制约关系遭到破坏，发生多种病变。过食酸，肝气易旺，肝气旺，则乘脾，出现脾失健运的病变。过食肥甘厚味，易酿湿生痰导致肥胖；过食咸，肤色易晦暗、皮肤易粗糙；偏嗜辛辣，胃肠易积热，发生便秘痔疮。所以，平时饮食要五味配合，不能偏嗜。

（三）劳逸失度

劳，指劳作、运动、用脑等；逸，指安乐、闲逸。劳逸结合是维持人体健康的重要条件，长时间地过度劳累或过度安逸，会损伤机体，成为致病因素。

1．过劳　过劳指过度劳累，又称劳伤，包括劳力过度、劳神过度和房劳过度三个方面。

（1）劳力过度：指长时间从事繁重或超负荷的持续劳作。"劳则气耗"，使机体始终处于疲劳状态，导致脏腑组织器官功能受损，气血运行障碍，积劳成疾而引发疾病。

（2）劳神过度：劳神，指脑力劳动。长期用脑，思虑太过，精神处于紧张状态，得不到缓解，会损伤心脾，导致心血暗耗，使心神失养和脾失健运，出现精神萎靡，记忆力减退，面色无华，纳呆腹胀，便溏等症状。

（3）房劳过度：房劳过度，指性生活过于频繁，没有节制，人体精气过度耗伤而致病，又称"肾劳"。肾主藏精，为先天之本，肾精耗损太过，根本动摇，则出现腰膝酸软，耳鸣失聪，毛发稀疏脱落，女子月经不调，男子遗精滑泄，甚至阳痿早衰等症状。

2．过逸　是指长期贪图享受，过度安逸，不参加劳作和体育锻炼。日久易使人体气血运行不畅，脏腑功能减退而产生病理变化。主要表现在两个方面：一是安闲少动，气机阻滞，造成脾胃运化功能下降，出现食少乏力，肢体软弱，肌肉松弛，肥胖臃肿。二是阳气不振，正气虚弱，造成脏腑组织功能衰减，表现为体质虚弱，抵抗力下降，动则心悸，气喘，汗出，易感外邪。

三、继发病因

痰饮、瘀血、结石等是人体受到外感或内伤等致病因素的影响，引起气血津液代谢失调，脏腑经络等组织器官功能异常的病理变化所形成的病理产物。这些病理产物一旦滞留体内，又可以成为新的致病因素，引发机体更复杂的新的病证。所以痰饮、瘀血、结石等具有既是病理产物，也是致病因素的双重特点，故称之为"继发性致病因素"。

（一）痰饮

1. 痰饮的概念　痰和饮都是体内水液输布运化失常所形成的病理产物，一般较稠浊的称为痰，较清稀的称为饮。因两者同出一源，俱为津液停蓄蕴结而成，故临床一般合称"痰饮"。

痰和饮虽然同为水液代谢的病理产物，但还是有区别的。痰常分为两类：一是有形之痰，指视之可见、闻之有声、触之可及、有形质的痰液，如咳嗽咳出可见之痰、喉间喘息痰鸣等；二是无形之痰，指由水液代谢障碍所形成的病理产物及其病理变化和临床表现，只见其症，不见其形的痰病，如眩晕、癫狂等证。饮多停留在人体脏腑组织间隙或疏松部位，如肠胃、胸胁、肌肤等。因其所停留的部位和临床症状不同，又有不同的病名。饮停胁下者称为悬饮，饮留胸膈者称为支饮，饮停四肢、肌肤者称为溢饮，饮留胃肠者称为痰饮（狭义）。

2. 痰饮的形成　痰饮形成的原因较为复杂，多由外感六淫，或饮食不节，或七情内伤等因素，导致肺、脾、肾、三焦等脏腑功能失调，气化不利，水液代谢障碍，津液不能正常输布和运行，以致水湿停聚而成痰饮。此外，肝主疏泄气机，肝气不调，亦可影响三焦水道通利而致痰饮内生。

3. 痰饮的致病特点　痰饮可流窜全身各个部位，无处不到，产生各种不同的病变。范围广泛，表现不一。

> 考点提示：痰饮的概念和痰饮的致病特点。

（1）阻滞气血运行：痰饮既可阻滞气机，影响脏腑气机升降出入，又可流注经络，阻碍气血运行，出现多种病理变化。

（2）影响水液代谢：痰饮作为一种继发性致病因素反过来作用于人体，进一步影响肺、脾、肾等脏腑功能活动，造成水液代谢失常。痰饮阻肺，肺失宣肃，水道不通；痰湿困脾，脾失健运，水湿内停；痰滞下焦，使肾与膀胱气化失职，小便不利，水液积聚。

（3）扰乱心神：痰浊为病，随气上逆，最易蒙蔽清窍，干扰心神，出现一系列神志活动失常病症。痰蒙心窍，则头昏目眩，胸闷，心悸，精神困倦；扰乱神明，则神昏，痴呆；痰火扰心，则神昏谵语，甚则发狂。

（4）致病广泛，变化多端：痰饮随气上下，无处不到，内而五脏六腑，外而皮肉筋骨，周身内外皆可为病。其病证较多，症状复杂，变化多端，故有"百病多由痰作祟""怪病多痰"之说。大体可归纳为：咳、喘、悸、眩、呕、满、肿、痛八大症状。

（5）病势缠绵难愈：痰饮为病是因脏腑功能失调在先，而后痰饮又作为一种病理产物进一步影响脏腑功能，加重了水液代谢障碍，两者互为因果。痰饮为阴邪，具有黏滞特性，故痰饮致病多病势缠绵，病程较长。如咳喘、癫痫、中风、痰核、阴疽流注等，常反复发作，难以速愈。

 案例讨论

王某，女，52 岁。患者 1 周前晨起自觉头重如蒙，眩晕欲仆，闭目平卧稍舒。自以为休息 1～2 日便可恢复。但上述症状继续加重，伴胸脘满闷，不思饮食，恶心欲吐，肢体倦怠乏力。今由他人搀扶来诊。患者平素喜食肥甘。有慢性腹泻史。就诊时抱头伏案，闭目难睁，不时干呕，少气懒言，语声低弱，形体消瘦，面色萎黄，舌质淡胖，苔白腻，脉弦缓。

请说出本病的主要病因。

（二）瘀血

1．瘀血的概念　瘀血，是指血液运行障碍或停滞，留积体内，不能及时消散，丧失了生理作用的血液。包括离经之血积聚体内，以及气血运行不畅，阻滞于经脉或脏腑内的血液。

2．瘀血的形成　凡能影响血液正常运行，或造成血离经脉而瘀积的内外因素，均可导致瘀血的产生。形成瘀血的原因很多，主要有以下几个方面：

（1）气虚致瘀：气虚无力行血，血行迟缓涩滞；统摄无权，血溢脉外，不能及时消散或排除，停留体内而成瘀血。

（2）气滞致瘀：气行则血行，气滞则血瘀。情志郁结，或痰饮、水湿等邪气积留体内，阻遏脉道，使脏腑气机运行受阻，导致血液运行不畅，停滞不行而成瘀血。

（3）血热致瘀：外感火热之邪，或脏腑郁热化火，热入营血，血热搏结，煎熬津血，血液黏滞不行；或热伤脉络，迫血妄行，血溢脉外，留于体内，均可形成瘀血。

（4）血寒致瘀：寒为阴邪，其性凝滞，血得温则行，得寒则凝。阴寒之邪侵袭人体，或阳虚内寒，阳气受损，机体经脉气血失于温煦，血行涩滞而成瘀血。

（5）出血致瘀：各种外伤，如跌打损伤、刀斧创伤，使脉道破损而出血；或脾不统血、肝不藏血而血溢脉外，成为离经之血、若未能及时消除，滞留体内则成为瘀血。

3．瘀血的致病特点　瘀血形成后，不仅失去了血液的正常滋养脏腑组织器官的作用，反而还会作为致病因素影响津液的代谢和血液的运行而产生各种新的病理变化。瘀血的致病特点概括起来主要表现在以下几个方面：

（1）阻滞气机：气能行血，血能载气，两者相互为用。瘀血阻于体内，必然影响气的运行，导致气的升降出入失常而气滞，使气滞与血瘀并见，互为因果。如外伤瘀血，局部青紫、肿胀、疼痛等。

（2）阻塞经脉：瘀血形成后，无论瘀滞脉内还是留积脉外，均可影响脏腑组织的功能，导致局部或全身血液运行失常，使受阻部位得不到血液的充分濡养，引发更为复杂的病理变化。

（3）影响新血生成：瘀血阻滞体内，使脏腑组织的生理功能不能正常发挥，严重影响血液生成。久瘀之人常见肌肤甲错，面色黧黑，毛发不荣。故有"瘀血不去，新血不生"之说。

（4）病证繁杂：由于瘀血所阻滞的部位及形成的原因各异，其产生的病理变化复杂，病证繁多。临床表现归纳起来有以下特点：一是疼痛：多为刺痛，痛处固定不移，拒按，夜间痛甚，或久痛不愈，反复发作。二是肿块：肿块固定不移，在肌肤可见青紫肿胀；在脏腑则为症积痞块，质地坚硬，位置固定不移。三是出血：出血常反复不止，血色紫黯并伴有瘀块。四是青紫：面部、爪甲、肌肤、口唇青紫。五是舌质紫暗，或舌质有瘀点瘀斑，或舌下静脉曲张等。六是脉细涩、沉弦或结代。七是瘀血日久，可见面色黧黑、肌肤甲错、皮肤紫斑或赤丝红缕，腹壁脉络怒张等。

临床判断是否有瘀血致病，可从以下方面进行分析：一是有瘀血特征者；二是发病有外伤、出血、月经或胎产史；三是瘀血特征虽不明显，但病程较长，且屡治无效，根据"初病在气，久病入血"的理论，也可考虑有瘀血的存在。

➤ 考点提示：瘀血的概念和瘀血的致病特点。

（三）结石

1．结石的概念　结石，是指体内浊邪蕴结不散，或久经煎熬形成的沙石样病理产物，属继发性病因。结石可发生于机体的许多部位，以肝、胆、肾、膀胱和胃为多见。

2．结石的形成　结石主要因脏腑本虚，湿热浊邪乘虚而入，蕴郁积聚不散，或湿热煎熬日久而成。

3．结石的致病特点　结石致病主要与其所在部位、形态大小、有否梗阻等因素有关。轻则可无任何症状；重则出现梗阻嵌顿，可有典型症状。其致病特点如下：

（1）易阻气机，导致疼痛：结石为有形之邪，留滞脏腑内，易阻滞气机，闭阻气血，不通则痛。

（2）部位不同，病证各异：由于结石发生部位不同，阻滞不同的脏腑气机，所致病证各异。如胆结石致病，多见往来寒热、胁痛、黄疸等；肾、膀胱结石，则见腰痛、血尿等。

（3）病程较长，时起时伏：结石多为湿热内蕴，日久煎熬而成。结石形成后，如得不到及时恰当的治疗，会长期滞留，缓慢增大，病程较长，时起时伏。

四、其他病因

除六淫、疫疬、七情内伤、饮食失宜、劳逸失度、病理产物之外的致病因素，统称为其他病因，主要有外伤、诸虫、药邪、医过等。

（一）外伤

外伤，主要指机械暴力等外力所致伤损，也包括烧烫、冷冻、虫兽蛇叮咬等意外因素所致形体组织的创伤。外伤的类型较多，如跌打损伤、持重努伤、挤轧伤、撞击伤、金刃伤、烧烫伤、冻伤、虫兽蛇咬伤等，广义的外伤还包括雷击、溺水、自缢等。

外伤致病，多有明确的外伤史。一般来说，轻者可为皮肉损伤，血行不畅，出现疼痛、出血、瘀斑、血肿等；重则损伤筋骨、内脏，表现为关节脱臼、骨折、大出血、虚脱、中毒，甚至危及生命。

（二）诸虫

寄生虫，是动物性寄生物的统称。人体常见的寄生虫有蛔虫、蛲虫、绦虫、钩虫、血吸虫等。这类寄生虫寄居于人体内，不仅消耗人体的营养物质，还可以造成各种损害，导致疾病发生。不同的寄生虫，致病各有特点。

（三）药邪

所谓"药邪"，是指因药物加工、使用不当而引起疾病发生的一类致病因素。药物本身是用于治疗疾病的，如果药物炮制加工不当，或者医生不熟悉药物的性味、用量、配伍禁忌而使用不当，或者患者不遵患者指导而乱服某些药物等，均可引起疾病发生。

（四）医过

医过，也称医源性致病因素，是指由于医生的过失而导致病情加重或变生他疾的一类致病因素。医源性因素涉及面很广，可以说医生接触患者整个过程中的言行举止，都有可能产生正反两方面的效应。前所论述的"药邪"之中，部分就与医生的失误有关。

第二节　病　机

病机是指致病因素侵袭机体所产生的基本病理反应，也就是疾病发生、发展变化及转归的机制。任何疾病的发生、发展变化及其转归，与患者机体的正气强弱和致病邪气的性质、感邪的轻重等密切相关。当致病邪气侵入人体，机体的正气必然奋起抗邪，引起正邪斗争。邪正斗争成为疾病过程中的主要矛盾。在疾病过程中，邪正之间的斗争导致双方力量的盛衰改变，造成人体阴阳的平衡失调，或气血津液功能失常，或脏腑经络功能紊乱，从而产生一系列的病理变化。但从整体来说，离不开邪正盛衰、阴阳失调、气血失常、津液失常等基本病机。

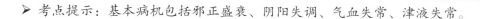

➤ 考点提示：基本病机包括邪正盛衰、阴阳失调、气血失常、津液失常。

一、邪正盛衰

邪正盛衰是指在疾病发展变化过程中，机体正气与致病邪气之间相互斗争所发生的盛衰变化。这种双方力量对比不断产生的消长盛衰，直接影响疾病的发展与转归，也决定疾病虚实的病理改变。

（一）邪正与发病

正气，是指人体正常功能活动和抗病、康复能力，简称为"正"，包括自我调节能力、适应环境能力、抗邪防病能力和康复自愈能力。邪气，泛指各种致病因素，简称为"邪"。因此，疾病的发生、发展和变化都是在一定条件下邪正斗争的反映。

1. 正气不足是疾病发生的内在因素　《素问·刺法论》曰："正气存内，邪不可干。"只有在人体正气相对虚弱或病邪之毒力太强之时，邪气方能乘虚而入，使人体阴阳失调，脏腑经络功能障碍，气血功能紊乱，导致疾病发生。《素问·评热病论》曰："邪之所凑，其气必虚。"由此可知，人体发病与否，正气强弱是内在依据。

2. 邪气是疾病发生的重要条件　任何邪气都有不同程度的致病性，一般情况下，只有人体正气相对不足，或超出正气抗邪的限度时，邪气侵袭才是疾病发生的重要条件，但并非是决定发病与否的唯一因素。如六淫邪气伤人就是如此。在某些特殊环境下，邪气在发病中起主导作用。如高温、高压电流、化学毒剂、冻伤、毒蛇咬伤等，即使正气强盛，也难免被伤害。又如疫毒之邪，具有强烈的传染性，对人体有较大的危害，无论老幼强弱，都可以感染致病。所以在强调"正气存内，邪不可干"的同时，还要注重"避其毒气"以及"虚邪贼风，避之有时"。

3. 正邪相争的胜负，决定发病与否　正邪相争，是指正气与病邪的抗争。

（1）正能胜邪则不发病：自然界存在着各种各样的致病素，并非所有接触的人都发病，正气充足，正能御邪，邪不能伤人。即使邪气侵袭人体，正气旺盛，抗邪有力，入侵之邪也能被正气及时消除，病邪难以深入人体，不会产生病理反应，疾病无从发生，即正胜邪却。

（2）邪胜正负则发病：在正邪抗争的过程中，如果邪气偏胜，正气相对不足，抗邪无力，邪胜正负，邪气乘虚而入，从而使脏腑功能受损，气血失调，导致疾病发生。根据正气虚弱的程度、病邪的性质、感邪的轻重、中邪部位的深浅不同，疾病的发生也有轻重缓急之别。

（二）邪正盛衰与疾病的虚实变化

在疾病发展变化的过程中，正邪双方力量对比不是固定不变的，而是在抗争过程中，不断发生消长、盛衰的改变。随着机体的正邪消长，在疾病过程中就相应地形成了虚实的病理变化。

1. 虚实病机　实，是指以邪气亢盛为矛盾主要方面的一种病理反应。"邪气盛则实"，实证具体表现为邪气亢盛而机体正气未衰，正邪抗争剧烈所产生的一系列亢盛、有余为特征的实性病理变化。是多因外邪入侵人体，或脏腑功能失调，以及痰饮、饮食、瘀血等病理产物停积体内而引起的病证。一般多见于疾病的初期或中期，病程相对较短。虚，指正气不足，邪气亦不盛，以正气亏虚为矛盾主要方面的一种病理反应。"精气夺则虚"，虚证具体表现为机体的精、气、血、津液亏少，脏腑、经络的生理功能减退，抗病能力低下等一系列以衰退、虚弱为特征的虚性病理变化。一般多见于疾病的后期和慢性疾病过程中，病程相对较长。

2. 虚实错杂　虚实错杂指疾病过程中，正邪相争，邪盛与正衰同时并存的病理变化，包括虚中夹实或实中夹虚。在病变过程中这种病理变化的产生，多由于病程较长，失治误治，以致病邪久留，损伤人体的正气，或正气不足，无力驱邪外出，而致水湿、痰饮、瘀血等病理产物停聚阻滞，形成虚实错杂的病理变化，同时表现出正虚与邪实两方面的病变。

3. 虚实转化　虚实转化指疾病在发生、发展和变化过程中，尤其是一些慢性的、复杂的疾病，随着邪正双方力量的消长盛衰，可以形成多种复杂的虚实病理转化。凡是邪气久羁耗伤正气，或正气亏虚变生实邪者，均可导致虚实转化的病理。若先有正虚为病，推动温煦之力弱，会形成痰浊、瘀血、气滞等实性病理产物，即由正虚转化为以邪实为主的实性病理，称为"由虚致实"。若先有实邪为病，继而正气损伤，邪气虽去而正气大虚，即由实而转化为以正虚为主的虚性病理，称为"由实转虚"或"因实致虚"。

4．虚实真假　虚实真假指疾病过程中，邪正抗争所出现的现象与本质不完全一致的真实假虚和真虚假实的病理变化。在特殊情况下，由于邪正抗争的复杂性，人体功能活动和代谢出现紊乱，也可表现出许多疾病的现象与本质不一致的假象，这些假象不能反映病证的本质，表现出"虚实真假"的病理。临床常有"真虚假实""真实假虚"证。即所谓"至虚有盛候"与"大实有羸状"。

（三）邪正盛衰与疾病转归

在疾病发生发展及转归过程中，邪正双方在抗争的过程中所出现的消长盛衰变化，直接关系到疾病的转归。

1．正胜邪退　正胜邪退是正邪消长盛衰变化过程中，疾病向好转和痊愈的方面转归的一种趋势，也是疾病在临床治疗中最理想的一种结局。患者正气充盛，机体抗御病邪的能力较强，并能得到及时正确的治疗和护理，使邪气对机体的病理损害得到控制或消除，脏腑、经络等组织器官的功能活动逐渐恢复，精、气、血、津液的耗伤得以逐渐补充，机体的阴阳两方面在新的基础上又获得了新的相对平衡，疾病即告痊愈。

2．邪胜正衰　邪胜正衰是正邪消长盛衰变化过程中，疾病趋向恶化、甚至死亡方面转归的另一种趋势。由于机体的正气虚弱，抗御病邪的能力日趋低下；或邪气过盛，严重耗损了人体正气，以致不能阻止邪气对机体的病理损害，使病情日趋恶化和加剧。若正气难复，或邪气独盛，脏腑生理功能严重衰竭，乃至"阴阳离决"，生命活动将终止而死亡。

二、阴阳失调

阴阳失调是人体各种病理改变的高度概括，其病理变化虽然复杂，但主要是阴阳消长异常和阴阳互根关系失调，具体表现在阴阳偏盛、阴阳偏衰、阴阳互损、阴阳格拒、阴阳转化以及阴阳亡失六个方面。

（一）阴阳偏盛

阴阳偏盛是指阴或阳单方面的亢盛而导致的阴阳平衡失调。其本质是"邪气盛则实"的实证。

1．阳偏盛　即阳胜，是指机体在疾病过程中所出现的一种阳气偏盛，脏腑、经络功能亢进，阳热过盛的病理状态。多因感受热邪，或感受阴邪从阳化热，或五志化火，或气滞、血瘀、食积等郁而化热、化火所致。其病理变化多表现为阳盛而阴未衰的实热证。即所谓"阳胜则热"。另外，阳热亢盛必然不同程度地耗伤阴液，即所谓"阳胜则阴病"。如果阳气亢盛至极，病变性质由阳（热）转化为阴（寒），即所谓"重阳必阴""热极生寒"。

2．阴偏盛　即阴胜，是指机体在疾病过程中所出现的一种阴气偏盛，脏腑、经络功能障碍或减退，产热不足以及阴寒性病理产物积聚的病理状态。多因感受寒湿阴邪，或过食生冷，寒滞中焦，阳不制阴所致。其病理变化多表现为阴寒盛而阳未衰的实寒证。即所谓"阴胜则寒"。另外，阴寒内盛必然不同程度地损伤阳气，即所谓"阴胜则阳病"。

（二）阴阳偏衰

阴阳偏衰是指阴或阳单方面的不足而导致的阴阳平衡失调。其本质是"精气夺则虚"的虚证。

1．阳偏衰　即阳虚，是指机体阳气虚损，脏腑功能减退或衰弱，阳热不足，机体失温的病理状态。阳偏衰多因先天禀赋不足，或后天营养失调，或劳倦内伤，或久病损伤阳气所致。其病理变化多表现为机体阳气不足，阳不制阴，阴相对偏盛的虚寒证。阳气不足，一般以脾肾两脏多见，尤其是肾。所以，肾阳虚在阳偏衰的病机中占有重要地位。

2.阴偏衰　即阴虚，是指机体精、血、津液等物质亏耗，导致阴不制阳，阳气相对亢盛，功能活动呈虚性亢奋的病理状态。阴偏衰多因阳热病邪，伤津耗液；或五志过极，化火伤阴；或久病耗伤阴液；或津血流失过多所致。其病理变化多表现为机体阴液不足，不能制阳，滋养、宁静功能减退，从而形成阴虚阳亢、阴虚火旺等阳气相对亢奋的虚热证。阴液亏虚一般以肝肾两脏多见，尤其是肾，所以，肾阴不足在阴偏衰的病机中占有重要地位。

 案例讨论

　　汪某，男，53岁。确诊糖尿病4年。曾反复用胰岛素及多种中成药降糖，病情虽有缓解，但反复发作。近1年来病情加重来诊。口渴多饮，易饥，尿多，夜间甚。尿糖（++），尿酮体（±），空腹血糖10.08 mmol/L。刻诊所见：患者身体消瘦，皮肤干燥，口唇干裂，呼吸稍促。舌质红绛，少苔，脉细数。

　　请根据病情资料分析本病病机。

（三）阴阳互损

阴阳互损是指在阴或阳任何一方虚损的前提下，因病变发展影响及相对的一方不足，形成阴阳两虚的病理变化。

1.阳损及阴　阳损及阴是指由于先有阳气虚损，继而累及阴液生成、运化不足，在阳虚的基础上又导致阴虚，形成了以阳虚为主的阴阳两虚的病理状态。

2.阴损及阳　阴损及阳是指由于先有阴液亏损，继而累及阳气生化不足，或阳气无所依附而耗散，在阴虚的基础上又导致阳虚，形成了以阴虚为主的阴阳两虚的病理状态。

（四）阴阳格拒

阴阳格拒是指由于某些原因引起阴或阳任何一方偏盛至极而壅遏于内，将另一方格拒于外；或者由于阴或阳任何一方极度虚弱，导致另一方相对偏盛，双方盛衰悬殊，盛者居于内，将衰者格拒于外，使机体阴阳之间不相维系，从而出现病变的本质与现象不一致的阴盛格阳或阳盛格阴的病理变化。阴阳格拒多见于疾病过程中极盛阶段，病情多较危重。

1.阳盛格阴　阳盛格阴指邪热极盛，深伏于里，阳气郁闭于内，不能透达，格阴于外，使阴阳之气不相顺接，相互格拒，出现内真热、外假寒的一种病理变化。这种病理改变属于"热极似寒""热深厥亦深"的真热假寒证。

2.阴盛格阳　阴盛格阳是指阳气极虚，阴寒邪气过盛，壅阻于内，逼迫阳气浮越于外，使阴阳之气不相顺接，相互格拒，出现内真寒、外假热的一种病理变化。这种病理改变属于寒极似热的真寒假热证。

（五）阴阳转化

在疾病发展过程中，阴阳失调在一定条件下可出现阴阳的相互转化，即阳证转化为阴证，阴证转化为阳证。

1.阳转化为阴　由阳转阴是指疾病的性质原属阳气偏盛，当阳气亢盛到一定程度时，会向阴的方面转化，表现出阴寒的症状。如外感热病，出现高热，口渴，汗出，不但损伤津液，也耗伤阳气，属邪热壅盛、内遏不达的阳证，若突然出现面色苍白，四肢厥冷，脉微欲绝等阴寒危象，就形成了阳转化为阴、热极生寒的病理变化。

2.阴转化为阳　由阴转阳是指疾病的性质原属阴气偏盛，当阴气亢盛到一定程度时，会向阳的方面转化，表现出阳热的症状。如外感风寒、出现恶寒，身痛，无汗，脉浮紧等证，为寒束肌表、肺气不宣的风寒表证，若日久不去，寒邪闭郁，遏而化热，出现高热、烦渴、汗出，脉数等阳热亢盛的症状，就形成了阴转化为阳、寒极生热的病理变化。

（六）阴阳亡失

阴阳亡失是指机体的阴液或阳气突然大量地丧失，导致脏腑功能活动严重衰减，出现生命垂危的一种病理变化，包括亡阴和亡阳两种情况。

1. 亡阳　亡阳是指在病变过程中，机体的阳气突然亡失，导致脏腑组织功能活动严重衰竭的一种病理变化。临床多见大汗淋漓，手足逆冷，面色苍白，呼吸微弱，精神疲惫，脉微欲绝等危重证候。

2. 亡阴　亡阴是指在病变过程中，机体的阴液突然大量丧失或耗损，导致机体脏腑组织功能活动严重衰竭的一种病理变化。临床多见烦躁不宁，气喘，口渴，汗出欲脱，脉细数无力等危重证候。

三、气血失常

气和血，是构成人体的基本物质，也是人体各种生理活动的物质基础。气血失常，必然会影响机体的各种生理功能，而导致疾病的发生，《素问·调经论》曰："血气不和，百病乃变化而生"。

（一）气的失常

气的失常主要包括两个方面：一是气的生化不足或耗散太过，形成气虚的病理状态。二是气的某些功能减退及气的运动失常，出现气滞、气逆、气陷、气闭或气脱等气机失调的病理变化。

1. 气虚　指一身之气不足及其功能低下的病理状态。形成气虚的原因主要由于先天禀赋不足，或后天失养，或肺脾肾的功能失调而致气的生成不足。也可因劳倦内伤、久病不复等，使气过多消耗而致。气虚常见精神萎顿，倦怠乏力，眩晕，自汗，易于感冒，面色㿠白，舌淡，脉虚等症状。偏于元气虚者，可见生长发育迟缓、生殖功能低下等症；偏于宗气虚者，可见动则心悸、呼吸气短等症。营卫气虚和脏腑、经络气虚的病机，则各有特点，临床表现亦各有不同。

2. 气机失调　是指气的升降出入失常而引起的气滞、气逆、气陷、气闭、气脱等病理变化。

升降出入，是气的基本运动形式。气的升降出入运动，推动和调节着脏腑经络的功能活动和精气血津液的贮藏、运行、输布和代谢，维系着机体各种生理机能的协调。气的升降出入失常，则能影响脏腑经络及精气血津液等各种功能的协调平衡，病变涉及脏腑经络、形体官窍等各个方面。一般气机失调可概括为气滞、气逆、气陷、气闭、气脱等几种情况。

（1）气滞：是指气的流通不畅，郁滞不通的病理状态。气滞主要由于情志抑郁，或痰、湿、食积、热郁、瘀血等的阻滞，影响到气的流通；或因脏腑功能失调，如肝气失于疏泄、大肠失于传导等，皆可形成局部或全身的气机不畅或郁滞，从而导致某些脏腑、经络的功能障碍。气滞一般属于邪实为患，但亦有因气虚推动无力而滞者。

（2）气逆：指气升之太过，或降之不及，以脏腑之气逆上为特征的一种病理状态。气逆多由情志所伤，或因饮食不当，或因外邪侵犯，或因痰浊壅阻所致，亦有因虚而气机上逆者。气逆最常见于肺、胃和肝等脏腑。在肺，则肺失肃降，肺气上逆，发为咳逆上气。在胃，则胃失和降，胃气上逆，发为恶心，呕吐，嗳气，呃逆。在肝，则肝气上逆，发为头痛头胀、面红目赤，易怒等症。

➤ 考点提示：根据临床表现，最常见的气逆有肺气上逆、肝气上逆、胃气上逆。

一般地说，气逆于上，以实为主，但也有因虚而气逆者。如肺虚而失肃降或肾不纳气，都可导致肺气上逆；胃虚失降也能导致胃气上逆。

（3）气陷：指气的上升不足或下降太过，以气虚升举无力而下陷为特征的一种病理状态。气陷多由气虚病变发展而来，尤与脾气的关系最为密切。若素体虚弱，或病久耗伤，致脾气虚损，清阳不升，或中气下陷，从而形成气虚下陷的病变。气陷的病理变化，主要有"上气不足"与"中气下陷"两方面。

"上气不足"，主要指上部之气不足，头目失养的病变。一般由于脾气虚损，升清之力不足，无力将水谷精微上输于头目，致头目失养，可见头晕，目眩，耳鸣等症。

"中气下陷"，指脾气虚损，升举无力，气机趋下，内脏位置维系无力，而发生某些内脏的位置下移，形成胃下垂、肾下垂、子宫脱垂、脱肛等病变。由于气陷是在气虚的基础上形成的，而且与脾气不升的关系最为密切，故常伴面色无华，气短乏力，语声低微，脉弱无力，以及腰腹胀满重坠、便意频频等症。

（4）气闭：即气机闭阻，外出严重障碍，以致清窍闭塞，出现昏厥的一种病理状态。气闭多由情志刺激，或外邪、痰浊等闭塞气机，使气不得外出而闭塞清窍所致。气闭的临床所见，有因触冒秽浊之气所致的闭厥、突然精神刺激所致的气厥、剧痛所致的痛厥、痰闭气道之痰厥等，其病机都属于气的外出突然严重受阻，而陷于清窍闭塞、神失所主的病理状态。气闭发生急骤，以突然昏厥、不省人事为特点，多可自行缓解，亦有因闭不复而亡者。其临床表现，除昏厥外，随原因不同而伴相应症状。

（5）气脱：即气不内守，大量向外亡失，以致功能突然衰竭的一种病理状态。气脱多由于正不敌邪，或慢性疾病，正气长期消耗而衰竭，以致气不内守而外脱；或因大出血、大汗等气随血脱或气随津泄而致气脱，从而出现功能突然衰竭的病理状态。气脱可见面色苍白，汗出不止，目闭口开，全身瘫软，手撒，二便失禁，脉微欲绝或虚大无根等症状。

气脱与亡阳、亡阴在病机和临床表现方面多有相同之处，病机都属气的大量脱失，临床上都可见因气脱失而致虚衰不固及功能严重衰竭的表现。但亡阳是阳气突然大量脱失，当见冷汗淋漓、四肢厥冷等寒象；而亡阴是阴气突然大量脱失，当见大汗而皮肤尚温，烦躁，脉数疾等热性征象。若无明显寒象或热象，但见气虚不固及功能衰竭的上述表现，则称为气脱。因此，气脱若偏向阳气的暴脱，则为亡阳；若偏向阴气的大脱，则为亡阴。

（二）血的失常

血的失常，一是因血液的生成不足或耗损太过，致血的濡养功能减弱而引起的血虚；二是血液运行失常而出现的血瘀、出血等病理变化。

1．血虚　是指血液不足，血的濡养功能减退的病理状态。或因失血过多，新血不能生成补充；或因脾胃虚弱，饮食营养不足，血液生化乏源；或因血液的化生功能障碍；或因久病不愈、慢性消耗等因素而致营血暗耗等，均可导致血虚。脾胃为气血生化之源；肾主骨生髓，输精于肝，皆可化生血液，故血虚的成因与脾胃、肾的关系较为密切。

全身各脏腑、经络等组织器官，都依赖于血的濡养而维持其正常的生理功能，所以血虚就会出现全身或局部的失荣失养、功能活动逐渐衰退等虚弱证候。血虚者气亦弱，故血虚除见失于滋荣的证候外，多伴气虚症状，常见面色淡白或萎黄，唇舌爪甲色淡无华，神疲乏力，头目眩晕，心悸不宁，脉细等临床表现。

心主血、肝藏血，血虚时心、肝两脏的症状比较多见。心血不足常见惊悸怔忡，失眠多梦，健忘，脉细涩或歇止等心失血养的症状。肝血亏虚见两目干涩，视物昏花，或手足麻木，关节屈伸不利等症。若肝血不足，导致冲任失调，又可出现妇女经少、月经愆期、闭经诸症。

2．血运失常　血液运行失常出现的病理变化，主要有血瘀和出血。

（1）血瘀：是指血液的循行迟缓，流行不畅，甚则血液停滞的病理状态。血瘀主要表现为血液运行郁滞不畅，或形成瘀积，可以为全身性病变，亦可瘀阻于脏腑、经络、形体、官窍的某一局部，从而产生不同的临床表现。但无论病在何处，均易见疼痛，且痛有定处，甚则局部形成肿块，触之较硬，位置比较固定，如肿块生于腹内，称为"癥积"。另外，唇舌紫暗以及舌有瘀点、瘀斑，皮肤赤丝红缕或青紫，肌肤甲错，面色黧黑等，也是血液瘀滞的征象。导致血瘀的病机，主要有气虚、气滞、痰浊、瘀血、血寒、血热等。

（2）出血：是指血液逸出血脉的病理状态。逸出血脉的血液，称为离经之血。若此离经之血不能及时消散或排出，蓄积于体内，则称为瘀血。瘀血停积体内，又可引起多种病理变化。若突然大量出血，可致气随血脱而引起全身功能衰竭。导致出血的病机，主要有血热、气虚、外伤及瘀血内阻等。气虚不摄、瘀血内阻及外伤导致出血的机理，前面已有介绍，此处仅叙述血热。

血热，即热入血脉之中，使血行加速，脉络扩张，或迫血妄行而致出血的病理状态。血热多由于热入血分所致，如温邪、疠气入于血分，或其他外感病邪入里化热，伤及血分。另外，情志郁结，五志过极化火，内火炽盛郁于血分，或阴虚火旺，亦致血热。

四、津液失常

津液的代谢，是津液不断生成、输布和排泄的过程。津液的正常代谢，是维持体内津液生成、输布和排泄之间相对恒定的基本条件。

津液代谢是一个复杂的生理过程，必须由多个脏腑的相互协调才能维持正常，诸如肺的宣发和肃降、脾的运化转输、肾与膀胱的蒸腾气化、三焦的通调，以及肝的疏泄功能都参与其中。肺、脾、肾三脏的作用尤为重要，而其核心是气对津液的作用。因此，气的运动及其维持的气化过程，调节着全身的津液代谢。因此，如果肺、脾、肾等有关脏腑生理功能异常，气的升降出入运动失去平衡，气化功能失常，均能导致津液生成、输布或排泄的失常，包括津液不足及津液在体内滞留的病理变化。

（一）津液不足

津液不足，是指津液在数量上的亏少，进而导致内则脏腑，外而孔窍、皮毛，失于濡润、滋养，而产生一系列干燥枯涩的病理状态。

导致津液不足的原因主要有三方面：一是热邪伤津，如外感燥热之邪，灼伤津液；或邪热内生，如阳亢生热、五志化火等耗伤津液。二是丢失过多，如吐泻、大汗、多尿及大面积烧伤等，均可损失大量津液。三是生成不足，如体虚久病，脏腑气化功能减退，可见津液生成不足。另外，慢性疾病耗伤津液，亦致津液亏耗。

津和液本为一体，伤津和脱液，在病机和临床表现方面虽有区别亦有联系。一般而论，伤津主要是丢失水分，伤津未必脱液；脱液不但丧失水分，更损失精微营养物质，故脱液必兼津伤。津伤乃液脱之渐；液脱乃津伤之甚。

（二）津液输布排泄障碍

津液的输布和排泄是津液代谢中的两个重要环节。二者虽有不同，但其结果都能导致津液在体内的不正常停滞，成为内生水湿痰饮等病理产物的根本原因。

津液的输布障碍，是指津液得不到正常的转输和布散，导致津液在体内环流迟缓，或在体内某一局部发生滞留。因而津液不化，可致水湿内生，酿痰成饮。引起津液输布障碍的原因很多，肺失宣肃，脾失健运，肝失疏泄，三焦的水道不利，凡此均致津液输布障碍而生痰饮水湿之患。上述多种成因中，以脾气的运化功能障碍具有特殊意义。故《素问·至真要大论》曰：

"诸湿肿满，皆属于脾"。

津液的排泄障碍，主要是指津液转化为汗液和尿液的功能减退，而致水液贮留体内，外溢于肌肤而为水肿。津液化为汗液，有赖肺气的宣发功能；津液化为尿液，有赖肾气的蒸化功能。肺和肾的功能减弱，虽然均可引起水液贮留，发为水肿，但肾气的蒸化作用失常起着主导作用。这是因为，肾阳肾阴为五脏阴阳之本，能推动和调节各脏腑的输布和排泄水液功能，而且水液主要是通过尿液而排泄的。

津液的输布障碍和排泄障碍，常相互影响，互为因果，导致湿浊困阻、痰饮凝聚、水液贮留等多种病变。

● 自测题 ●

一、单项选择题

1．下列不是六淫致病特点的是
  A．相兼性
  B．地域性
  C．外感性
  D．流行性
  E．季节性

2．致病具有"黏滞"特性的邪气是
  A．燥邪
  B．风邪
  C．湿邪
  D．火邪
  E．寒邪

3．"惊"则
  A．气乱
  B．气下
  C．气结
  D．气上
  E．气缓

4．气机失常的病理变化不包括
  A．气虚
  B．气滞
  C．气逆
  D．气脱
  E．气闭

5．下列不属于阴阳失调的是
  A．阴阳偏盛
  B．阴阳偏衰
  C．阴阳互损
  D．阴阳互根
  E．阴阳格拒

6．痰饮的常规分类不包括

  A．痰饮
  B．悬饮
  C．溢饮
  D．支饮
  E．留饮

7．风邪的致病特点不包括
  A．风为阳邪
  B．善行数变
  C．风性主动
  D．伤津耗气
  E．风为百病之长

8．"至虚有盛候"与"大实有羸状"反映了虚实关系的
  A．虚实转化
  B．虚实真假
  C．虚实错杂
  D．虚中有实
  E．实中有虚

9．下列不属于痰饮致病特点的是
  A．影响气血运行
  B．扰乱心神
  C．致病广泛
  D．病势缠绵难愈
  E．易致肿疡

10．下列不属于瘀血致病特点的是
  A．阻滞气机
  B．阻塞经脉
  C．影响新血生成
  D．病证繁杂
  E．伤及内脏

二、问答题

1．简述风邪的性质及致病特点。

2．简述虚实的病理概念。

（张文涛）

预防与治则

第八章数字资源

学习目标

识记:
说出预防与治则的概念。

理解:
理解正治法与反治法的含义及内容,疾病的标本缓急。

运用:
能够应用预防与治则理论对患者进行养生指导。

案例导入

王某,男,40岁。性情暴躁,嗜烟喜酒。近来因生气大怒出现耳鸣,伴头痛头晕,面红目赤,口干口苦,夜寐不安。舌红苔黄,脉弦而数。某医生诊断为肝火上炎,清窍被扰,予龙胆泻肝汤加减治疗而愈。

思考题: 请分析该医生给予的治疗为扶正法还是祛邪法,在治则里属于正治还是反治?

第一节 预 防

预防,就是采取一定的措施,防止疾病的发生和发展。《素问·四气调神大论》中提到:"圣人不治已病治未病;不治已乱治未乱,……夫病已成而后药之,乱已成而后治之,譬如渴而穿井,斗而铸锥,不亦晚乎。"充分体现了中医学重视对于疾病的预防和预防为主的思想。所谓"治未病",可以概括为"未病先防"与"既病防变"两方面的内容。

一、未病先防

未病先防是指在人未发生疾病之前,采取各种有效措施,做好预防工作,以防止疾病的发生,这是中医学预防疾病思想最突出的体现。疾病的发生,主要关系到邪正盛衰,正气不足是疾病发生的内在根据,邪气是发病的重要条件。因此,未病先防,就必须从增强人体正气和防止病邪侵害两方面入手。

(一)增强人体正气

1. 调摄精神 从哲学上讲,物质决定意识,意识对物质有反作用。中医学尤其强调精神情志活动对于人体的影响。积极的、乐观的、向上的精神情志活动可促进人体的正常气化,而消极的、悲观的、低俗的精神情志活动就会使人体的气化功能失常，抗病能力下降，容易导致疾病发生。故《素问·上古天真论》有云："内无思想之患，以恬愉为务，以自得为功，形体不敝，精神不散，亦可以百岁。"

2．锻炼身体　科学的运动或劳动可使人体气机调畅，经脉气血通畅，关节疏利，从而增强体质，提高抗病力，减少疾病的发生。

3．饮食有节　进食时间要有规律，养成习惯。饮食要有节制，不可过饱或过饥。膳食搭配要科学合理，不可偏食，亦不可五味偏嗜。

4．起居有常　起居有常是指起居要有一定的规律。中医非常重视起居作息的规律性，并要求人们要适应四时时令的变化，安排适宜的作息时间，以达到预防疾病，增进健康和长寿的目的。《素问·四气调神大论》为四季起居确立了原则，其中提到："春三月，……夜卧早起，广步于庭，被发缓形""夏三月，……夜卧早起，无厌于日""秋三月，……早卧早起，与鸡俱兴""冬三月，……早卧晚起，必待日光"。

5．顺应自然规律　自然界的四时气候变化，必然影响人体，使之发生相应的生理和病理反应。只有掌握其规律，适应其变化，才能避免邪气的侵害，减少疾病的发生。

6．药物预防及人工免疫　我国在16世纪就发明了人痘接种法预防天花，是人工免疫的先驱，为后世预防接种免疫学的发展开辟了道路。近年来随着中医药的发展，试用中药预防多种疾病收到了很好的效果，如板蓝根、大青叶预防流感、腮腺炎，马齿苋预防细菌性痢疾等，都是行之有效的方法。

（二）防止病邪的侵袭

邪气是导致疾病发生的重要条件，故未病先防除了增强正气、提高抗病能力之外，还要注意避免病邪的侵害。《素问·上古天真论》中的"虚邪贼风，避之有时"，就是说要谨慎躲避外邪的侵害，比如顺应四时、预防六淫之邪的侵害、秋天防燥、冬天防寒等。

二、既病防变

所谓既病防变是指在疾病发生以后，应早期诊断、早期治疗，以防止疾病的发展与传变。

疾病发生后，由于邪正力量的变化，就产生了疾病的变化。疾病可能会出现由浅入深，由轻到重，由单纯到复杂的发展变化。如能在疾病的初期早期诊治，此时病位较浅，正气未衰，病情多轻而易治。《素问·阴阳应象大论》曰："故邪风之至，疾如风雨，故善治者治皮毛，其次治肌肤，其次治筋脉，其次治六腑，其次治五脏。治五脏者，半死半生也。"这说明诊治越早，疗效越好，如不及时诊治，病邪就有可能步步深入，使病情愈趋复杂、深重，治疗也就愈加困难。

中医学关于疾病传变的理论是研究疾病发展的机转、趋向和转归的一种理论，不仅关系到临床治疗，而且对于早期治疗、控制疾病的进展、推测疾病的预后，均有着重要的指导意义。在疾病防治工作中，只有掌握疾病发生、发展规律及其传变途径，做到早期诊断，有效地治疗，才能防止疾病的传变。具体的传变规律，包括外感热病的六经传变、卫气营血传变、三焦传变，内伤杂病的五行生克规律传变，以及经络传变等。我们能够认识和掌握疾病的传变途径及其规律，就能及时而适当地作出防治措施，从而制止疾病的发展或恶化。

既病防变，不仅要截断病邪的传变途径，而且又要"务必先安未受邪之地"，即根据其传变规律，实施预见性治疗，以控制其病理传变，如《金匮要略》中所说"见肝之病，知肝传脾，当先实脾"。因此，临床上治疗肝病时常配合健脾和胃之法，就是要先补脾胃，使脾气旺盛而不受邪，以防止肝病传脾。

第二节 治 则

治则的基本内容包括治病求本，扶正祛邪，调整阴阳和因时、因地、因人制宜四个方面。

一、治病求本

治病求本是指在治疗疾病时，必须寻求疾病的本质，针对其本质进行治疗的法则。《素问·阴阳应象大论》提出："治病必求于本。"在疾病发生和发展过程中，疾病的本质是通过若干症状和体征表现出来的。必须从这些复杂的表象中综合分析，找出其根本原因，抓住本质，方能制订出准确、有效的治疗法则。治病求本的内容包括治标与治本、正治与反治两个方面。

（一）治标与治本

标和本是两个相对概念，由于疾病变化的复杂性，病症有先后，矛盾有主次，病情有缓急，标本主次不同，治疗上就有先后缓急的区别。

1．急则治其标　是指在标病危急时，若不先治其标，则会危及生命或影响对本病治疗的一种原则。其最终目的仍是为了更好地治本。如各种原因引起的大出血，首先应先止血以治其标，血止再图治本。

2．缓则治其本　是指在慢性病变或急性病的恢复期，其病情缓和，则针对其本质治疗的一种原则。如阴虚内热之咳嗽，虽有咳嗽、烦热之标症，但采取滋阴治本法，阴虚平复，则热、咳自除。

3．标本同治　是指标病本病并重，治标则影响其本，治本则影响其标，则应标本同治的一种原则。如气虚外感证，宜益气解表等。

（二）正治与反治

《素问·至真要大论》提出"逆者正治，从者反治"，这两种治疗方法是"治病求本"这一法则的具体运用。

1．正治　是逆疾病的症候性质而治的一种常用治疗法则。适用于征象与本质相一致的病证的治疗，所用方药的性质与疾病的性质相反。

（1）寒者热之：是指寒性病证出现寒象，用温热的方药来治疗。如表寒证用辛温解表的方药，里寒证用辛热温里的方药等。

（2）热者寒之：是指热性病证出现热象，用寒凉的方药来治疗。如表热证用辛凉解表的方药，里热证用苦寒清里的方药等。

（3）虚者补之：是指虚损性病证出现虚象，用有补益作用的方药来治疗。如阳虚用温阳的方药，阴虚用滋阴的方药，气虚用益气的方药，血虚用补血的方药等。

（4）实者泻之：是指实性病证出现实象，用攻逐邪实的方药来治疗。如食滞用消食导滞的方药，水饮内停用逐水的方药，瘀血用活血化瘀的方药等。

 案例讨论 ▶

刘某，女，82岁。以大便不通10日为主诉就诊。自诉半年前因摔伤，在家卧床休养，逐渐排便不规律，常三五日一行。近10日来，始终没有排便。诊其脉细弱无力，舌淡苔薄白。

请分析患者病情，提出合理的治则。

2．反治　是顺疾病外在表现的假象而治的一种治疗原则。适用于征象与其本质不完全一致的病证的治疗，所用方药性质与疾病中假象的性质相同，又称"从治"。

（1）寒因寒用：用寒凉性质的药物来治疗具有假寒征象的病证，适用于真热假寒证。虽外见寒象，但其本仍是热盛，而用寒凉药治其真热，假寒征象自消。

（2）热因热用：用温热性质的药物治疗具有假热征象的病证，适用于真寒假热证。虽外见热象，但其本属寒盛而用温热药治其真寒，从而消除假热之症。

（3）塞因塞用：用补益的药物治疗具有闭塞不通症状的虚证，即以补开塞。适用于因虚而致闭阻不通的真虚假实证。虽见闭阻之实象，但其本属虚，而用补益药治其真虚，则闭塞自通。

（4）通因通用：用具有通利作用的药物治疗具有通泻症状的实证。虽临床征象为泻利，但其本属实，仍要用攻泻治疗。宿食而致的泄泻，治需消食导滞攻下。

 知识链接

大承气汤

　　大承气汤是方剂学的经典方之一，由大黄、芒硝、枳实、厚朴四味药构成。主治阳明腑实证，热结旁流证，里热实证之热厥、痉病或发狂等。其中热结旁流中的"旁流"是表象，本质是燥屎内结，针对这种"旁流"的"通"象，使用大承气汤峻下之力，消除热结，即为"通便"之法，则燥结去，旁流则止。此方即为"通因通用"之法的典型方。

正治与反治虽然概念有别，但均属治病求本的范畴。

> 考点提示：正治包括寒者热之、热者寒之、虚者补之、实者泻之；反治包括寒因寒用、热因热用、塞因塞用、通因通用。

二、扶正祛邪

在疾病演变过程中，邪正斗争的胜负决定疾病的发展变化和转归预后。通过扶正祛邪以改变双方力量对比，促使疾病向痊愈方向转化，故成为疾病治疗的一个重要原则。

（一）扶正与祛邪的概念

1. 扶正　是扶助正气，增强体质，恢复脏腑功能，提高抗邪能力的一种治疗原则。适用于虚证。扶正方法：除服药外，还有针灸、推拿、气功、食养、精神调摄、锻炼身体等。

2. 祛邪　是祛除邪气，减轻或消除病邪侵袭和损害的一种治疗原则。适用于实证。因邪气不同、部位不同而方法各异。如汗、吐、下、清等法。

（二）扶正祛邪的临床应用

扶正与祛邪具体运用时，要全面分析正邪双方的消长盛衰状况，据其在疾病中的地位，决定扶正与祛邪的方式。

1. 扶正　适用于正气虚而邪气不盛的虚性病证。气虚、血虚、阴虚、阳虚的患者，可分别采用益气、养血、滋阴、壮阳的方法。如阳虚患者多怕冷，治疗时应采用补阳的方法，护理时应注意加盖衣被、避风寒、尽量安排在阳面病房等。

2. 祛邪　适用于邪气盛而正气未衰的实性病证。因患者感受的邪气种类不同、病变的部位有别等，采用的祛邪方法也因之而异。如邪在表，宜用发汗解表法；邪在胸脘，可用吐法；

邪在肠胃，可根据情况采用下法、清法、消法等。实证多采用泻实祛邪之品，故药后应加强观察，中病即止。攻下之品宜空腹服用。

3. 先扶正后祛邪　适用于正虚邪实，以正虚为主的病证。因患者正气过于虚弱，若先攻邪，则反而更伤正气，故应先扶正，待正气有所恢复后再祛邪。如某些虫积患者，因正气太虚弱，应先健脾以扶正，待正气得到一定恢复之后，再驱虫消积。

4. 先祛邪后扶正　适用于邪盛正虚，以邪实为主的病证。患者正气虽虚，但尚耐攻伐时，当先祛邪后扶正。若先扶正，反会助邪，因此要先祛邪，待邪气祛除后再补益正气。如瘀血所致的崩漏，既有瘀血，又有失血，瘀血不去，则崩漏不止，故应先祛瘀而后补血。

5. 扶正与祛邪兼用　适用于正虚邪实，但二者均不甚重的病证。在具体应用时，并非不分主次，还是应分清是以正虚为主，还是以邪实为主。正虚为主的，应以扶正为主，兼顾祛邪；而邪实为主的，则以祛邪为主，兼以扶正。如气虚之人感冒风寒，应以发散风寒祛邪为主，兼以补气顾虚；又如脾虚不运，致饮食停积，则应以补益脾胃治虚为主，同时加入适量的消导之品祛其实，如此可获捷效。

扶正与祛邪并用时，必须以"扶正不留邪，祛邪不伤正"为原则。临床必须详辨证候，根据具体情况灵活运用。

三、调整阴阳

所谓调整阴阳，是针对机体阴阳偏盛偏衰的病理状态，采取损其有余，补其不足的方法，使阴阳恢复于相对平衡的状态。临床应用包括损其有余和补其不足两个方面。

（一）损其有余

损其有余，又称损其偏盛，是指阴或阳其中一方偏盛有余的病证，应当用"实则泻之"的方法来治疗。

1. 损其阳盛　适用于"阳盛则热"的实热证，应用清泻热邪，"治热以寒"的方法治疗，即"热者寒之"。

2. 损其阴盛　适用于"阴盛则寒"的实寒证，应用温散寒邪，"治寒以热"，的方法治疗，即"寒者热之"。

（二）补其不足

补其不足是指对于阴阳偏衰的病证，采用"虚则补之"的方法予以治疗。针对阴虚、阳虚、阴阳两虚之分，其治当有滋阴、补阳、阴阳双补之别。

1. 阳病治阴，阴病治阳　阳病治阴适于阴虚之证，阴病治阳适用于阳虚之候。"阴虚则热"的虚热证，采用"阳病治阴"的方法，滋阴以制阳亢，即"壮水之主，以制阳光"。"阳虚则寒"的虚寒证，采用"阴病治阳"的方法，扶阳以抑阴，即"益火之源，以消阴翳"。阴虚者补阴，阳虚者补阳，以平为期。

2. 阳中求阴，阴中求阳　根据阴阳互根互用的理论，临床上治疗阴虚证时，在滋阴剂中适当佐以补阳药，即"阳中求阴"。治疗阳虚证时，在助阳剂中，适当佐以滋阴药，即"阴中求阳"。即所谓"善补阳者，必于阴中求阳，则阳得阴助而生化无穷；善补阴者，必于阳中求阴，则阴得阳升而泉源不竭"。

3. 阴阳双补　由于阴阳是互根的，所以阴损可及阳，阳损可及阴，从而出现阴阳两虚的证候，治疗时当阴阳双补。

四、三因制宜

气候因素、地理环境因素，患者个体的性别、年龄、体质、生活饮食习惯等因素对疾病的发生、发展、转归、预后都有着不同程度的影响。因而，在治疗疾病时，必须考虑这些因素的影响，区别对待，制订出适宜的治法和方药。这也是治疗疾病必须遵循的一个原则。

> 考点提示：三因制宜包括因时制宜、因地制宜、因人制宜。

（一）因时制宜

根据不同季节和气候特点来制订适宜的治法、用药原则。例如，夏季气候炎热，温热之药宜减量应用；冬季气候寒冷，寒凉之药应轻用；暑季多雨而潮湿，病多夹湿，故宜配合化湿、渗湿之品。故《素问·六元正纪大论》中提出了"用热远热，用温远温，用寒远寒，用凉远凉"。

（二）因地制宜

根据不同的地域环境特点来制订适宜的治法、用药原则。西北地高气寒，病多燥寒，治宜辛润，寒凉之品慎之；东南地低气热多雨，病多温热或湿热，治宜清化，温热和助湿之药当慎用。同一风寒表证，西北则多用麻黄、桂枝；东南则多用荆芥、苏叶；湿重之地则多用羌活、防风等。

（三）因人制宜

根据患者的年龄、性别、体质等不同特点来制订适宜的治法、用药原则。小儿生机旺盛，但脏腑娇嫩，气血未充，患病后易寒易热，易虚易实，变化较快，故治疗用药当忌用峻剂，用药宜轻。老年生机减退，脏腑气血已衰，其病多虚证和虚实夹杂证，治疗用药要注重扶正补虚，即令祛邪亦勿伤正。妇人有经、带、胎、产诸因素，月经病变应以调和为主，带下病变应注重湿邪用药，妊娠应禁用或慎用峻下、破血、走窜、有毒的药物，产后应考虑气血亏虚及恶露等情况。男子嗜烟酒，应注意肺、胃疾患及肾精亏损、性功能障碍等病证。阳热体质或平素偏食辛辣者，用药宜偏凉，亦耐攻伐，慎用温热；阳虚体质或平素偏食生冷者，用药宜偏温补，不耐攻伐，慎用寒凉。另外，肥人多痰湿，瘦人多燥火，职业病变等亦应区别对待。

因时、因地、因人制宜的原则反映出了辨证论治的原则性和灵活性，体现了中医学的整体观念。

自测题

一、单项选择题

1．疾病的标本，实质上反映了疾病的
  A．轻与重
  B．危与安
  C．虚与实
  D．表与里
  E．本质与现象

2．不属于治则的是
  A．治病求本
  B．扶正扶邪
  C．调整阴阳
  D．活血化痰
  E．三因制宜

3．下列属正治法的是
  A．标本兼治

  B．塞因塞用
  C．寒者热之
  D．因人制宜
  E．寒因寒用

4．下列不属于扶正治则指导下确定的治法的是
  A．发汗
  B．滋阴
  C．养血
  D．益气
  E．扶阳

5．"虚则补之，实则泻之"属于
  A．反治
  B．治标

C．标本兼顾

D．逆治

E．三因制宜

6．下述标本的概念说法不确切的是

A．病因为本，症状为标

B．正气为本，邪气为标

C．外感病为标，内伤病为本

D．原发病为本，继发病为标

E．脏腑病为本，经络病为标

7．患者虽感邪较盛而正气虚，但疾病过程中正气尚耐攻伐者，应采用

A．扶正

B．先扶正后祛邪

C．祛邪

D．先祛邪后扶正

E．扶正祛邪兼用

8．瘀血所致的崩漏，治疗应采用

A．扶正

B．扶正祛邪兼用

C．先扶正后祛邪

D．寒因寒用

E．先祛邪后扶正

9．"用凉远凉"属于

A．因病制宜

B．因地制宜

C．因人制宜

D．因时制宜

E．未病先防

10．以下治法符合"用热远热"观点的是

A．阴虚慎用热药

B．阴盛慎用热药

C．火旺慎用热药

D．假热慎用热药

E．夏季慎用热药

二、问答题

1．何谓治则？中医治疗原则包括哪些内容？

2．何谓"治未病"？包括哪些内容？

3．简述正治与反治的内容。

（章　涵）

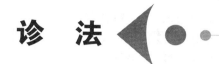

第九章

诊 法

识记：
说出望神的内容及临床意义，正常舌象和脉象，小儿示指络脉的临床意义。
理解：
理解不同舌象所代表的临床意义，常见脉象与主病，闻诊和问诊的主要内容及临床意义。
运用：
能运用四诊的基本知识对疾病进行初步诊断。

 案例导入

贾某，男，30岁。一个月前因出差期间多次暴饮暴食，归家后腹部胀满，疲乏无力。近日突然恶寒发热，两目白睛及全身肌肤皆黄，其黄如橘色，小便亦黄赤如茶。经一般治疗未效（诊断及药物不详），病情有加重趋势，遂前来就诊。现见发热，身目黄如茶色，尿黄，舌红苔黄腻，脉弦数。平素身体健康，喜食煎炒食物，嗜好饮酒吸烟。

思考题： 如何运用四诊进行中医诊断？

诊法，即四诊，是指望、闻、问、切四种诊察疾病的基本方法。中医四诊理论是在长期的医疗实践中逐步形成和发展起来的。中医学认为，人体是一个有机的整体，局部的病变可影响全身，内脏的病变也可从五官四肢等体表组织反映出来。医者通过目察、耳闻、鼻嗅、口问和触摸按压等"以外测内""司外揣内""见微知著"的诊察方法，可以了解到疾病的病因、性质、部位及其内在联系，从而为辨证论治提供可靠的依据。

四诊方法各有其独特之处，临床运用时，必须将它们有机地结合起来，才能全面、系统地了解病情，作出正确诊断，即四诊合参。

第一节 望 诊

望诊是医生运用视觉，对患者的神、色、形态、舌象以及分泌物和排泄物等进行有目的的观察，以获得与疾病有关的辨证资料的一种诊察方法。由于人体脏腑、气血、经络等变化，均可反映于体表的相应部位或出现特殊表现，望诊在中医诊断中占有重要地位，列为四诊之首。望诊的主要内容有全身望诊、局部望诊、望排出物、望小儿示指络脉、望舌等。望诊应在充足的光线下进行，以自然光线为佳。

一、全身望诊

全身望诊主要是通过对患者的神、色、形、态进行观察，以诊断疾病的一种方法。包括望神、望色、望形态等。

（一）望神

神有两个含义，广义的神是指人体生命活动总的外在表现；狭义的神是指人的精神、意识及思维活动。神以精气作为物质基础，通过机体的形态动静、面目表情、语言气息及对外界环境的反应等方面表现出来。其中尤以眼神最为突出，因目为五脏六腑之精气所注，内通于脑，又为肝之窍、心之使，有"神藏于心，外候于目"之说，所以观察眼神的变化是望神的重点。一般来说，精气充盛则神旺，精气虚衰则神疲，通过望神可以了解患者精气的盛衰，判断病情的轻重，推测疾病的发展、转归及预后。望神可概括为得神、少神、失神和假神四种。

➤ 考点提示：神有广义狭义之分；望神的主要内容包括得神、少神、失神和假神。

1．得神　亦称有神。主要表现为神志清楚，语言清晰，面色荣润，表情自然，目光明亮，反应灵敏，体态自如，呼吸平稳，肌肉不削等。有神是精气充足的表现，表明脏腑功能未衰，正气未伤，预后良好。

2．少神　亦称神气不足。主要表现为精神倦怠，动作迟缓，气短懒言，反应迟钝，面色无华等。少神表明正气已伤，脏腑功能不足，多见于虚证。

3．失神　亦称无神。主要表现为神志昏迷，或语言错乱，或循衣摸床，撮空理线，或目无光彩，瞳仁呆滞，面色晦暗，反应迟钝，呼吸异常，大肉已脱等。无神是精气亏损的表现，表明脏腑功能衰败，已属病情严重阶段，多预后不良。

4．假神　假神是垂危患者突然出现精神暂时好转的假象，为临终前的预兆，多见于久病、重病之人。如原来神志昏迷，意识不清，目无光彩，不欲言语，语声低微，突然神志清醒，精神转佳，目光明亮，言语不休，声音响亮，欲见亲人者；或原来面色晦暗，突见面赤如妆者；或原来不欲饮食，突然食欲增强，甚至暴食者等。假神是精气衰竭已极，阴阳即将离决的危象，表明病情恶化，脏腑功能将绝。古人喻为"残灯复明""回光返照"，临床应特别注意。

此外，还有神志异常的说法，如烦躁不安，神昏谵语，以及癫、狂、痫等精神失常的表现。

（二）望色

望色是医生通过观察患者皮肤的颜色和光泽变化来了解病情的方法。皮肤的颜色变化可以反映疾病的不同性质和不同脏腑的病证；皮肤的光泽，即皮肤的荣润或枯槁，可以反映脏腑精气的盛衰。《灵枢·邪气藏府病形》指出，人体"十二经脉，三百六十五络，其血气皆上于面而走空窍"，加之面部皮肤薄嫩，色泽变化易现显于外，因此，望色是以望面部色泽为主。

面色分为"常色"和"病色"。常色即正常面色，我国健康人的正常面色为红黄隐隐，明润含蓄。由于体质禀赋的不同、气候条件或生活环境等因素的影响，亦可出现偏红、偏白等差异，但只要荣润光泽即为正常。病色是指人在疾病过程中出现的异常色泽，主要表现为青、赤、黄、白、黑五种，简称五色，能够反映主病、病位、病邪性质和病机。根据患者面部五色变化进行诊察疾病的方法，称为"五色诊"或"五色主病"。

1．青色　主寒证、痛证、瘀血、惊风。色青多由寒凝气滞，气血运行不畅，经脉瘀阻而成。面色苍白淡青，多属寒邪外袭，或阴寒内盛；面色青灰，口唇青紫，伴心胸闷痛或刺痛，为心阳不振，心血瘀阻；小儿鼻柱、眉间及口唇四周青紫，常见于惊风或惊风先兆；重证患者面色青黑，痰涎壅盛，腹胀呃逆，为脾胃气绝。

2．赤色　主热证。热则血流急速，脉络充盈，故肤色发红。满面通红，为外感发热或脏腑阳盛之实热证；两颧潮红娇嫩，为阴虚阳亢之虚热证；久病、重病患者，面色苍白，却时而泛红如妆，嫩红带白，游移不定，多为虚阳外浮的"戴阳证"，属真寒假热之危重证候。

3．黄色　主虚证、湿证、黄疸。黄色为脾失健运，水湿不化，或气血乏源，肌肤失养所致。面色萎黄，枯槁无泽，多为脾胃虚弱、气血不足之萎黄证；面黄而虚浮，为黄胖，多因脾虚湿阻所致。患者面目一身尽黄为黄疸，黄而鲜明如桔皮色，为湿热熏蒸之阳黄证；黄而晦暗如烟熏，为寒湿内蕴之阴黄证。

4．白色　主虚证、寒证、失血证。白色为阳气虚衰，血行无力，脉络空虚，气血不荣所致。面白而虚浮，多为阳虚；苍白无华为血虚或失血；淡白无华为气虚；面白而颧红为阴虚；产后面色㿠白，多为失血伤气；面色突见苍白，伴冷汗淋漓，多为阳气暴脱；面白伴腹痛剧烈或战栗，多为阴寒凝滞，经脉拘急所致。

5．黑色　主肾虚证、寒证、水饮证、血瘀证。黑色为阴寒水盛或气血凝滞所致。面色黧黑，为肾阳虚衰、阴寒凝滞之证；面黑而干焦，为肾阴亏虚，虚火上蒸；色黑伴肌肤甲错，为有瘀血；眼眶黑为肾虚或有水饮，或经常熬夜，妇女多为寒湿带下证。

> ➤ 考点提示：五色主病指青色主寒证、痛证、瘀血、惊风；赤色主热证；黄色主虚证、湿证、黄疸；白色主虚证、寒证、失血证；黑色主肾虚证、寒证、水饮证、血瘀证。

（三）望形态

望形态，是通过观察患者的形体与姿态来诊察疾病的一种方法。

1．望形体　主要观察患者形体的强弱、胖瘦等情况。发育良好，形体壮实，是体质强壮的表现；发育不良，形体消瘦，是体质虚弱的表现。若形体肥胖而肌肉松软，气短乏力，称为"形盛气衰"，多属阳气不足，脾虚有痰；形体消瘦，肌肉瘦削，皮肤干燥，多属阴血不足或虚劳重证。

2．望姿态　主要是通过对患者动静姿态及形体异常动作的观察，测知内在脏腑的病变。患者的动静姿态和体位与疾病有密切关系。喜动者属阳，喜静者属阴。如患者卧时身体多转侧，且面常向外，多属阳、热、实证，为邪热内盛、正气未衰的表现；卧时身重难以转侧，面常向里，多属阴、寒、虚证，是正气亏虚、阴寒内盛所致。卧时仰面伸足，欲揭衣被，不欲近火者，多属热证；卧时蜷曲，喜加衣被，向火取暖者，多属寒证。咳喘，坐而仰首，多是痰涎壅盛的肺实证；坐而俯首，气短不足以息，多是肺虚或肾不纳气证。从患者形体的异常动作来看，如半身不遂，口眼㖞斜，多为风痰阻络；颈项强直，四肢抽搐，角弓反张，是动风之象；关节疼痛，屈伸困难，行动不便，多属痹证；四肢痿软无力，不能握物和行动，多属痿证。患者手按脘腹者，多为脘腹疼痛；手托腮部，多为牙痛；弯腰曲背，以手护腰，转侧不利者，多为腰痛。

二、局部望诊

局部望诊是医者对患者的头颈、五官、皮肤以及分泌物、排泄物等进行有目的的观察，以测知疾病的一种方法。

（一）望头颈和五官

1．望头颈　主要是望头的外形、动态和头发的色泽变化。

（1）望头颈：小儿头形过大或过小，伴有智力发育不全者，多属先天禀赋不足所致；小儿囟门下陷者，多属津液损伤，髓海不足之虚证；囟门高突者，多属痰热内蕴或温病之邪上攻；

囟门迟闭，称为"解颅"，多为肾精不足，发育不良。头颈无力抬起，多为虚证或病重；头摇不能自主者，多为风证，或气血虚衰、脑神失养所致。

（2）望头发：正常人发黑浓密润泽，是肾气盛而精血足的表现。头发稀疏不长，是肾气亏虚；发黄干枯，稀疏易落，多为精血不足；突见片状脱发，多属血虚受风，或痰瘀阻滞，气血不荣；小儿发结如穗，常见于疳积病。

2．望五官 五官的功能源于五脏，观察五官的形色变化，可测知五脏的病变。

（1）望眼：五脏六腑之精气皆上注于目，眼内应五脏，其中目眦血络属心、白睛属肺、黑睛属肝、瞳子属肾、眼胞属脾，望眼可反映五脏的变化情况。望眼应注意观察眼神、外形、颜色及动态等变化。眼睛黑白分明，精彩内含，神光充沛，视物清晰，为有神之象，虽病易治；两目暗浊，呆滞无光，视物模糊，为无神之象，病多难治。目赤红肿，多属风热或肝火；目眦红赤为心火；白睛发黄为黄疸；眼睑淡白，为气血不足；眼睛肿如卧蚕状，多为水肿病；下眼睑肿，多为肾气虚衰，常见于中老年人；目窠凹陷，是津液耗损所致；瞳仁散大，为肾精枯竭，或心神散乱；小儿睡眠露睛，多为脾虚；两目上视、斜视、直视，均为肝风内动。

（2）望耳：耳为肾之窍，主要反映肾与肝胆的情况。望耳应注意耳轮色泽及分泌物的变化。耳轮肉厚，色红明润为肾精充沛或病浅易治；肉薄干枯则为肾精不足。耳色淡属寒，青黑属痛，焦黑属肾精亏极之凶兆。小儿耳背见红络，伴有耳根发凉，多为麻疹先兆；耳道疼痛，耳聋流脓，多为肝胆湿热，或少阳经风热上壅，或肾虚相火上炎所致；久病血瘀可见耳轮甲错。

（3）望鼻：主要望鼻内分泌物和鼻的外形。鼻流清涕，多为外感风寒；鼻流浊涕，多属风热；久流浊涕而有腥臭味者，多为"鼻渊"；鼻头色红生粉刺者，为"酒渣鼻"，为邪热蕴肺；鼻煽，呼吸喘促，初病为肺热、久病为肺肾虚衰；鼻柱溃陷，常见于梅毒或麻风病。

（4）望口唇：主要望口唇的色泽和形态变化。口唇红润而有光泽为正常。唇色深红为实热证，鲜红为阴虚，樱红为煤气中毒。唇色淡白为血虚证；唇色青紫为寒凝或血瘀；唇深红而干焦为热极伤津；环口黧黑，唇卷露齿者，是脾气将绝；睡时口角流涎，多属脾虚湿盛或胃中有热；口唇糜烂，多由脾胃蕴热上蒸；口开而不闭，主病虚；口噤不语，兼四肢抽搐，多为痉病或破伤风。

（5）望齿龈：主要是观察齿龈的色泽、形态和润枯情况，从而了解胃津和肾液的存亡。睡中龄齿，为胃热或虫积。齿龈色淡白为血虚；齿龈红肿为胃火上炎；齿龈萎缩而色淡，多是胃阴不足，或肾气虚乏。牙齿松动稀疏，齿龈外露，多为肾虚或虚火上炎。

（6）望咽喉：主要观察咽喉的色泽和形态的变化。咽喉红肿而痛多为肺胃有热，兼有黄白脓点为肺胃热盛；咽喉漫肿色淡红，多为痰湿凝聚；咽部嫩红，肿痛不甚，多为阴虚火旺；咽喉腐点成片，色呈灰白，不易拭去，重剥出血者为白喉。

（二）望皮肤

皮肤居一身之表，为机体之屏障，内合于肺，为气血所荣。脏腑病变，可通过经络反映于肌表。望皮肤应注意色泽、外形的变化和斑疹的鉴别。

1．色形变化 正常人皮肤荣润而有光泽，是精气充沛的征象。皮肤呈大片红肿，色赤如丹者，名"丹毒"，多由风热、肝火或湿热所致；皮肤、面目俱黄者，多为黄疸；皮肤青紫者，常见于中毒；皮肤虚浮肿胀，按之凹陷，多属水湿泛滥；皮肤干瘪枯槁，为津液耗伤；皮肤粗糙如鱼鳞，抚之涩手者，称肌肤甲错，常见于血瘀证。

2．斑疹 斑疹是指出现于肌肤表面的红或紫色片状、点状的皮疹。斑与疹不同：点大成片，平摊于皮下，摸之不碍手者谓"斑"；点小如粟，高于肤面，扪之碍手的为"疹"。望斑疹要辨清外感或内伤。

（1）外感热病斑疹：是温热之邪入于营血所致。其机理为外感热邪失于透泄，邪郁于肺胃，深入营血，正邪相搏，邪热外透所致。从肌肉而出者为斑；由血络外溢者为疹。斑疹布点稀少，色红身热，先胸腹出现，后延及四肢，同时热退神清，是热邪透泄的佳兆，属轻证、顺证；若布点稠密，色深红或紫黑，且先四肢出现，后延及胸腹，伴高热不退，神志昏迷，为热毒深重，正不胜邪，是重证、逆证。若斑疹色黑而晦滞焦枯，是热毒痼结，正气衰亡之危候。

（2）内伤杂病斑疹：一般多属血热，如斑色暗紫，其形较大，时出时陷，则多为气虚不能摄血或挟有瘀血之候。

三、望排出物

排泄物与分泌物包括呕吐物、痰、涎、涕、唾、泪及二便、经、带、汗液、脓液等，观察其形、色、质、量的变化，可以了解有关脏腑的病理变化以及病邪的性质。

（一）望痰、涕

1. 痰　痰是由肺和气道排出的黏液，属病理性产物。痰色白而清稀，多为寒证；痰色黄而黏稠者，多属热证；痰少色白而黏，难以排出者，多为燥痰；痰白量多，易咳出者多为湿痰；痰色白而多泡沫者为风痰；咳吐腥臭脓血痰，或吐脓痰如米粥者，为热毒蕴肺，多是肺痈。

2. 涕　鼻流浊涕为外感风热；流清涕为外感风寒；久流浊涕不止者为鼻渊。

（二）望呕吐物

呕吐是胃气上逆所致。呕吐物清稀无臭，属胃中虚寒；呕吐物秽浊酸臭，多为胃有实热或食积；呕吐清水痰涎，多属痰饮；呕吐黄绿苦水，多为肝胆湿热，邪热犯胃；呕吐鲜血或紫暗有块，夹杂食物残渣者，多属肝火犯胃或瘀血内停；呕吐脓血，味腥臭者，多属内痈。

（三）望二便

1. 大便　主要观察大便的颜色及便质。大便清稀，完谷不化，多属寒泻；大便色黄稀清如糜有恶臭者，属热泻；大便色白，多属脾虚；大便燥结者，多属实热证；大便干结如羊屎者为阴血亏虚；大便如黏冻而夹有脓血者为痢疾；便黑如柏油为胃络出血。小儿便绿，多为消化不良。

2. 小便　主要观察小便的颜色及尿质的变化。小便清长量多者属寒证；小便短赤量少者属热证；尿浑如膏脂为膏淋；尿有砂石，小便困难而痛为石淋；尿血伴有排尿困难者，是血淋；尿中带血多属下焦热盛，热伤血络；尿浑浊如米泔水，形体消瘦多为脾肾虚损。

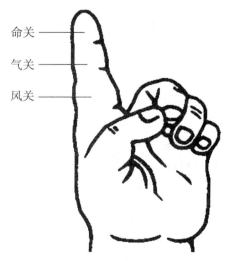

图 9-1　小儿示指络脉三关示意图

四、望小儿指纹

望小儿指纹是指对 3 岁以内的小儿示指内侧浮露可见的络脉色泽与形态的观察。示指内侧络脉由手太阴肺经分支而来，因此，望小儿指纹的变化与诊寸口脉有相似的临床意义。

（一）三关部位

小儿示指络脉分为风、气、命三关，其中示指第一节部位为风关；第二节为气关；第三节为命关（图9-1）。

（二）诊察方法

医者用左手的拇指与示指捏住小儿示指，再以右手拇指轻推其示指内侧络脉，一般由指端向掌侧（即由命关向气关、风关）连推数次，边推边诊察。

（三）望小儿指纹内容

正常小儿示指络脉为色泽红黄相兼，隐隐于风关之内。若其形色变化，多与疾病有关。望络脉侧重以下几点：

1. 三关测轻重　络脉显于风关之内，为邪气入络，邪浅而病轻；络脉显至气关，为病邪入经，病情较重；络脉延伸至命关者，是邪气深入脏腑，病情危重。若络脉一直至甲端者，称"透关射甲"，为病情凶险，预后不佳。

2. 浮沉分表里　络脉浮现明显者，主病在表；络脉沉隐不明显者，主病在里。

3. 红紫辨寒热　纹色鲜红多属外感风寒；纹色紫红，多主热证；纹色青，主风证或痛证；纹色青紫或紫黑色，是血络闭郁；纹色淡黄，多为脾虚。

4. 淡滞定虚实　指纹细而色浅淡的，多属虚证，为气血不足，脉络失养；指纹粗而色深暗滞的，多属实证，是邪气有余、脉络郁滞所致。

望小儿示指络脉，是中医诊断特色之一，为儿科不可忽视的诊断方法，但在临床应用时必须与其他诊断方法相结合，才能作出全面正确的诊断。

五、望舌

望舌即舌诊，是望诊的重要组成部分，也是中医诊断疾病的重要依据之一。

（一）舌与脏腑的关系

舌为心之苗窍，又为脾之外候，舌通过经络与脏腑联系，脏腑的精气上荣于舌，舌象又为脏腑生理病理之外候。前人在长期的临床实践中发现舌面的一定部位与一定脏腑相联系，并反映出相关脏腑的病理变化。舌尖、舌中、舌根、舌边四个部分，分属于心肺、脾胃、肾、肝胆等有关脏腑（图 9-2）。这种以舌面分部来诊断脏腑病变的方法，在临床上有一定的参考价值。

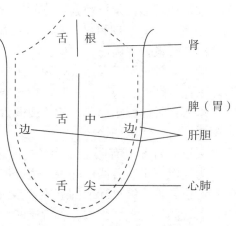

图 9-2　舌诊脏腑部位分属示意图

> ➤ 考点提示：舌面脏腑分属是舌尖属心肺，舌边属肝胆，舌中属脾胃，舌根属肾。

（二）舌诊的方法及注意事项

望舌应在充足而柔和的自然光线下进行；患者应自然地将舌伸出口外，暴露舌体，舌尖略向下，不可太过用力。医者应循舌尖、舌中、舌根及两边的顺序察看，先看舌苔，后看舌质。某些食物与药物可使舌苔染上颜色，称之为"染苔"，如乌梅、橄榄可使苔染黑；黄连、核黄素可使苔染黄等。临床如见到舌苔突然变化，或苔色与病情不相符时，应注意询问其饮食及服药情况，以防假象，避免诊断错误。

（三）舌诊的内容

望舌主要是观察舌质与舌苔两方面的变化。舌质又称舌体，是舌的肌肉脉络组织，由脏腑气血所荣；舌苔是舌面上附着的苔状物，由胃气上蒸而成。舌质和舌苔的综合变化统称舌象。正常的舌象是舌体柔软，活动自如，颜色淡红，不胖不瘦，舌面铺有薄薄的、颗粒均匀、干湿适中的白苔，一般统称淡红舌、薄白苔。患病时可见舌质、舌苔的改变，舌质的变化主要反映人体脏腑的虚实，气血的盛衰；舌苔的改变主要反映病位的深浅，疾病的性质，津液的存亡，病邪的进退和胃气的有无。

1. 望舌质　主要观察舌质的颜色和形态的变化。

（1）望舌色：常见的有淡白舌、红舌、绛舌、紫舌四种。

淡白舌：主虚证、寒证。较正常色浅淡的称淡白舌。若淡白不泽或舌体瘦薄，则属气血两虚；舌白少津，多属阳虚津亏；淡白湿润，舌体胖嫩，多为虚寒证。

红舌：主热证，有虚实之分。较正常舌色深，甚则呈鲜红色，为红舌。舌色鲜红而起芒刺，或兼黄厚苔的，多属实热证；色鲜红而少苔，或有裂纹，或舌红无苔，多为虚热证；舌尖红为心火亢盛；舌边红为肝胆火旺。

绛舌：主热盛证。舌色深红为绛舌，主病有外感与内伤之分。外感热病见绛舌，为邪热已深入营血；内伤杂病见绛舌少苔或有裂纹，多属阴虚火旺，常见于久病、重病之人；若舌色绛红，舌面光如镜者，为胃津大伤；舌色绛红而干枯者，为肾阴枯涸。

紫舌：主瘀血、寒证、热证。舌质呈紫色为紫舌，主病有寒热之分。色紫暗或见瘀斑、瘀点，多为气滞血瘀；舌绛紫而干枯少津，为热盛伤津；舌淡紫或青紫润滑，多为寒凝血瘀。

➤ 考点提示：望舌色的内容及其临床意义。

（2）望舌形：是指观察舌体的形状，包括老嫩、胖瘦、裂纹、齿痕和芒刺等。

老嫩：舌质纹理粗糙，形色坚敛苍老，不论苔色如何，都属实证、热证；舌质纹理细腻，形色浮胖娇嫩，主虚证、寒证。

胖大：较正常舌大，甚则肿胀满口者，称胖大舌。舌淡胖，苔白滑，属脾肾阳虚，水津不布之象；舌红而胖大，苔黄腻，为脾胃湿热，痰浊上泛；舌体肿胀而青紫晦暗，多为中毒。

瘦薄：舌体瘦小而薄，称为瘦薄舌。瘦薄色淡，多是气血两虚；瘦薄色红绛而干燥者，多为阴虚火旺，津液耗伤。

裂纹：舌面上有明显裂沟者，称裂纹舌。舌红绛而有裂纹，为热盛伤津；舌淡白而有裂纹，为气血不足；舌淡白胖嫩，边有齿痕而见裂纹者，为脾虚湿浸。

齿痕：舌边缘见牙齿的痕迹者，为齿痕舌，多因舌体胖大而受齿缘压迫所致。故齿痕舌常与胖大舌同见，多属脾虚。若舌质淡白而湿润，多为脾虚、寒湿壅盛。

芒刺：舌乳头增生、肥大，高起如刺，摸之棘手，称为芒刺舌，多属邪热内盛。舌尖芒刺为心火亢盛；舌中芒刺为胃肠热盛；舌边芒刺为肝胆火盛。

（3）望舌态：即观察舌体运动时的状态。如强硬、痿软、颤动、歪斜、吐弄、短缩等。

强硬：舌体失其柔和，屈伸不便或不能转动，以致语言謇涩者，为强硬舌，或称"舌强"。舌质红而强硬，兼神志不清者，多属热扰心神；舌红干而强硬，为热盛伤津；舌强不语，口眼歪斜，为中风；舌胖苔厚腻而强硬者，为痰湿内阻。

痿软：舌体软弱，屈伸无力者，称痿软舌。久病舌淡而痿，多因气血虚极；久病舌绛而痿，多为阴亏已极；新病舌干红而痿者，则为热灼津伤。

颤动：舌体震颤抖动，不能自主者，为颤动舌，亦称"舌颤"。舌淡白而颤动者，属血虚生风；舌红绛而颤动者，为热极生风，亦见于乙醇中毒之人。

歪斜：舌体伸出时，舌尖向一侧偏斜者，为歪斜舌。多因风中经络或风痰阻络所致，常见于中风或中风先兆。

吐弄：舌伸出口外者为吐舌；舌微露出口又立即收回，或不时舐口唇上下者称为弄舌。皆因心脾二经有热。若全舌青紫而吐舌者，多见于疫毒攻心或正气已绝；弄舌常见于小儿智能发育不全或中风先兆。

短缩：舌体紧缩不能伸长者为短缩舌。若舌淡或青而湿润短缩，为寒凝经脉；舌胖苔腻而短缩，为痰浊内阻；舌红干而短缩，是热盛津伤。

2．望舌苔 主要观察苔色与苔质。

（1）望苔色：常见的有白、黄、灰、黑四种颜色。

白苔：主表证、寒证、湿证。舌苔薄白，多为表证；舌苔白润，多为寒证；舌苔白腻，多为湿浊或寒湿；舌苔白腐，多为食积；舌苔白如积粉，为暑湿秽浊之邪内蕴，常见于瘟疫病。

黄苔：主热证、里证。一般黄色越深，热邪越重。舌苔薄黄为风热在表，深黄为热重，焦黄为热极。舌苔黄腻为湿热、热痰或食积化热。若外感病舌苔由白转黄，为表邪入里化热的征象。但应注意，若舌苔黄滑，舌质淡而胖嫩，多为阳虚水湿不化之证。

灰黑苔：主里热或里寒之重证。苔色较黑色浅淡者为灰苔，色深者为黑苔。灰苔与黑苔仅有程度轻重的差别，故常灰黑苔并称。灰黑苔多由白苔或黄苔转化而成，因此，多见于里热或里寒之重证。如苔灰黑而润滑，舌质淡白者，为阴寒内盛或痰湿久郁之证；若苔灰黑干燥，甚则起芒刺者，为里热炽盛，津液干涸之象。

（2）望苔质：主要观察舌苔厚薄、润燥、腐腻、剥脱等变化。

厚薄：舌苔的厚薄以"见底"和"不见底"为标准，即透过舌苔能隐隐见到舌质者为薄苔，不能见到舌质者属厚苔。薄苔本是胃气所生，属正常舌苔。若有病见之，为病邪在表，病轻浅；厚苔表示病邪在里，病情较重。

润燥：正常舌苔是润泽的，是津液上承之征象。若苔面干燥无津为燥苔，多见于热盛津伤或阴液亏耗；若舌面水分过多，滑润而湿，甚至伸舌流涎欲滴者，为滑苔，多为水湿内停。

腐腻：苔质颗粒粗大、疏松而厚，形如豆腐渣堆积舌面、揩之可去为腐苔，多因实热蒸腾胃中腐浊邪气所致，常见于食积胃肠或痰浊内蕴证。苔质颗粒细腻致密，如罩一层油腻状黏液，不易刮去为腻苔，多为湿浊内盛，阳气被遏所致，常见于痰饮、湿温等病证。

剥脱：舌苔全部退去，不再复生以致舌面光洁如镜，为光剥苔，又称镜面舌，多为胃阴枯竭，胃气大伤。舌苔剥脱不全，剥脱处见红色舌质，余处斑驳尚存舌苔，界限明显，为花剥苔，多为胃之气阴两伤。故观舌苔之剥脱，可测知胃气、胃阴之存亡，判断疾病的预后。

➢ 考点提示：望舌苔的内容及其临床意义。

（四）舌诊的临床意义

由于舌象的变化能较客观地反映病情，所以舌诊对于临床辨证论治、判断疾病转归及其预后，都有十分重要的意义。

1．判断正气盛衰 因舌质受脏腑气血的荣润，舌苔乃胃气所生，故舌质红润为气血旺盛，舌质淡白则气血虚损；舌苔薄白而润者胃气充盛，舌光无苔是胃之气阴不存。

2．辨别病位深浅 舌苔薄，为疾病初起，病位在表；舌苔厚，为病邪入里，病位较深；舌质绛者，为热入营血，病情危重。

3．区别病邪性质 白苔多主寒证；黄苔多主热证；腻苔多属痰湿；腐苔多属食积；黄腻苔主湿热；舌质紫暗或边有瘀点、瘀斑者，主瘀血证；舌体歪斜或强硬，多为中风证。

4．推断病势进退 舌苔由薄白转黄厚、变灰或黑，说明疾病由表入里，由寒化热，由轻变重；舌苔由润转燥，多是热盛而津液耗伤；舌苔由厚变薄，由燥转润，是病邪渐退，津液来复之佳兆。

5．测知病情预后 舌胖瘦适中，活动自如，淡红润泽，舌面有苔等，是正气内存，胃气旺盛，预后多佳；舌质干枯，舌苔骤剥，舌体强硬或歪斜等，多属正气亏虚，胃气衰败，病情危重，预后多凶。

第二节 闻 诊

闻诊是通过听声音和嗅气味来诊断疾病的方法。听声音是指诊察患者的语声、呼吸、咳嗽、呃逆、嗳气等各种声响；嗅气味是指嗅患者的口气、体气和排泄物等异常气味。

一、听声音

（一）语声

语声的强弱和语言的错乱，可反映出正气的盛衰与邪气的性质。

1．语声强弱　患者语声高亢洪亮，多言而躁动者，属实证、热证；语声低微无力，少言而沉静者，属虚证、寒证。语声重浊，常见于外感，亦见于湿浊阻滞，为肺气失宣所致。声音嘶哑，不能发音，称"失音"，亦分虚实，实者为外邪袭肺、肺失宣发所致；虚者多肺肾阴虚、津不上承所致。

2．语言错乱　语言错乱多属心的病变。如神志不清、语无伦次、声高有力者，称"谵语"，多属热扰心神之实证；若神志不清，语言重复，时断时续，声音低弱者，称"郑声"，多属心气大伤、神无所依之虚证。精神抑郁、自言自语，或喃喃独语，或哭笑无常者，多为痰气郁闭之癫证；神志失常，狂躁妄动，言语粗暴者，多为痰火扰心之狂证。

（二）呼吸

呼吸有力、声高气粗，为外感邪气有余，属热证、实证；呼吸低微，气少不足以息，称"少气"，多因内伤正气不足所致，属虚证、寒证。呼吸困难，张口抬肩，鼻煽，不能平卧者为喘证。喘分虚实：实喘声高气粗，胸闷，以呼出为快，多因肺有实邪，气机不利所致；虚喘声低息微，呼多吸少，气不接续，以深吸为快，多因肺肾虚损、气失摄纳所致。哮证乃喘气时喉中有哮鸣声，多属外邪引动宿痰而发。

（三）咳嗽

有声无痰谓之咳，有痰无声谓之嗽，有痰有声谓之咳嗽。咳声重浊有力属实证；咳声低微属虚证；咳痰清稀为外感风寒；咳痰黄稠为肺热；痰多易咳出，为寒湿或痰饮；干咳无痰或少痰，多属燥邪犯肺或阴虚肺燥；咳声阵发，发则连声不断，终止时似鹭鸶叫声，名为"顿咳"或"百日咳"，常见于小儿，属肺实证。

（四）呃逆、嗳气

1．呃逆　俗称"打呃"，是胃气上逆，冲膈动喉而发出的冲击声，以声短而频为特征。呃声频频，连续有力，高亢而短者，多属实热；呃声低沉而长，声弱无力，良久一作者，多属虚寒。久病见呃逆，且声音低怯者，为胃气将绝之兆。

2．嗳气　为自感气从胃中直上冲击喉咙发出的声音，其声长而缓，也是胃气上逆的一种表现。饱食之后，偶有嗳气，并非病态。若嗳气酸腐，兼胸脘胀满者，多为食滞内停；嗳声响亮，频频发作，且嗳气后腹胀得减者，多为肝气犯胃；嗳气低沉，无酸腐气味，纳谷不香者，多为脾胃虚弱，常见于久病患者或老人。

二、嗅气味

（一）口气

正常人不会出现口臭。口气臭秽，多属胃热或消化不良，也见于龋齿、口腔不洁；口气酸馊，多为胃有宿食；口气腐臭，多为牙疳或有内痈。

（二）排泄物与分泌物

排泄物与分泌物包括二便、痰液、脓液、经带等。有恶臭者多属实热证；略带腥臭者多属虚寒证。如大便臭秽为热结肠道；便溏腥臭为脾胃虚寒；矢气酸臭为宿食停滞。尿臊黄少多为下焦湿热；小便清长无臭为肾虚。妇女带下清稀有腥气多属脾肾虚寒，气味臭秽而黄稠者多属湿热下注。

第三节　问　诊

问诊是医生通过对患者或陪诊者进行有目的的询问，从而了解疾病的发生、发展、治疗经过和现在症状、既往病史等情况，以诊察疾病的一种方法。古代医家谓其为"诊病之要领，临证之首务"，说明了问诊的重要性。

一、问诊的意义及方法

问诊是了解病情，诊察疾病的重要方法，在四诊中占有重要的地位。问诊是医生判断致病原因、分析病情、判断病位、掌握病性不可缺少的重要依据。

医生问诊应在较安静适宜的环境下进行；询问病情，切忌使用医学术语；问诊时应重视患者主诉，要善于抓住主诉，并围绕主诉深入询问。

二、问诊的内容

问诊的主要内容包括一般情况、主诉、现病史、既往病史、家族病史等。询问时应根据患者就诊的情况：如初诊或复诊、急或缓等实际，有针对性地进行询问。

（一）问一般情况

一般情况包括患者的姓名、性别、年龄、职业、民族、婚否、籍贯、工作单位、住址等。询问一般情况，有两方面临床意义：一方面便于与患者或家属进行联系和随访，对患者的诊断和治疗负责，也便于为临床研究收集资料；另一方面可根据患者的年龄、性别、职业、婚否、籍贯等，获得与疾病有关的资料，为诊断治疗提供一定的依据。

（二）问现病史

现病史是指围绕患者就诊时的主要病痛，从起病到此次就诊时发病情况、病变过程，以及诊治的经过。

1. 发病情况　主要包括发病时间的新久、发病原因或诱因，最初的症状及性质、部位，当时曾作何处理等。一般起病急、时间短者，多属实证；患病久、反复发作、经久不愈者，多属虚证或虚实夹杂证。医生通过询问患者的发病情况，对辨别疾病的病因、病位、病性有重要作用。

2. 病变过程　医生了解患者的病变过程，一般按疾病时间先后顺序进行询问，如某一阶段出现哪些症状、症状的性质、程度的变化以及有无新病情出现、病情变化有无规律等。通过询问病变过程，对了解疾病邪正斗争情况，以及病情发展趋势有重要的临床意义。

3. 诊治经过　有些患者，尤其是患病较久者，在就诊前已经过他人诊断和治疗。所以，对初诊者很有必要询问曾做过哪些检查、结果怎样；得出何种诊断、诊断的依据是什么；经过哪些治疗、治疗的效果及反应等。了解诊治经过，可作为当前诊断与治疗的参考。

（三）问既往病史和家族病史

1. 既往病史　既往病史又称过去病史，主要包括患者平素健康状况，以及过去曾患疾病的情况。还应注意询问患者是否接受过预防接种、有无药物或其他物品的过敏史、做过何种手术治疗等。

2. 家族病史　家族病史主要询问与患者长期生活相处的父母、兄弟姐妹、爱人、子女等接触密切的人的健康和患病情况，必要时应注意询问直系亲属的死亡原因。

了解既往病史和家族病史，可帮助诊断某些传染病和遗传性疾病，且对诊断现有疾病具有重要的参考价值。

（四）问现在症状

现在症状是指患者就诊时所感到的痛苦与不适，以及与其病情相关的全身情况等。问现在症状的内容涉及范围较为广泛，医生询问时应首先抓住患者的主症，围绕主病，有目的、有步骤地进行询问。清代陈修园总结前人经验写有《十问歌》："一问寒热二问汗，三问头身四问便，五问饮食六胸腹，七聋八渴俱当辨，九问旧病十问因，再兼服药参机变。妇女尤必问经期，迟速闭崩皆可见。再添片语告儿科，预防接种全占验。"《十问歌》内容言简意赅，可作临床问诊时参考，但在实际运用时，须根据患者的不同病情，灵活而有主次地询问。

1．问寒热　是指询问患者有无怕冷与发热的感觉。寒与热是临床上常见的症状，是辨别病邪性质和机体阴阳盛衰的重要依据。寒有恶寒、畏寒之分。患者感觉寒冷，虽覆加衣被或近火取暖仍觉寒冷者，称为恶寒，多为外感寒邪所致；患者身寒怕冷，但加衣被或近火取暖而有所缓解者，称为畏寒，多为内伤阳虚所致。热即发热，包括体温高于正常的发热以及体温正常而患者自我感觉的发热。寒热表现的形式有恶寒发热、但寒不热、但热不寒、寒热往来四种。

（1）恶寒发热：是指恶寒与发热同时出现，多属外感表证，为外邪袭表、正邪相争的表现。一般来说，恶寒重、兼发热，为外感风寒；恶寒轻、兼发热，为外感风热。寒热的轻重还与感邪轻重、正邪强弱有关，如感邪轻者，恶寒发热俱轻；感邪重且正不虚者，发热恶寒俱重；感邪重且正气虚者，恶寒重而发热轻。

（2）但寒不热：患者只觉畏寒而不发热者，称但寒不热，多见于里虚寒证。因阳气虚于内，不能温煦肌表所致，常伴面色苍白，肢冷蜷卧等虚寒症状。新病则多见于寒邪直中脏腑，损伤阳气的里实寒证。

（3）但热不寒：患者不恶寒而只恶热或发热者，称但热不寒。临床常见以下几种情况：

1）壮热：患者高热不退（体温超过 39 ℃），不恶寒，反恶热者，称壮热。为里热亢盛，蒸腾于外所致。常伴有烦渴、汗多、脉洪大等。

2）潮热：潮热是指患者发热如潮汐之定时，或定时热甚，故名潮热。

①阳明潮热：其特点是热势较高，每于日晡（申时，即下午 3 ～ 5 时）热甚，兼见腹满、便秘，属阳明腑实证。因热结于阳明，日晡为阳明经气当旺之时，故日晡热甚。②湿温潮热：其特点是身热不扬，午后热甚。其病多在脾胃，因湿遏热伏，热难透达，故身热不扬（初扪肌肤不觉甚热，稍久灼手）；午后属阴，湿为阴邪，旺于阴分，故午后热甚。多伴有胸闷，呕恶，头重身困，便溏，苔腻等症。③阴虚潮热：其特点是午后或入夜低热，五心烦热，甚至有热自深层向外透发的感觉，兼见颧红，盗汗等，属阴虚证。因阴虚不能制约阳气，午后及夜间阳气外达而失敛，于是外散于肌肤。

> ➤ 考点提示：潮热是指患者发热如潮汐之定时或定时热甚，分为阳明潮热、湿温潮热和阴虚潮热。

3）微热：即低热。指发热时间较长，而热势仅稍高于正常体温的轻度发热。临床多见于阴虚潮热、气虚发热、气郁化热等。

（4）寒热往来：恶寒与发热交替发作，称寒热往来，属半表半里证，为邪正分争，互为进退的表现。若寒热交替发作无定时，兼口苦咽干，目眩等，属少阳病；寒战与壮热交替发作，发有定时，兼头痛剧烈，口渴汗出者，属疟疾。

2．问汗　汗是阳气蒸化津液，出于体表而成。问汗主要诊察有无汗出、汗出时间、多少、部位、性质等，结合兼证，以辨表里寒热虚实。

（1）有汗、无汗：出汗与恶寒发热并见，苔薄白，脉浮缓，属表虚证，因表虚腠理不固，津液外泄；伴有恶寒发热，咽痛，舌边尖红，苔薄黄，脉浮数，属风热表证，因风、热属阳邪，能致腠理疏松而汗出。发热恶寒而无汗，属表寒证，因寒性收敛而使汗孔闭塞。大汗，壮热，烦渴者属里实热证，因里热亢盛，蒸津外泄，故大汗出。大汗淋漓伴有脉微肢冷，神疲气弱，则多属阳气暴脱于外，津液随之外泄的重证，又称为"绝汗"。

（2）汗出时间：白天经常汗出不止，活动尤甚者为自汗，属阳气虚，多因阳气不足，卫外不固所致。入睡则汗出，醒则汗止者为盗汗，属阴虚，因入睡后阳入于阴，阴虚不能潜阳，阳气扰动营阴，迫津外泄而汗出。

（3）汗出部位：汗出仅限于头部，多因上焦邪热，或中焦湿热郁蒸所致。若头汗见于大病之后，或老年人气喘而头汗出，多为虚证。重病后期，突然额汗大出，兼见四肢厥冷，脉微细欲绝者，则是虚阳上越，阴不附阳，津随阳脱的危象。半侧身体出汗，或上或下，或左或右，都为风痰或风湿阻滞经络，营卫不调，或气血不和所致。若手足心汗出过多，又兼口燥咽干，便秘尿赤等，多为脾胃湿热郁蒸所致。

➤ 考点提示：患者汗出情况的临床意义。

3．问疼痛　主要询问疼痛的性质、部位和持续时间等。

（1）疼痛的性质：导致疼痛的病因病机不同，可使疼痛的性质及特点各异。凡新病疼痛，痛势剧烈，持续不解而拒按者为实证；久病疼痛，痛势较轻，时痛时止而喜按者为虚证。

1）胀痛：胀痛是气滞疼痛的特点，是机体某一部分或某一脏腑气机阻滞，运行不畅所致。其特点是痛而且胀，胀重痛轻，部位不定，嗳气或矢气后能减轻。在机体很多部位都可出现，以胸、脘、腹部最常见。

2）刺痛：刺痛即疼痛如针刺，是瘀血疼痛的特点。疼痛固定不移，拒按。以胸胁、少腹、胃脘部为多见。

3）隐痛：疼痛不剧，但绵绵不休，称为隐痛。多因精血亏损，或阳气不足，阴寒内生，机体失于濡养、温煦所致。多见于头、脘、腹、腰部的虚痛。

（2）疼痛的部位

1）头痛：头为诸阳之会，手足三阳经循于头面，厥阴经亦上巅顶，五脏六腑之精气皆上注于头，故六淫外袭、内伤诸疾，均可导致头痛。临床可根据头痛的不同部位，判断其病变属于何经。一般头项痛属太阳经，两侧痛属少阳经，前额痛属阳明经，头顶痛属厥阴经。外感头痛，一般发病较急，病势较剧，且痛无休止；痰浊上蒙，多呈沉重而痛；瘀血阻络，多为头刺痛；营血不足，不能上荣清窍，多为绵绵作痛，眩晕；肾精不足，髓海空虚，多为头空痛。

2）胸痛：胸为心肺所居，故心肺的病变常可导致胸部疼痛。胸闷痛而痞满者，多为痰饮；胸胀痛而走窜，嗳气痛减者，多为气滞；胸痛，咳喘发热，多为肺热；胸痛伴潮热，盗汗，颧红，多是肺痨；胸痛彻背，背痛彻心，多为心阳不振、痰浊阻滞的胸痹；胸前闷痛如刺，甚如刀绞，伴有汗出肢冷的，多属气血瘀阻，阳气衰微证；胸痛而咳吐脓血者，多见于肺有脓疡。

3）胁痛：多与肝胆病关系密切，可见于肝郁气滞、肝胆湿热、肝胆火旺、瘀血阻络及水饮内停等病证。

案例讨论

　　单某，女，25 岁。两年前患者因家庭纠纷发生胁痛，病初两胁胀痛，走窜不定，寝食如常，尚能工作。今年年初以来，两胁痛甚，痛处不移，入夜痛甚，坐卧不安，影响工作，遂前来求治。

　　请分析该病如何诊断。

　　4）胃脘痛：胃脘冷痛，得热减轻，为寒邪客胃；胃脘灼痛，消谷善饥，口臭便秘，属胃火炽盛；胃脘隐痛，喜温喜按，呕吐清水，属胃阳不振；胃脘隐痛，嘈杂不舒，饥不欲食，舌红少苔，为胃阴虚；胃脘刺痛，痛有定处，属胃腑瘀血；胃脘胀满疼痛，嗳腐吞酸，为食滞胃脘。

　　5）腹痛：腹部分为大腹、小腹、少腹三部分。脐以上为大腹，属脾胃；脐以下为小腹，属肾、膀胱、大小肠及胞宫；小腹两侧为少腹，是肝经经脉所过之处。大腹隐痛，喜温喜按，为脾胃虚寒；小腹胀痛，小便不利，是膀胱气化不利，属癃闭；少腹冷痛，牵引阴部，为寒滞肝脉；绕脐痛，有块状物或条索状物，按之可移，为虫积。

　　6）腰痛：腰为肾之府，腰痛多见于肾的病变。因风、寒、湿邪阻滞经脉，或瘀血阻络者，为实证，多呈冷痛、重痛、或刺痛等；因肾精不足或阴阳虚损，失于濡养、温煦者，为虚证，多呈酸痛、隐痛、空痛等。

　　7）四肢痛：四肢痛，或在关节，或在经络，或在肌肉，多由风寒湿邪侵袭，阻碍气血运行所致。亦有因脾胃虚弱，水谷精气不能濡养四肢而致者。若足跟独痛，或腰膝酸痛者，多属肾虚，常见于年老体弱之人。

　　4．问头身胸腹不适　头身胸腹不适是指头身胸腹的不适感或者异常表现，如头晕、心悸、胸闷、脘痞、腹胀、身重等。

　　（1）头晕：患者自觉眩晕，轻者闭目即止，重则自觉四周旋转，站立不稳，称"头晕"。头晕的致病原因较复杂，问诊时应注意了解引发或加重头晕的因素及兼症。

　　（2）心悸：自觉心跳加快、心慌、悸动不安，甚至不能自主，称"心悸"。心悸多与心的病变有关。因受惊而心悸，或心悸易惊，恐惧不安，称"惊悸"，惊悸多时发时止，全身情况较好，病情较轻。心慌不已，心跳剧烈上至心胸、下至脐腹，称"怔忡"。怔忡较心慌、惊悸严重，持续时间较长，全身情况较差，多因情志过激、劳累过度所致。

　　（3）胸闷、胁胀：胸部感觉痞塞满闷，称"胸闷"；胁部一侧或两侧感觉胀满不舒，称"胁胀"。胸闷多与心、肺、肝等病变有关；胁胀多与肝胆及其经脉病变有关。

　　胸闷兼心悸气短，多因心气不足或心阳不振所致；胸闷兼心痛如刺，多因心血瘀阻所致；胸闷兼痰多，多因痰湿内阻、肺气壅滞所致；胸闷胁胀而善太息，多因肝气郁结所致。

　　（4）脘痞：自觉脘部胀满不舒，称"脘痞"，又称"脘胀"。脘痞多与脾胃病变有关。

　　（5）腹胀：自觉腹部胀满痞塞，如物支撑，称"腹胀"，腹胀多与胃肠气机不畅有关。腹胀如鼓，皮色苍黄，腹壁青筋暴露，称"臌胀"；小儿腹胀而大，面黄肌瘦，纳呆，多属疳积。

　　（6）身重：身体感觉沉重，如负重物，转侧挪动困难，称"身重"，多因水湿滞留于肌肤、骨节所致。

　　5．问饮食口味　包括问食欲、食量、口渴与口味等方面。

　　（1）食欲与食量：了解患者的食欲状况、进食多少，对于判断其脾胃功能以及疾病的预后有重要的临床意义。食少纳呆者，或为脾胃气虚，或为内伤食滞，或为湿邪困脾；厌食腹胀，嗳腐吞酸，多是宿食停滞；厌食油腻，胁胀呕恶，可见于肝胆湿热，横逆犯胃；消谷善饥者，多为胃火炽盛，伴有多饮多尿者，多见于消渴；饥不欲食者，常因胃阴不足所致；小儿嗜食异物，如泥土、生米等，多是虫积之征。

疾病过程中，食量渐增，表示胃气渐复；食量渐减，常为脾胃功能减退的表现。但久病、重病，厌食日久者，突然思食、索食、多食，多为脾胃之气将绝之征，属"回光返照"之象。

（2）口渴与饮水：口渴与否、饮水多少，常反映津液的盈亏和输布情况。病变过程中口不渴，标志津液未伤，多见于寒证。如口渴喜冷饮，兼壮热面赤，烦躁多汗，脉洪大者，属实热证。口渴引饮，小便量多，兼能食消瘦者，为消渴。汗、吐、下太过，耗伤津液，亦可见口渴引饮。口渴不多饮，为津伤不重或津液输布障碍所致；若口干不欲饮，颧红，潮热者，为阴虚证；口渴喜热饮，所饮不多或饮入即吐者，属痰饮内停，为阳虚不能化水所致。

（3）口味：即患者口中的异常味觉。口淡乏味，属脾胃气虚；口甜或黏腻，属脾胃湿热；口中泛酸，多为肝胃不和；口苦多属热证，常见于胃热、肝胆湿热、外感发热；口咸多属肾病。

6．问睡眠　应注意询问睡眠时间的长短、入睡的难易、有无多梦等，睡眠失常主要有失眠和嗜睡两种。

（1）失眠：是以经常不易入睡，或睡而易醒、不能复睡，甚至彻夜不眠为其证候特点，且常伴有多梦或恶梦纷纭。失眠是阳不入阴，神不守舍的病理表现。其致病原因主要有两方面：一是营血亏虚，不能濡养心神，或阴虚火旺，内扰心神，以致阳不入阴、心神不宁而失眠、多梦；二是邪气干扰，如痰、火上扰心神，或食滞胃脘，浊气上泛，扰动心神而致失眠。

（2）嗜睡：是不分昼夜，时时欲睡的症状。多因机体阳虚阴盛或湿困脾阳所致，亦可见于温病邪入心包的患者。如困倦嗜睡，伴头目昏沉、身重脘闷者，为湿邪困脾、清阳不升所致。若食后嗜睡，伴神疲倦怠、食少纳呆者，多属中气不足、脾失健运所致。大病后，精神疲乏而嗜睡，是正气未复的表现。而热性病出现高热昏睡，为热入心包之象。

7．问二便　应注意二便的性状、颜色、时间、气味、量的多少以及排便次数和伴随症状等。

（1）大便：大便异常主要包括便次、便质以及排便感觉的异常。

1）便秘：指大便干燥，排出困难，排便次数减少。便秘又须辨虚实：阳虚气弱，推动无力，或阴虚血少，肠燥便结者，为虚秘，多见于久病、老人、孕妇、产后等；新病伴腹胀疼痛或发热者，多属实证、热证。

2）泄泻：泄指大便稀软不成形；泻指粪便如水下注者。如大便清稀如水或兼有恶寒发热者，为外感寒湿；大便黄褐、热臭，肛门灼热，多为湿热；大便酸臭为食积；久泻不止，完谷不化，或便稀溏薄，迁延日久，多为脾虚；黎明前腹痛腹泻，泻后即安，为肾阳虚；大便脓血，伴里急后重，为痢疾。

3）排便感异常：①肛门灼热：指排便时肛门有灼热感，多因大肠湿热下注所致。②里急后重：指腹痛窘迫，时时欲便，肛门重坠，便出不爽，多因湿热内阻所致。③滑泻失禁：又称"滑泻"，指大便不能控制，滑出不禁，甚则便出而不自知，多因脾肾虚衰、肛门失约所致。④肛门气坠：指肛门有下坠感，多因脾虚气陷所致。

（2）小便：问小便一般应询问尿量、次数及排尿异常感觉等。

1）尿量增多：若小便清长量多，伴畏寒神疲，属虚寒证；若小便量多，伴口渴多饮、饮一溲一者，多为消渴；若排尿频数或尿失禁，尿量多，色澄清者，为肾气不固，膀胱失约；若夜尿增多，小便清长，多见于老年人或肾阳虚者。

2）尿量减少：若尿量少色赤，多属热盛伤津，或汗、吐、下后伤津所致。若尿少肢肿，属水湿内停、气化不利的水肿病；小便不畅，点滴而出，或小便不通，小腹胀急者，称为癃闭，多因湿热蕴结膀胱，或瘀血、结石阻塞，属实证；若因肾阳亏虚，不能气化所致，则为虚证。

3）排尿感异常：如排尿不畅而痛，或尿意急迫，尿道有灼热感，多为湿热下注的淋证；尿后余沥不尽，为肾气不固；睡眠中不自主排尿为遗尿，为肾气不足、膀胱失约的虚证。

8. 问经带　女性患者除以上内容之外，还应询问其经、带、胎、产等情况。

（1）问月经：主要询问月经的周期、行经天数及月经的量、色、质等。月经正常周期一般为 28 天左右，行经时间 3 ～ 5 天，经量适中，经色正红无块。

1）经期异常：①若月经周期提前 7 天以上，且连续两个周期以上者，称为月经先期。月经先期经色深红、质稠量多者，属血热，为热邪灼伤脉络，迫血妄行所致；月经先期经色淡红、质稀量多者，属气虚，为气不摄血所致。②月经周期延后 7 天以上，且连续两个周期以上者，称为月经后期。月经后期经色淡红、质稀量少者，属血虚，为血少，血海不能按时满溢所致；若月经后期经色紫暗有块、量少，为寒凝血瘀，因寒凝血脉，血行缓慢，或瘀血阻滞，血行不畅所致。③月经或前或后 7 天以上，经期错乱不定者，称为月经先后无定期。多因肝气郁结，疏泄失职，气机不调，或肾虚，封藏失司，或瘀血阻滞，使血海蓄溢失常，月经错乱。

2）经量异常：由于个体素质、年龄的不同，在正常情况下，经量的多少也有差异，但属生理范围。①经量超过生理范围，称为月经过多，多因血热、气虚所致。②经量明显少于生理范围，称为月经过少，多属精血亏虚。

3）经行异常：正常月经一般每月 1 次，信而有期，故又称月信。若超出正常范围，就属异常。异常月经有生理和病理两种。如有月经两月一行的称并月，三月一行的称居经，一年一行的称避年，终身不来月经而能受孕的称暗经，受孕早期仍能按月来经而不影响胎儿的称激经。这些都属生理上的特殊现象，不是月经疾病。病理上的月经异常即月经病，除上述的经期、经量异常外，临床常见有痛经、闭经、崩漏等。①痛经：即经行腹痛，是指在经期前后，或行经期间发生下腹部疼痛，甚至剧痛难忍，并伴随月经呈周期性发作者。经前小腹胀痛，经后痛减者，多属气滞血瘀之实证；经后小腹隐痛，兼见腰酸者，多为血虚或肾虚之证；经行小腹冷痛，得热痛减者，为寒凝胞脉所致。②闭经：即经闭不行。妇女年满 18 周岁月经尚未来潮，或月经周期建立后，又连续停经 3 个周期以上未孕者，称为闭经。多因精血衰少，血海空虚，或由寒凝、瘀血、痰湿阻滞胞脉所致。③崩漏：是指妇女不在行经期间，阴道大量出血，或持续下血，淋漓不断者。一般来势急，出血量多的称为崩；来势缓，出血量少的称为漏。二者常可相互转化，相兼出现，故临床上崩漏并称。若血色紫暗有块，腹痛者多属血瘀；若血色深红质稠，口渴心烦者属热证；若量多，色淡质稀者属气虚或肾虚。

（2）问带下：正常情况下，妇女阴道内分泌少量白色黏液，以起濡润和防护作用。若分泌过多，淋漓不断，或色、质改变，或有臭气，即为带下病。询问带下，应注意带下的量、色、质、味等的异常变化。带下量多，色白质稀，无臭气者，属脾虚或肾虚；带下量多，色黄质稠有臭气，伴外阴瘙痒者，属湿热下注；带下色红黏稠，或赤白相间，微臭者，多因肝郁化热，胞络受损所致；若绝经期后仍见带下色红淋漓不断者，应考虑是否为癌症。

9. 问小儿　除一般问诊内容外，应结合小儿的生理特点，注意询问是否足月顺产，出生及哺养情况，是否患过麻疹、水痘，预防接种情况，以及父母兄妹的健康状况与家族中有无遗传性疾病等。关于疾病的起因，应问有无伤风受凉、伤食、惊吓等。此外，还须询问传染病接触史。

第四节　切　诊

切诊包括脉诊和按诊，是医生运用手和指端的感觉，对患者体表某些部位进行触、摸、按、压，以诊察疾病的方法。其中脉诊是按压患者的脉搏；按诊是对患者的肌肤、手足、胸腹、腧穴等有关部位的按压。

一、脉诊

脉诊又称切脉、候脉等,是医生运用指端的触觉切按患者脉搏,探测脉象,以了解病情、辨别病证的诊察方法。

（一）脉象形成的原理

脉象的形成与脏腑气血密切相关。因心主血脉,脉为血之府,在心气的推动下,血液在脉管中运行,故气动脉应,脉搏乃生;此外,还有赖于其他脏腑的协调配合:肺朝百脉,血液亦有赖肺气敷布全身;脾胃为气血生化之源,以补充血液;脾主统血,保证血液在脉道内运行;肝藏血,主疏泄,以调节血量;肾藏精,肾精所化之气为人体阳气之根,所化之血为血液来源之一。

（二）诊脉的部位与方法

1. 诊脉部位 诊脉的部位历来有多种,现在临床运用"寸口诊法",即切按患者两手腕后桡动脉搏动明显处。寸口脉分为寸、关、尺三部（图9-3）。正对腕后高骨(桡骨茎突)处为关部,关前为寸部,关后为尺部。两手各有寸、关、尺三部,他们分候的脏腑是:左寸候心、左关候肝、左尺候肾;右寸候肺、右关候脾、右尺候肾（命门）。

2. 诊脉方法 诊脉时间以平旦(清晨)为宜,因此时患者不受饮食、活动等各种因素的影响,气血经脉处于少受干扰状态,故容易鉴别病脉,但不

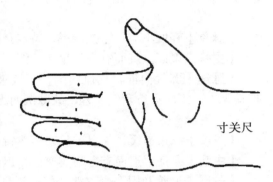

图9-3 诊脉寸关尺部位示意图

必拘泥于平旦,遇患者可随时诊脉,但应让患者稍事休息,使气血平和。诊脉时,患者取坐位或仰卧位,手掌向上平放在与心脏同一水平上,并垫脉枕,以便气血通畅。医生用左手诊患者的右手脉,用右手诊患者的左手脉。医生先用中指按在患者高骨上定关脉部位,然后用示指、环指按其寸、尺部。三指应呈弓形斜按在同一水平,以指腹接触脉体,布指疏密以患者身材高矮及臂之长短而调整。小儿寸口脉狭小,不能容三指,可用"一指(拇指)定关法",而不细分三部。三岁以下的小儿可用望示指络脉代替切脉。

诊脉时常用三种指力体察脉象:用轻指力按在皮肤上称举,又称浮取或轻取;用重指力按压至筋骨间称按,又称沉取或重取;指力不轻不重,以委屈求之称寻,又称中取。三指平布同时切脉的,称为总按法;单用一指切脉的,称单按法。医生根据临床需要,可用举、寻、按或相反的顺序触按,也可分部取一指直压以体会脉象的变化。寸、关、尺三部,每部有浮、中、沉三候,合称三部九候。

诊脉时,要求医生呼吸自然均匀,态度认真,把注意力集中于指下,用一呼一吸时间(称为一息)计算患者脉搏至数。每次诊脉时间是每侧脉搏搏动不得少于50次,即必满50动,才能察知五脏之气。

（三）正常脉象

正常脉象又称平脉或常脉,其基本形象是三部有脉,不快不慢 [一息四至,60～80（次/分）],不浮不沉,不大不小,来去从容,柔和有力,节律一致,沉取不绝。正常脉象应具备"有胃、有神、有根"三个特点。有胃是以从容、和缓、流利为特点,反映脾胃的功能和营养状况良好;有神以脉率整齐、柔和有力为特点,反映心神健旺;有根主要表现在尺脉有力、沉取不绝两个方面,反映肾气充足。

正常脉象与内外环境关系密切,如四时脉象的变化为春弦、夏洪、秋浮、冬沉。年龄性别

不同，脉象表现亦不相同：小儿脉搏偏快，青壮年人脉搏有力，老年人脉搏较弱，运动员脉多迟缓，成年女性较成年男性脉搏快且弱。人运动、饮食及情绪激动，也会影响脉象的变化，但稍事休息即恢复正常。此外，有的人脉不见于寸口，而从尺部斜向手背，称斜飞脉；若脉出现在寸口的背部，称反关脉，均为生理性特异现象，不属病脉。

（四）常见病脉与主病

疾病反映于脉象的变化，称为病脉。病脉分类甚多，历代各有不同，现将临床常见的 16 种病脉的脉象及其主病分述如下。

1．浮脉

【脉象】轻取即得，重按稍弱。特点是脉搏显现部位表浅。

【主病】表证，亦主虚证。

【脉理】外邪袭表，卫阳与之相争，脉气鼓动于外，故应指而浮；久病体虚见者，多浮大无力，为阴不敛阳、虚阳外越所致，不可误作表证。

2．沉脉

【脉象】轻取不应，重按始得。特点是脉象显现部位深。

【主病】里证。沉而有力为里实，沉而无力为里虚。

【脉理】邪气内郁，气血内困，阳气被遏不能鼓动脉气于外，故脉沉而有力；阳气衰微，推动无力，不能运行营气于外，故脉沉而无力。

3．迟脉

【脉象】脉来迟缓，一息不足四至。特点是脉搏较慢，每分钟不足 60 次。

【主病】寒证。迟而有力为实寒证，迟而无力为虚寒证。

【脉理】迟脉乃因寒凝气滞，气血运行不畅而成。实寒证则血凝气滞，气血充盈，血行缓慢，故脉迟而有力；若阳气虚弱，无力推动气血正常运行，则脉迟而无力。

4．数脉

【脉象】脉来急促，一息脉来五至以上。特点是脉搏较快，每分钟 90 次以上。

【主病】热证。数而有力为实热，数而无力为虚热。

【脉理】邪热亢盛，鼓动血脉，血行加速，故见脉数而有力；久病阴液耗损过度，虚热内生，脉亦见数，但数而无力。

5．虚脉

【脉象】三部脉举按皆无力，为无力脉的总称。

【主病】虚证。多为气血两虚。

【脉理】虚为气血不足之象。气虚无力运血，则脉来无力，血少则脉道不充，故按之空虚。

6．实脉

【脉象】三部脉举按均有力，为有力脉的总称。

【主病】实证。

【脉理】正盛邪实，正邪相搏，气血涌盛，故脉应指有力。

7．滑脉

【脉象】往来流利，应指圆滑，如珠走盘。

【主病】痰饮，食滞，实热。

【脉理】滑乃气血充盛之象，血盛则血流量大，气足则血运有力，是以血行通畅，应指而滑。平人脉滑而冲和，是营卫充实之象；病者见滑脉，为实邪壅盛于内，气血充盈而致。若孕妇见滑脉，乃血盛养胎，不为病脉。

8．涩脉

【脉象】往来艰涩不畅，如轻刀刮竹。

【主病】精亏血少，气滞血瘀，夹食夹痰。

【脉理】精亏血少，不能濡养经脉，血行不畅，往来艰涩，故脉涩而无力；气滞血瘀或食痰胶结，气机不畅，血行受阻，故脉涩而有力。

9．洪脉

【脉象】脉来极大，满指有力，状如波涛汹涌，来盛去衰。特点是脉体阔，且波动大。

【主病】热盛。

【脉理】邪热炽盛，热盛血涌，脉道扩张，故见脉洪。若久病气虚或虚劳、失血、久泄等病见洪脉，但必洪大而虚，此乃阴虚阳浮之象，为邪盛正衰的危象。

10．细脉

【脉象】脉细如线，应指明显。特点是脉体窄，且波动小。

【主病】诸虚劳损，湿证。

【脉理】细脉之因，多为气血不足所致。营血亏虚，脉道不能充盈，故脉细如线；气虚则血运乏力，故脉细软无力。湿邪阻遏脉道，则脉细缓而无力。若热病神昏脉细数，是热邪深入营血或邪陷心包之危候。

11．濡脉

【脉象】浮而细软，举之有余，按之渐无。

【主病】虚证，湿证。

【脉理】气血不足，脉道狭小，脉行无力，则见脉浮而细软，柔软无力，故主虚证。湿邪侵袭，阻遏阳气，脉气不振，则脉来细软。

12．弦脉

【脉象】端直以长，如按琴弦。特点是脉体的硬度大。

【主病】肝胆病，痰饮，痛证，疟疾。

【脉理】邪气滞肝，疏泄失常，气机不利，则脉气劲急，故脉弦；痛证、痰饮，阻滞气机，导致经脉拘急而脉弦。

13．紧脉

【脉象】脉来绷急有力，状如牵绳转索。特点是搏动的张力大。

【主病】寒证，痛证，宿食。

【脉理】寒主收引，阴寒之邪外袭或内闭，阻碍阳气，寒邪与正气相搏，以致脉道紧张而拘急；痛则不通，脉气因而阻滞，故见紧脉；饮食停积胃肠，气机升降受阻，正邪相搏则脉拘而紧。

14．代脉

【脉象】脉来一止，止有定数，良久复来。特点是脉来缓弱而呈有规则的间歇。

【主病】脏气衰微，风证，痛证，惊恐，跌打损伤。

【脉理】因脏气衰微，元气不足，气血亏损，脉气难以为续，故脉来微弱而止有定数，且歇止时间较长。若逢惊恐、风证、痛证、跌仆损伤而瘀阻气机，致脉气不能衔接，则见代脉而有力。此外，个别孕妇接近分娩时亦可出现代脉。

15．结脉

【脉象】脉来缓慢，时而一止，止无定数。特点是脉来迟缓而呈不规则间歇。

【主病】阴盛气结，寒痰瘀血，癥瘕积聚。

【脉理】结脉乃阴寒结聚，或气血痰食凝滞经脉，致使脉气不相接续，故脉来缓慢，偶有停顿。若心阳不足，气血虚弱，血流不畅，亦可见脉迟缓时有中止。

16．促脉

【脉象】脉来急数，时有一止，止无定数。特点是脉来急促有力而呈不规则间歇。

【主病】阳盛实热，气血痰饮宿食停滞，虚脱。

【脉理】阳热亢盛，热迫血行，故脉急数；热盛灼津耗气，心气受损，血气不相接续，故脉有歇止。痰食瘀血留滞，脉气接续不及，亦可见促脉。两者皆脉促而有力。若脏气衰败，真元衰急，阴血虚少，气血运行不相顺接，亦见促脉，然脉必促而无力。

> ➤ 考点提示：常见病脉的特征及其临床意义。

（五）相兼脉与主病

相兼脉又称复合脉，是指两种或两种以上的病脉同时出现的脉象。如浮数相兼为二合脉，沉细数互见为三合脉。还有四合脉，如浮数滑实脉，但这种情况在临床上见到或运用的机会很少。

相兼脉的主病，往往是各单一脉象主病的总和，如浮紧脉为表寒证、沉细脉为里虚或血虚、滑数脉为痰热或痰火等。然而相兼必有原则，只有与自己不相反的脉才能相兼。如沉与浮、迟与数、滑与涩等，彼此相反，绝不能相兼。

二、按诊

按诊是医生对患者的肌肤、手足、脘腹及其他病变部位进行触摸和按压，以推断疾病的部位和性质的一种诊察方法。

（一）按肌肤

按肌肤主要了解肌肤的寒热、润燥及肿胀等情况。按肌肤的寒热，以辨别疾病的性质。一般阳证、热证多肌肤灼热；阴证、寒证多肌肤发凉；手足心热甚者多属阴虚内热。察肌肤的润燥，可了解患者有汗无汗和津液情况：若肌肤润滑，多属津液未伤；肌肤枯燥或甲错，多属津液已伤或有瘀血。按压肌肤肿胀，以辨别水肿和气肿：肌肤肿胀，按之凹陷不起者为水肿；肌肤绷紧，按之随手即起，多属气肿。

（二）按手足

按手足主要探明手足的寒热。手足俱冷是阳虚阴盛，属寒；手足俱热多为阳盛热炽。但要注意临床上有内热炽盛、阳郁于里不能外达的四肢厥冷，属里实热证。成人手足心热多为阴虚发热；小儿手足心热多为乳积、食积；手背热盛多为外感风寒。

（三）按脘腹

按脘腹主要检查脘腹的软硬、有无压痛及包块等情况。腹痛喜按为虚证，拒按为实证。腹部有肿块，按之软且聚散不定者为癥为聚，病属气分；按之坚硬，部位固定不移者为瘕为积，病属血分。腹痛绕脐，左下腹按之有块累累，伴有便秘者，为燥屎内结。右少腹作痛，尤以重按后突然放手时疼痛更剧，为肠痈。

（四）按腧穴

腧穴是经络的气血在人体表面聚集、注入或通过的重点部位，也是五脏六腑之气转输的地方。按腧穴是通过对身体上某些腧穴的按压，了解穴位的变化及异常反应，以验证内在脏腑病变的诊察方法。腧穴的变化主要是出现结节或条索状物，其异常反应为压痛或敏感反应。如肺病在肺俞穴可摸到结节，或中府穴有压痛；肝病在肝俞穴和期门穴有压痛；胃病在胃俞穴和足三里穴有压痛；肠痈在上巨虚穴（阑尾穴）有压痛等。临床实践证明，某些腧穴的敏感反应可以帮助医生对体内某些疾病进行鉴别诊断。

（五）按虚里

虚里位于左乳下心尖搏动处，为宗气汇聚之处，故诊虚里可以了解宗气的盛衰。正常情况下，虚里按之应手，动而不紧，缓而不急。若按之微弱为不及，属宗气内虚；其动应衣为太过，属宗气外泄；搏动过速多为胸腹积热，邪气亢盛，或虚阳外脱；若停止搏动，则宗气已绝；其动欲绝而无恶兆者，多为悬饮证。

━━━━━━━━━━━●　自测题　●━━━━━━━━━━━

一、单项选择题

1．久病、重病患者突然出现精神暂时"好转"假象，称为
　A．有神
　B．失神
　C．假神
　D．神乱
　E．神志异常

2．五色主病中，形成面色黄的主要原因是
　A．肝火上炎
　B．脾虚湿盛
　C．心肾阳虚
　D．肾阴亏损
　E．肾阳不足

3．舌与五脏关系中，舌中候
　A．心肺
　B．肝胆
　C．脾胃
　D．肾
　E．三焦

4．判断体内病邪深浅主要观察苔质的
　A．厚薄
　B．润燥
　C．腐腻
　D．颜色
　E．剥脱

5．"疹"的临床表现不包括
　A．红色
　B．高出皮肤
　C．按压后褪色
　D．点小如粟
　E．平铺于皮肤之上

6．小儿示指络脉呈鲜红色者多属
　A．表证
　B．里证
　C．热证
　D．寒证
　E．惊风

7．患者神志不清，语无伦次，声高有力，称为
　A．错语
　B．郑声
　C．独语
　D．谵语
　E．狂言

8．气滞疼痛的特点是
　A．刺痛
　B．冷痛
　C．灼痛
　D．胀痛
　E．隐痛

9．恶寒发热并见，多见于
　A．温热病
　B．里热证
　C．里寒证
　D．外感表证
　E．少阳证

10．燥邪犯肺的咳嗽特点是
　A．咳痰质稀量多
　B．咳痰黄稠量少
　C．痰多不易咳出
　D．干咳少痰或无痰
　E．痰稀易咳出

11．小儿矢气酸臭，多属
　A．脾胃气虚
　B．饮食积滞
　C．脾胃湿热
　D．热盛伤津
　E．肝胃不和

12．患者带下色黄，黏稠臭秽，多为
　A．肝经郁热
　B．脾虚湿注
　C．肾虚不固
　D．湿热下注

E．胃肠积热

13．突发耳鸣，大如潮声，按之不减，
多属
A．阴虚火旺
B．肝胆火盛
C．气血不足
D．肾精亏虚

E．肝肾阴虚

14．五更泄泻见于
A．肝胃不和
B．食滞胃肠
C．寒滞胃肠
D．肝郁脾虚
E．脾肾阳虚

二、问答题

1．试述失神的特征及临床意义。
2．试述面部赤色的主病及临床意义。
3．恶寒和发热同时并见的临床意义是什么？
4．临床怎样鉴别斑和疹？

（章　涵）

辨　证

第十章数字资源

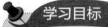

学习目标

识记：

说出辨证的概念。

理解：

理解八纲辨证及脏腑辨证的辨证要点，八纲及脏腑辨证中各证候的证机概要。

运用：

能运用辨证知识对常见证型进行准确辨证。

案例导入

　　王某，男，32岁。平素口渴咽干，便干，两天前外出感寒，遂见恶寒发热，无汗，头身疼痛，鼻塞声重，舌红苔黄，脉浮紧。

　　思考题：该患者应诊断为何证？试述其证候分析。

　　辨证，即辨别、分析疾病的证候，是从整体观念出发，以中医理论为依据，将四诊收集的病史、症状等资料，进行综合、分析、归纳，找出疾病的病因、病位、性质、病机及正邪盛衰等情况，对疾病当前的病理本质作出判断，最后概括为具体证型的诊断过程。

　　中医学在长期的医疗实践中形成了一套比较完整的辨证理论体系，如八纲辨证、脏腑辨证、六经辨证、卫气营血辨证、三焦辨证等。这些辨证方法各有特点，对不同疾病的辨识和诊断各有其侧重点，但它们之间又是互相联系的。八纲辨证是各种辨证的总纲，也是从各种辨证方法的个性中概括出来的共性；脏腑辨证是以藏象学说为依据，从脏腑病变中总结出来的一种辨证方法，为各种辨证的基础，主要应用于杂病；六经辨证、卫气营血辨证和三焦辨证是从外感病发展变化过程中总结出的辨证理论和方法。总之，辨证是中医诊断疾病的方法，也是中医临床各科共同的诊断学基础，在中医基础理论中具有重要的地位和作用。

第一节　八纲辨证

　　八纲，即阴、阳、表、里、寒、热、虚、实八种辨证纲领。八纲辨证是根据四诊收集的资料，进行分析综合，归纳为表里、寒热、虚实、阴阳八个纲领，用来说明疾病的部位、性质、邪正盛衰等情况的一种辨证方法，为指导治疗提供重要的依据。

　　➤ **考点提示：**八纲辨证的内容包括表里辨证、寒热辨证、虚实辨证、阴阳辨证。

一、表里

表里是辨别病变部位、病情轻重和病势趋向的两个辨证纲领。一般来说，人体的皮毛、肌腠、经络在外，属表；脏腑、骨髓在内，属里。外表受病多是疾病初起，一般比较轻浅；脏腑受病多是病邪深入，一般比较深重。

（一）表证

表证是指六淫邪气经皮毛、口鼻侵入机体所表现的证候。表证是外感病的初起阶段，具有起病急、病程短、病位浅的特点。

【辨证要点】以恶寒（风）、发热、舌苔薄、脉浮为主。常兼见头身痛、鼻塞、流涕、咽痛、咳嗽等症状。临床常见有风寒表证和风热表证两种。

【证机概要】外邪侵犯皮毛肌腠，正邪相争则发热；卫气受遏，肌表失于温煦，故恶寒或恶风；邪气阻滞经脉，气血运行不畅故头身痛；邪未入里，舌象无变化；正邪相争于表；脉气鼓动于外，故脉浮；肺主皮毛，鼻为肺窍，咽喉为肺气之通道，皮毛受邪，伤及肺系，肺失宣降故鼻塞、咳嗽、咽痛。

（二）里证

里证是泛指病变部位在内，由脏腑、气血、骨髓等受病所表现的证候。多见于外感病的中、后期或内伤疾病。里证的产生可由表邪不解、内传入里，或外邪直接入里，侵犯脏腑等部位，或由情志内伤、劳倦过度、饮食失宜等因素，直接损伤脏腑气血，导致功能失调而出现各种病证。

里证包括的范围很广，因此，临床表现也多种多样，但概括起来以脏腑的证候为主。里证不恶风寒，脉象不浮，多有舌质、舌苔的改变等可以与表证相鉴别。其具体内容将在脏腑辨证中介绍。

（三）表证与里证的鉴别

鉴别表证与里证，多依据病史的询问，病证的寒热及舌苔、脉象的变化。一般地说，新病、病程短者，多见于表证；久病、病程长者，常见于里证。发热恶寒者，为表证；发热不恶寒或但寒不热者，均属里证。表证舌苔常无变化，或仅见于舌边尖红；里证常有舌苔的异常表现。脉浮者，为表证；脉沉者，为里证（表 10-1）。

表 10-1　表证与里证鉴别表

证型	病情	病程	病位	寒热	内脏证候	舌象	脉象
表证	轻	短	浅（皮毛、肌腠、经络）	并见	不明显	少变化	浮
里证	重	长	深（脏腑、气血、骨髓）	单见	明显	多变化	沉

（四）表证与里证的关系

1. 表里同病　表证和里证在一个患者身上同时出现，称表里同病。一般多见于表证未解，邪已入里；或旧病未愈，复感外邪；或先有外感，又伤饮食；或病邪同时侵犯表里等。如患者既有恶寒发热、头痛、脉浮等表证，又有腹胀、便秘等里证，即为表里同病。

2. 表里转化　在一定条件下，表证和里证可以相互转化，主要取决于正邪双方斗争的情况。表邪入里，多因机体抗邪能力低，或邪气过盛，或护理不当，或误治、失治等所致。里邪出表，多为治疗及时，或护理得当，使机体抗邪能力增强所致。总之，病邪由表入里，表示病势加重；由里出表，表示病势减轻。

二、寒热

寒热是辨别疾病性质的两个辨证纲领。寒热是反映机体阴阳偏盛偏衰的具体表现。辨寒热就是辨阴阳之盛衰，阴盛或阳虚则表现寒证；阳盛或阴虚则表现热证。所谓"阳盛则热，阴盛则寒""阳虚则外寒，阴虚则内热"，即是此意。辨别疾病性质的属寒属热，是确定治疗时用温热药或寒凉药的重要依据。

（一）寒证

寒证是感受寒邪，或阳虚阴盛，机体功能活动衰退所表现的证候。

【辨证要点】恶寒或畏寒喜暖，口淡不渴，面色苍白，肢冷蜷卧，小便清长，大便稀溏，舌淡苔白而润滑，脉迟或紧等。

【证机概要】阳气不足或外感寒邪，不能温煦周身，故恶寒或畏寒喜暖，肢冷蜷卧；阴寒内盛，津液不伤，故口淡不渴；阳气不足不能温化水液，故尿、痰、涎等排泄物清冷；阳虚不化，寒湿内生，则舌淡苔白而润滑；阳气虚弱，无力推动血液运行故脉迟；寒性收引，经脉拘急故脉紧。

（二）热证

热证是感受热邪，或阳盛阴虚，机体功能活动亢进所表现的证候。

【辨证要点】发热喜凉，口渴饮冷，面红目赤，烦躁不宁，小便短赤，大便燥结，舌红苔黄，脉数等。

【证机概要】阳热偏盛，则身热喜凉；火热伤阴，津液被耗，故小便短赤，大便干结，渴喜冷饮；火性炎上，故面红目赤；热扰心神，则烦躁不宁；舌红苔黄为内热之象；邪热亢盛，鼓动血脉，血行加速故脉数。

（三）寒证与热证的鉴别

辨别寒证与热证，不能孤立地根据某一症状作出判断。临床多从患者面色、寒热喜恶、口渴与否、四肢冷暖、二便情况，以及舌、脉等变化，进行辨别（表10-2）。

表10-2　寒证与热证鉴别表

证型	寒热	口渴与否	面色	四肢	大便	小便	舌象	脉象
表证	恶寒喜热	不渴	苍白	不温	稀溏	清长	舌淡苔白滑	迟或紧
里证	恶热喜冷	渴喜冷饮	红赤	灼热	燥结	短赤	舌红苔黄干	数

（四）寒证与热证的关系

寒证与热证虽有阴阳盛衰的本质区别，但又相互联系，它们既可在患者身上同时出现，表现为寒热错杂的证候，在一定条件下又可相互转化。在疾病的危重阶段，还可出现假象，临床表现错综复杂，必须详辨。

1. 寒热错杂　寒证与热证交错在一起同时出现，称为寒热错杂。临床上结合病位则有表寒里热、表热里寒、上热下寒、上寒下热等。

寒热同时并见，除了要分清表里上下、经络脏腑之外，还要分清寒与热孰多孰少和标本先后主次。这些鉴别十分重要，是临床用药的准绳。

2. 寒热转化　患者先出现寒证，后出现热证，热证出现而寒证消失，称寒证转化为热证；患者先出现热证，后出现寒证，寒证出现而热证消失，称为热证转化为寒证。

寒热证的相互转化，反映了邪正盛衰的情况。由寒证转化为热证，是邪盛而正气尚充，阳气旺盛，邪气从阳化热；由热证转化寒证，多为邪热伤正，正不胜邪，阳气受损所致。

3．寒热真假　在疾病发展过程中，尤其是病情危重阶段，有时出现疾病症状与本质不符的现象，称为假象，即真热假寒或真寒假热的证候。

（1）真热假寒：是内有真热而外见假寒的证候。如有手足逆冷，脉迟等证，似属寒象，但反见身恶热，不欲近衣被，脉沉数有力，烦渴喜冷饮，谵语，小便黄赤，大便燥结，咽干口臭等热象。其病机为内热炽盛，阳气郁闭于内，格阴于外。

（2）真寒假热：是内有真寒外见假热的证候。如有身热面赤，口渴，脉大等似属热象，但反见欲加衣被，口渴而喜热饮，脉大重按无力，四肢厥冷，小便清长，大便稀溏，舌淡苔白等寒象。其病机为阴寒内盛，格阳于外。

三、虚实

虚实是用以概括和辨别正气强弱和邪气盛衰的两个纲领。所谓虚与实是由病变过程中的致病邪气和人体正气相互斗争所决定的。虚证主要表现为正气亏虚，而实证主要表现为邪气亢盛。

（一）虚证

虚证是指正气虚弱、脏腑功能减退所表现的证候。多见于素体虚弱，后天失调，久病、重病后，或七情、劳倦等所导致的阴阳气血亏虚。一般常见的临床表现是精神萎靡，面色苍白，身倦无力，形体消瘦，气短懒言，心悸气短，自汗盗汗，大便溏泄，小便清长，舌淡少苔，脉细弱等。但因气、血、阴、阳虚损的程度不同，所以临床又有血虚证、气虚证、阴虚证、阳虚证的区别。

➤ 考点提示：血虚证、气虚证、阴虚证、阳虚证四类虚证的辨证要点。

1．血虚证　血虚证是指血液亏虚，脏腑失其濡养所表现的证候。

【辨证要点】面白无华或萎黄，唇色淡白，爪甲苍白，头晕眼花，心悸眩晕，失眠多梦，手足麻木，舌淡，脉细无力等。

【证机概要】血虚不能滋养头目，则头晕眼花；不能外荣，则面色无华或萎黄、唇色淡白、爪甲苍白、舌淡；心神失养则心悸眩晕，失眠多梦；筋脉失养则手足麻木；不能充盈脉管故脉细无力。

2．气虚证　气虚证是指机体元气不足，脏腑功能减退所表现的证候。

【辨证要点】神疲乏力，少气懒言，语声低微，自汗畏风，活动后诸症加重，舌淡，脉虚无力。

【证机概要】元气不足，脏腑功能减退，故神疲乏力，少气懒言，语声低微；气虚则腠理疏松，肌表不固，故自汗畏风；劳则气耗，故活动后诸症加重；舌淡，脉虚无力，均为气虚之象。

3．阴虚证　又称虚热证。是指机体阴液亏损，阴不制阳，虚热内生所表现的证候。

【辨证要点】形体消瘦，午后潮热，颧红，盗汗，五心烦热，口燥咽干，小便黄少，大便干结，舌红少苔，脉细数。

【证机概要】阴虚生内热，虚热内扰，则见五心烦热，午后潮热，颧红；因入睡则阳入于阴，阴虚不能潜阳，阳气扰动营阴，迫津外泄故见盗汗；热伤津液，则口燥咽干，小便黄少，大便干结；舌红少苔，脉细数，皆为阴虚有热之象。

4．阳虚证　又称虚寒证，是指机体阳气不足，脏腑功能衰退所表现的证候。

【辨证要点】畏寒肢冷，精神萎靡，体倦乏力，气短，口淡不渴，或渴喜热饮，小便清长，大便稀溏，或尿少水肿，面白，舌淡胖嫩苔白，脉沉迟无力。

【证机概要】阳气不足，不能温煦肌表，故畏寒肢冷；阳气虚，气血运行无力，故面白，精神萎靡，神疲乏力，气短；阳气不足，阴寒内盛，故口淡不渴，喜热饮，小便清长，大便稀溏，舌淡胖嫩苔白，脉沉迟无力；阳气亏虚，不能温化水液，故尿少浮肿。

（二）实证

实证是指邪气过盛，脏腑功能活动亢盛所表现的证候。实证多因外感六淫邪气侵犯人体，或脏腑功能失调，以致痰饮、水湿、瘀血、宿食等病理产物停留体内所致。由于病邪的性质及所在部位的不同，其临床表现亦不相同。

【辨证要点】一般常见有发热，形体壮实，胸胁、脘腹胀满，疼痛拒按，精神烦躁，声高气粗，痰涎壅盛，大便秘结或下痢，小便不利或淋沥涩痛，舌苔厚腻，脉实有力等。

【证机概要】邪气过盛，正气与之抗争，阳热亢盛，故发热；实邪扰心，故烦躁；邪阻于肺，故痰涎壅盛；实邪积于肠胃，腑气不通，故腹胀满疼痛拒按，大便秘结；湿热下注，故下痢；水湿内停，气化不行，故小便不利；湿热下注膀胱，故小便淋沥涩痛；正盛邪实，气血壅盛，故脉实有力，苔厚腻。

（三）虚证与实证的鉴别

辨别虚证与实证，主要从患者的形体盛衰，精神好坏，声音气息的强弱，痛处喜按与拒按，二便以及舌苔、脉象来鉴别（表 10-3）。

表 10-3　虚证与实证鉴别表

证型	病程	体质	声息	疼痛	大便	小便	舌象	脉象
虚证	长（久病）	虚弱	声低息微	隐痛喜按	稀溏	清长	舌淡苔少	细弱无力
实证	短（新病）	强壮	声高气粗	痛剧拒按	秘结	短赤	舌苍老苔厚	实而有力

（四）虚证与实证的关系

疾病的变化是一个复杂过程，常由于体质、治疗、护理等各种因素的影响，致使虚证和实证可发生虚实夹杂、虚实转化。

1. 虚实夹杂　患者在同一时期出现正虚与邪实两方面的病变，称为虚实夹杂。虚实夹杂的证候，有以实证为主夹有虚证的，有以虚证为主夹有实证的，也有虚实并重的。如肝硬化腹水患者，既可见腹部膨隆、青筋暴露、小便不利的实象；又有形体消瘦、气弱无力、脉沉细的虚象，这便是虚实夹杂证。

2. 虚实转化　在疾病发展过程中，由于正邪相争，在一定条件下，虚证实证可相互转化。实证转化为虚证，多由失治或误治，或邪气过盛损伤正气而成，临床较为多见。如原为高热、汗出、口渴、脉洪大之实证，因治疗不当，日久不愈，导致津气耗伤，出现形体消瘦、面色淡白、少气无力、舌少苔或无苔、脉细无力等虚证，此为实证转化虚证。

虚证患者由于正气不足，既不能运化水谷，又不能驱邪外出和促使气血正常运行，而出现食滞、痰饮、气血瘀滞、二便不通等实证。此为虚证转化为实证，但此时正虚仍在，并非全部转化为实证，仍为虚实夹杂证。故临床虚证转为实证较为少见。

四、阴阳

阴阳是概括病证类别的一对纲领。阴阳又是其他六纲的总纲，它概括其他三对纲领，即表、热、实属阳，里、寒、虚属阴。一切病证，尽管千变万化，但总归不外阴证和阳证两大类。

（一）阴证与阳证

1. 阴证　是体内阳气虚衰或寒邪凝滞的证候。其病属寒、属虚，机体反应多呈衰退的表现。

【辨证要点】精神萎靡，面色苍白，畏寒肢冷，气短声低，口淡不渴，小便清长，大便稀溏，舌淡胖嫩，脉迟弱。

【证机概要】阴主静、主寒，虚寒内生，阳气不足，故精神萎靡，面色苍白，畏寒肢冷，阳气虚衰，肺、脾功能减退，故气短声低，大便稀溏；寒不伤津，故口淡不渴，小便清长；舌淡胖嫩，脉迟弱，均为虚寒之象。

2. 阳证　是体内热邪壅盛，或阳气亢盛的证候。其病属热、属实，机体反应多呈亢盛的表现。

【辨证要点】身热面赤，烦躁不安，声高气粗，口渴喜冷饮，小便短赤，大便秘结，舌红绛，苔黄，脉数有力等。

【证机概要】阳主动、主热，阳热亢盛，蒸达于外，故身热；热盛血涌而见面红；热扰心神故烦躁不安；热盛伤津，故口渴喜冷饮，小便短赤，大便秘结；舌红绛，苔黄，脉数有力，均为阳亢热盛之象。

（二）亡阴证与亡阳证

亡阴与亡阳是疾病过程中的危重证候，一般在高热大汗或发汗太过，或剧烈吐泻、失血过多等阴液或阳气迅速亡失的情况下出现。

亡阴证是指体内阴液大量消耗后所表现出的阴液衰竭的证候。主要见症是汗出而黏，呼吸短促，身热，手足温，烦躁不安，渴喜冷饮，面色潮红，舌红而干，脉细数无力。

亡阳证是指体内阳气严重耗损而表现为阳气虚脱的证候。主要见症是大汗淋漓，面色苍白，神情淡漠，身畏寒，手足厥冷，气息微弱，口不渴或渴喜热饮，舌淡，脉微欲绝。

阴阳是对立互根的，所以，亡阴可迅速导致亡阳，亡阳之后亦可出现亡阴，只不过是先后主次的不同而已。因此，在临床上应分辨亡阴亡阳的主次矛盾，才能及时正确抢救。

（三）亡阴证与亡阳证的鉴别

亡阴证与亡阳证主要从汗出、四肢、舌脉象及其他症状上加以鉴别。亡阴证汗出汗热，味咸而黏；亡阳证汗出汗冷，味淡不黏。亡阴证四肢尚温畏热，亡阳证四肢厥冷畏寒。亡阴证舌红绛而干，亡阳证舌淡白润滑。亡阴证脉细数无力，亡阳证脉微细欲绝（表10-4）。

表 10-4　亡阴证与亡阳证鉴别表

证型	汗	四肢	其他症状	舌象	脉象
亡阴	汗热，味咸而黏	尚温	面色潮红，全身灼热，烦躁，气促，渴喜冷饮	红绛而干	细数无力
亡阳	汗冷，味淡不黏	厥冷	面色苍白，全身发凉，淡漠，气微，口不渴或喜热饮	淡白滑润	微细欲绝

五、八纲之间的关系

在临床应用八纲时，虽然每一纲都有其独特的内容，但它们是相互关联而不能截然分割的。如辨别表里应与虚实寒热相联系，辨别寒热又必须与虚实表里相联系，辨别虚实又必须与表里寒热相联系。因为表证有表寒、表热、表虚、表实之别，还有表寒里热、表实里虚等错综复杂的变化。表证如此，其他里证、寒证、热证、虚证、实证也不例外。在一定条件下，各证之间又可相互转化。此外，在病情发展到严重阶段，还会出现与疾病本质相反的假象。因此，运用八纲辨证，既要掌握八纲各自不同的证候特点，又要注意八纲之间的相兼、转化、夹杂、真假等，才能对疾病作出全面正确的判断。

知识链接

八纲辨证

明、清两代的杰出医家如张景岳、程钟龄等，从六经辨证中抽出阴阳两纲，以统领表里、寒热、虚实的辨证，受到当时医家的重视和欢迎，后经医家祝味菊加以发展和完善，才成为现在的八纲辨证。然而必须指出的是，八纲辨证的思想源于《伤寒论》的六经辨证。而在《伤寒论》中六经与八纲则又是紧密相连、密切结合、缺一不可的，这是因为六经是物质的，是脏腑经络的概括，辨证必须建立在物质的基础上，所以诸病不能越出六经的范围。而六经的证候表现，也不能离开八纲分证的规律，所以二者必须相结合才能完善地用于临床辨证。

第二节 脏腑辨证

脏腑辨证是以藏象学说为基础，运用四诊八纲的诊断方法，根据脏腑的病理表现进行分析归纳，从而确定病位，了解病性，寻求病因，推究病机及正邪盛衰的一种辨证方法。脏腑辨证主要适用于内伤杂病，内伤杂病是内在脏腑功能失调的反映。它是其他各种辨证的基础，是中医辨证方法中的一个重要组成部分。

➤ 考点提示：脏腑辨证的内容包括心与小肠病辨证、肺与大肠病辨证、脾与胃病辨证、肝与胆病辨证、肾与膀胱病辨证。

一、心与小肠病辨证

心的病证有虚有实。虚证多由久病伤正、禀赋不足、思虑劳倦或年高体弱等，导致心气心阳受损，心阴心血亏耗；实证多由痰阻、火扰、瘀滞等引起。

（一）心气虚证、心阳虚证

心气虚证是指心功能减退所表现的证候；心阳虚证是指心之阳气虚衰所表现的证候。

【辨证要点】心悸、气短，活动时加重，自汗，脉细弱或结代为其共有症状。若兼见面白无华，体倦乏力，舌淡苔白等症为心气虚；若兼见形寒肢冷，心胸憋闷，舌淡胖或紫暗为心阳虚。

【证机概要】多由久病体虚，禀赋不足，或年高脏气亏虚导致心气、心阳受损所致。

（二）心血虚证、心阴虚证

心血虚证是指心血亏虚，心失濡养所表现的证候；心阴虚证是指心阴亏损，虚热内扰所表现的证候。

【辨证要点】心悸健忘，失眠多梦为其共有症状。若兼见面白无华，眩晕，唇舌色淡，脉细为心血虚；若兼见心烦，颧红，五心烦热，盗汗，舌红少苔，脉细数为心阴虚。

【证机概要】多由久病耗伤阴血，或失血过多，或阴血不足，或情志不遂，耗伤心血、心阴所致。

（三）心火亢盛证

心火亢盛证是指心火炽盛扰乱心神所表现的证候。

【辨证要点】心胸烦热，失眠多梦，面赤口渴，小便黄赤，大便干结，舌尖红苔黄，脉数。

或口舌生疮，舌体糜烂，甚或狂躁谵语。

【证机概要】常因七情郁久化火，或六淫内郁化火，或过食辛辣食物、温补药物所致。

（四）心脉痹阻证

心脉痹阻证是指由于瘀血、痰浊、寒邪、气滞等痹阻心脉所表现的证候。

【辨证要点】心胸憋闷或疼痛，或痛引肩背内臂，时作时止，心悸怔忡，面唇青紫，舌质紫暗或有瘀斑、瘀点，脉涩或结代。

【证机概要】多因正气先虚，心阳不振，无力温运血脉致瘀血痹阻心脉。由于病因不同，又有痰阻心脉、寒凝心脉、血瘀心脉等。

（五）痰迷心窍证

痰迷心窍证是指痰浊蒙蔽心神所表现的证候。

【辨证要点】精神抑郁、表情淡漠，或神情痴呆，举止失常，或意识模糊，或昏不知人，或突然昏仆不省人事，面色晦暗，胸脘痞闷，舌淡苔白腻，脉滑。

【证机概要】多因七情所伤，气郁不舒，或感受湿浊邪气，阻滞气机，导致气结痰凝，痰浊阻闭心神所致。

（六）痰火扰心证

痰火扰心证是指火热痰浊之邪侵扰心神所表现的证候。

【辨证要点】发热，面赤气粗，口苦，痰黄，喉中痰鸣，狂躁谵语，舌红苔黄腻，脉滑数；或见失眠心烦，或见神志错乱，哭笑无常，狂躁妄动，甚则打人骂人。

【证机概要】多由情志刺激，气郁化火，炼液为痰，痰火内扰心神所致。

（七）小肠实热证

小肠实热证为心火炽盛，下移小肠所表现的证候。

【辨证要点】心烦失眠，口渴，口舌生疮，小便赤涩，尿道灼痛，甚则尿血，舌红苔黄，脉数。

【证机概要】多因心火炽盛，内扰心神，火邪循经下移于小肠，灼伤血络所致。

 案例讨论

吴某，女，50岁。自诉每逢工作紧张或失眠便发舌疮，少则一两处，多则五六处，来诊见舌痛难忍，心烦，口臭喜冷饮，大便秘结，小便短赤，舌尖红，边尖三处溃疡面，疮面直径可达1 cm，苔薄黄燥，脉稍弦数。

请分析该病证属于哪个证型。

二、肺与大肠病辨证

肺的病证有虚有实，虚证多见气虚和阴虚，实证多由风、寒、燥、热等邪气侵袭或痰湿阻肺所致。

（一）肺气虚证

肺气虚证是指肺气不足所表现的证候。

【辨证要点】咳喘无力，动则气短，痰液清稀，声音低微，倦怠无力，面白无华或自汗畏风，易感冒，舌淡，脉虚弱。

【证机概要】多因久咳久喘，或禀赋不足，或他脏病变及肺，使肺的主气功能减弱所致。

（二）肺阴虚证

肺阴虚证是指肺阴不足，虚热内生所表现的证候。

【辨证要点】干咳少痰，或痰少而黏，或痰中带血，口燥咽干，声音嘶哑，形体消瘦，午后潮热，五心烦热，盗汗，颧红，舌红少津，脉细数。

【证机概要】多由久咳伤肺，或痨虫袭肺，或热病后期耗伤肺阴所致。

（三）风寒束肺证

风寒束肺证是指感受风寒，肺卫失宣所表现的证候。

【辨证要点】咳嗽声重，胸闷气粗，痰稀色白，鼻塞流清涕，兼有恶寒，无汗，头身疼痛，苔薄白，脉浮紧。

【证机概要】多由外感风寒，肺失宣降，卫气失调所致。

（四）风热犯肺证

风热犯肺证是指风热之邪袭肺，肺失宣降，卫气失调所表现的证候。

【辨证要点】发热、微恶风寒，咳嗽，咳痰黄稠，咽痛，口渴，舌尖红，苔薄黄，脉浮数。

【证机概要】多由风热之邪袭肺，肺失宣降，卫气失调所致。

（五）燥邪犯肺证

燥邪犯肺证是由燥邪侵犯肺卫所表现的证候。

【辨证要点】干咳无痰，或痰少而黏、不易咳出，或痰中带血，唇、舌、咽、鼻干燥欠润，或微有寒热，舌红苔薄黄，脉浮数或细数。

【证机概要】多因秋季感受燥邪，耗伤肺津，肺失宣降，或因诸邪伤津化燥而成。

（六）痰热壅肺证

痰热壅肺证是指热邪夹痰内壅于肺所表现的实热证候。

【辨证要点】咳嗽气喘，呼吸气促，甚则鼻翼扇动，咳痰黄稠，或痰中带血，或咳腥臭脓血痰；发热，胸痛，烦躁不安，口渴，小便黄赤，大便秘结，舌红苔黄腻，脉滑数。

【证机概要】多因外邪犯肺，郁而化热，热伤肺津，炼液成痰，或肺有宿痰，郁久化热，痰与热结，壅阻于肺所致。

（七）痰湿阻肺证

痰湿阻肺证是指痰湿内阻，肺气不利所表现的证候。

【辨证要点】咳嗽，痰多质稠、色白易咳出，胸闷，或气喘，痰鸣，舌淡苔白腻，脉滑。

【证机概要】多由长期咳嗽，损伤肺气，肺不布津，聚液成痰；或脾虚生湿，输布失常，水湿凝聚为痰，上渍于肺；或由感受寒湿，使肺失宣降，水液停聚而为痰湿所致。

（八）大肠湿热证

大肠湿热证是指湿热蕴结大肠所表现的证候。

【辨证要点】腹痛腹泻，或下痢脓血，里急后重，肛门灼热，小便短赤，或发热，口渴，舌红苔黄腻，脉滑数。

【证机概要】多由饮食失宜，暑湿热毒侵犯肠胃，湿热蕴结，下注大肠，损伤气血所致。

（九）大肠津亏证

大肠津亏证是由于阴液亏虚，不能濡润大肠所表现的证候。

【辨证要点】大便秘结干燥，难于排出，常数日一行，口干咽燥，或伴见口臭、头晕，舌红少津，苔黄燥，脉细。

【证机概要】多由素体阴虚，或久病伤阴，或热病津伤未复，或妇女产后出血过多，年老津亏等所致。

 案例讨论

郭某，男，2岁。发热3日，高烧不退，周身无汗，咳而微烦，痰黄，舌质微红苔黄，脉数。查体咽红，肺有湿啰音。

　　请分析该病证属于哪个证型。

三、脾与胃病辨证

（一）脾气虚证

　　脾气虚证是指脾气不足，失其健运所表现的证候。

【辨证要点】食少纳呆，脘腹胀满，口淡无味，大便溏薄，四肢倦怠，少气懒言，面色萎黄，形体消瘦，舌淡苔白，脉虚弱。

【证机概要】多由饮食失调，或思虑过度，或劳倦，或病久虚损，或先天禀赋不足，素体虚弱，或受其他疾病的影响，损伤脾气所致。

（二）中气下陷证

　　中气下陷证是指脾气虚，脾不升清所表现的证候。

【辨证要点】脘腹重坠作胀，或便溏久泄，肛门重坠，甚则脱肛，或内脏下垂，或小便浑浊如米泔，常伴见气短乏力，倦怠懒言，头晕，面白无华，食少，舌淡苔白，脉虚弱。

【证机概要】多由脾气虚进一步发展而来，或久泄久痢，或劳累太过，或思虑过度等损伤脾气所造成。

（三）脾不统血证

　　脾不统血证是指脾气虚不能统摄血液所表现的证候。

【辨证要点】便血，尿血，肌衄，齿衄，或妇女月经过多、崩漏等，伴有食少，腹胀便溏，神疲乏力，少气懒言，面白无华，舌淡，脉细弱。

【证机概要】多因久病脾气虚弱，或劳倦伤脾，以致脾气虚、统摄无权所致。

（四）脾阳虚证

　　脾阳虚证是指脾阳虚衰，阴寒内盛所表现的证候。

【辨证要点】腹胀纳少，脘腹冷痛，喜温喜按，形寒肢冷，大便稀溏，甚则下痢清谷，口淡不渴，或肢体水肿，或白带清稀量多，舌淡胖嫩，苔白滑，脉沉迟无力。

【证机概要】多由脾气虚发展而来，也可因饮食失调，过食生冷，过用寒凉药物，损伤脾阳，或因肾阳不足、久病损伤脾气，导致脾阳不足。

（五）寒湿困脾证

　　寒湿困脾证是指寒湿内盛，脾阳受困所表现的证候。

【辨证要点】脘腹胀满，不思饮食，恶心欲吐，腹痛便溏，口淡而腻，头重身困，或水肿，或身目发黄而晦暗，或白带量多，舌淡胖苔白腻，脉濡缓。

【证机概要】多由贪凉饮冷，过食寒凉，或外感寒湿，内侵于脾，或内湿素盛，脾阳被困所致。

（六）湿热蕴脾证

　　湿热蕴脾证是指湿热蕴结中焦，脾胃功能失职所表现的证候。

【辨证要点】脘腹胀满，恶心欲吐，厌油腻，渴不多饮，肢体困重，便溏不爽，或面目肌肤发黄，或身热不扬，汗出热不解，舌红苔黄腻，脉濡数。

【证机概要】因感受湿热之邪，或饮食不节，或过食肥甘厚味，酿成湿热，内蕴脾胃，运化受纳失职，升降失常所致。

（七）胃阴虚证

　　胃阴虚证是指胃阴不足，胃失濡润、和降所表现的证候。

【辨证要点】胃脘隐痛或嘈杂，饥不欲食，或干呕呃逆，脘痞不舒，口燥咽干，口渴欲饮，大便干结，舌红少苔或无苔，脉细数。

【证机概要】多由胃病迁延不愈，或热病后期阴液未复，或偏嗜辛辣燥热，或情志不遂，气郁化火伤阴，胃阴不足，虚热内生，热郁胃中，胃气失和所致。

（八）胃火炽盛证

胃火炽盛证是指胃中火热炽盛所表现的证候。

脾胃病证皆有寒热虚实之不同。脾以虚证为多，胃以实证常见。脾病以阳气虚衰，运化失调，水湿痰饮内生，以及气虚下陷为常见；胃病以受纳腐熟功能障碍，胃气上逆为主要病理改变。

【辨证要点】胃脘灼痛，吞酸嘈杂，口渴，喜冷饮，消谷善饥，或牙龈肿痛，口苦口臭，便结尿黄，舌红苔黄，脉数。

【证机概要】多由过食辛辣厚味，化热生火，或邪热犯胃，或情志不遂，肝火犯胃，胃火内炽，气血壅滞所致。

（九）寒邪犯胃证

寒邪犯胃证是因寒邪犯胃，胃失和降所表现的证候。

【辨证要点】胃脘冷痛，喜温，病势急剧，呕吐清水，恶寒肢冷，苔白，脉弦紧。

【证机概要】多因过食生冷，或寒邪直中，以致寒凝胃脘阻遏气机所致。

（十）食滞胃脘证

食滞胃脘证是食物停滞胃脘，不能腐熟所表现的证候。

【辨证要点】脘腹胀满疼痛，嗳腐吞酸，或呕吐酸腐馊食，吐后胀痛得减，矢气酸臭，大便溏泄臭秽，舌苔厚腻，脉滑。

【证机概要】多因饮食不节，暴饮暴食，或吃不易消化食物，引起宿食停滞于胃，阻滞气机所致。

 案例讨论

　　李某，男，32岁。以腹胀伴腹痛2天为主诉就诊。自诉胃脘胀满疼痛，拒按，厌食，嗳腐吞酸或呕吐酸腐食物、吐后疼痛得减，泻下臭秽，苔厚腻，脉滑。

　　请分析该病证属于哪个证型。

四、肝与胆病辨证

肝的病证有虚有实。虚证多为肝阴、肝血不足，实证多为气郁火盛，或寒邪、湿热等侵犯。而肝阳上亢、肝风内动，多为虚实夹杂之证。

（一）肝气郁结证

肝气郁结证是指肝失疏泄，气机郁滞所表现的证候。

【辨证要点】情志抑郁，或急躁易怒，善太息，胸胁少腹胀痛，或走窜不定，或咽部有梗阻感，妇女可见乳房胀痛、痛经、月经不调，脉弦。

【证机概要】多因情志不遂或精神刺激，郁怒伤肝，肝失疏泄，气机郁滞所致。

（二）肝火上炎证

肝火上炎证是火热炽盛，内郁于肝，气火上逆所表现的证候。

【辨证要点】胁肋灼痛，口苦口干，或呕吐苦水，急躁易怒，失眠多梦，或头晕胀痛，面红目赤，耳鸣如潮，甚或突发耳聋，尿黄便秘，舌红苔黄，脉弦数。

【证机概要】多因情志不遂，肝郁化火，或因火热之邪内侵，或他脏火热累及于肝所致。

（三）肝血（阴）虚证

肝血虚、肝阴虚是肝之血液、阴液亏虚所表现的证候。

【辨证要点】面白无华，头晕目眩，视物模糊或夜盲，爪甲不荣，肢体麻木，筋脉拘挛，心烦失眠，或胁肋隐痛，月经量少、色淡或经闭，舌淡，脉细，为肝血虚证；若兼颧红，手足心热，舌红少苔，脉弦细数，为肝阴虚证。

【证机概要】多因生血不足，或失血过多，或久病耗伤肝血，肝阴血不足，不能上荣于头面所致。

（四）肝阳上亢证

肝阳上亢证是指肝肾阴虚，阴不潜阳或肝阳暴张引起肝阳亢盛，上扰头目所表现的证候。

【辨证要点】眩晕，头胀痛，面红目赤，烦躁易怒，脉弦，或面部烘热，口苦咽干，两目干涩，耳鸣，腰膝酸软，五心烦热，舌红少苔，脉弦细数。

【证机概要】多由于肝阴虚或肝肾阴虚，阴不潜阳，导致阴虚阳亢；或素体阳盛，突然肝阳暴张而致肝阳上亢。

（五）肝风内动证

凡疾病过程中出现眩晕、抽搐等动摇不定为特征的病变，均称为肝风内动。一般常见有肝阳化风、热极生风、血虚生风三种证候。

1. 肝阳化风证　肝阳化风证是肝阳亢逆无制而出现的动风证候。

【辨证要点】眩晕欲仆，头胀痛，肢体麻木，语言不利，行走不稳，甚则卒然昏倒，不省人事，或口眼㖞斜，半身不遂，舌强语謇，舌红，脉弦等。

【证机概要】多由情志不遂，气郁化火伤阴，或肝肾阴虚，不能潜阳，肝阳亢逆无制，阳动化风。

2. 热极生风证　热极生风证是指邪热炽盛，热极动风所表现的证候。

【辨证要点】高热，烦渴，躁扰不安，神昏谵语，颈项强直，四肢抽搐，甚则角弓反张，舌红苔黄，脉洪数。

【证机概要】多见于外感温热病中，由于热邪炽盛，燔灼肝经、筋脉失养所致。

3. 血虚生风证　血虚生风证是血虚筋脉失养所表现的风动证候。多由急慢性出血过多，或久病血虚所引起。本证的证候、分析参见"肝血虚证"。

（六）肝胆湿热证

肝胆湿热证是指湿热蕴结肝胆，疏泄失常所表现的证候。

【辨证要点】胁肋胀痛，口苦纳呆，呕恶腹胀，厌油腻，小便短少，大便不调，苔黄腻，脉滑数。或身目发黄，发热；或见阴囊湿疹，外阴瘙痒，带下黄臭等。

【证机概要】多由感受湿热之邪，或过食肥甘厚味，湿热内生，蕴结肝胆，疏泄失常，气机郁滞所致。

 案例讨论

张某，女，41岁。患者2个月前与邻居发生口角后，胸闷胁胀，善太息，未治疗并且加重。来诊症见胸胁乳房少腹胀闷窜痛，情志抑郁，咽部异物感，吐之不出，咽之不下，苔薄白，脉弦。

请分析该病证属于哪个证型。

五、肾与膀胱病辨证

肾为先天之本，藏元阴而寓元阳，只宜封藏，不宜泄漏。此外，任何疾病发展到严重阶段都可累及肾，所以肾病多虚证。肾的病证主要有肾阳虚、肾阴虚、肾气不固、肾不纳气、肾精不足等证。膀胱病以湿热证多见。

（一）肾阳虚证

肾阳虚证是肾脏阳气虚衰，失其温煦气化所表现的证候。

【辨证要点】形寒肢冷，头晕耳鸣，神疲乏力，阳痿，男女不育，尿少水肿，或夜尿多，或五更泄，面色㿠白或黧黑，舌淡胖嫩，脉沉弱。

【证机概要】多因素体阳虚，年高肾亏或久病及肾，房劳过度，损耗肾精所致。

（二）肾阴虚证

肾阴虚证是肾阴亏虚，虚热内扰所表现的证候。

【辨证要点】腰膝酸软，眩晕，耳鸣耳聋，潮热盗汗，五心烦热，失眠多梦，形体消瘦。咽干口燥，男子遗精不育，女子经少、经闭、不孕，或见崩漏，舌红少苔，脉细数。

【证机概要】多由久病伤肾，或房事不节，或急性热病，或情志内伤耗伤肾阴后不能生髓充骨养脑所致。

（三）肾气不固证

肾气不固证是肾气亏虚，固摄无权所表现的证候。

【辨证要点】腰膝酸软，小便频数清长，或余沥不尽，或遗尿，或小便失禁，夜尿多，男子滑精早泄，女子带下清稀，或胎动易滑，舌淡苔白，脉沉弱。

【证机概要】多由年老体衰，或先天不足，或房劳过度，或久病伤肾，致肾气亏损，失其封藏固摄之权所致。

（四）肾不纳气证

肾不纳气证是肾气虚衰，气不归元所表现的证候。

【辨证要点】久病咳喘，呼多吸少，气不得续，动则喘甚。自汗神疲，声音低怯，腰膝酸软，舌淡，脉沉细无力。或喘息加重，冷汗淋漓，肢冷面青，脉浮大无根；或气息短促，舌红苔少，脉细数。

【证机概要】多由久病咳喘，肺虚及肾，或年老体衰，肾气亏虚或劳伤肾气，肾虚摄纳无权，气不归元所致。

（五）肾精不足证

肾精不足证是肾精亏损，反映为生殖生长功能低下所表现的证候。

【辨证要点】男子精少不育，女子经闭不孕，性功能减退；小儿发育迟缓，身材矮小，智力和动作迟钝，囟门迟闭，骨骼萎软；成人则见早衰，发脱齿摇，耳鸣耳聋，健忘恍惚，动作迟缓，反应迟钝，足萎无力等。

【证机概要】多因禀赋不足，先天元气不充或后天失养，或房劳过度，或久病伤肾，肾精亏少，肾气不足，生育功能减退所致。

（六）膀胱湿热证

膀胱湿热证是指湿热蕴结膀胱所表现的证候。

【辨证要点】尿急尿频，尿涩少而痛，尿黄赤混浊，或尿血，或尿有砂石，可伴有发热、腰痛，舌红苔黄腻，脉滑数。

【证机概要】多由外感湿热之邪，蕴结膀胱，或饮食不节，湿热内生，下注膀胱，膀胱气化不利所致。

案例讨论

任某，男，62岁。近半年自感小便后排尿不尽，夜尿2~3次，量少色清，气短神疲，腰部酸痛，一侧耳的听力明显下降，舌淡苔白脉弱。

请分析该病证属于哪个证型。

第三节　六经辨证

六经辨证是以六经为纲，将外感病演变过程中所表现的各种证候，总结归纳为三阳病即太阳病、阳明病、少阳病，三阴病即太阴病、少阴病、厥阴病六类，分别从邪正盛衰、病变部位、病势进退及其相互传变等方面阐述外感病各阶段的病变特点。凡是抗病能力强、病势亢盛多为三阳病证；抗病力衰减，病势虚弱多为三阴病证。

> ➤ 考点提示：六经辨证的传变顺序一般规律为太阳病、阳明病、少阳病、太阴病、少阴病、厥阴病。

一、太阳病证

太阳为人身藩篱，主一身之表，外邪侵袭人体，大多从太阳而入，卫气奋起抗邪，故而首先所表现出来就是太阳病证。其主脉主症是脉浮、头项强痛而恶寒。分为太阳中风证和太阳伤寒证。

（一）太阳中风证

太阳中风证为风邪袭表，卫气不固，营卫失调所致的证候。

【主症】发热，汗出，恶风，头痛，苔薄白，脉浮缓。

【证机概要】风邪袭表，卫外之阳气与邪气相搏故发热；风邪袭表，经气不利则头痛；风性疏泄，风邪外袭，使腠理疏松，营阴不能内守，故自汗恶风，脉浮主表，因汗出营阴受损，故脉浮缓。

（二）太阳伤寒证

太阳伤寒证为寒邪袭表，卫阳被郁，营阴郁所致的证候。

【主症】恶寒发热，头项强痛，身痛，无汗而喘，苔薄白，脉浮紧。

【证机概要】风寒外束，卫阳被郁，肌肤失去温煦，故恶寒；正邪交争，阳气被郁则发热；寒邪凝滞营卫，经气不利，气血不得宣通，故身痛，头项强痛；肺合皮毛，腠理闭塞，肺气不宣，故无汗而喘；苔薄白，脉浮紧，为寒邪束表之象。

二、阳明病证

阳明病证为表邪不解，入里化热化燥的里热证。其为外感热病邪热炽盛的极期阶段。阳明病有经证和腑证之分。

（一）阳明经证

阳明经证为阳明邪热弥漫全身，而肠道尚未结成燥屎的证候。

【主症】身大热，大汗出，大渴引饮，脉洪大；或心烦躁扰，喘促气粗，舌质红，苔黄燥。

【证机概要】邪入阳明，燥热亢盛，充斥阳明经脉，故见大热；邪热迫津外泄，故大汗，大渴引饮；热甚阳亢，气血沸腾，故脉现洪大；热扰心神，神志不宁，故出现心烦扰；舌质红、苔黄燥皆阳明热邪偏盛所致。

（二）阳明腑证

阳明腑证为邪热传入阳明之腑，与肠中糟粕相搏，形成燥屎内结，影响腑气通降的证候。

【主症】高热，或日晡潮热，汗出口渴，脐腹部硬满疼痛，拒按，大便秘结，或热结旁流，气味恶臭，小便短黄，甚则神昏谵语、狂乱，舌质红，苔黄厚而燥，或焦黑起刺，脉沉数有力，或沉实有力。

【证机概要】里热炽盛，伤津耗液，肠道失润，邪热与燥屎内结，腑气不通，故腹部胀满硬痛而拒按，大便秘结；大肠属阳明，经气旺于日晡，故日晡发热更甚；若燥屎内积，邪热迫津下泄，则泻下青黑恶臭粪水，称为"热结旁流"；腑气不通，邪热侵扰心神，可见神昏谵语，精神狂乱；里热熏蒸，则高热，汗出口渴，小便短黄，舌质红，苔黄厚而干燥，脉沉数有力；阻碍脉气运行，则脉沉迟而有力。

 案例讨论

　　周某，男，20岁，突发高热不退，外院使用抗生素效果不佳。发热（体温39.4℃），面红息粗，躁扰不安，舌质红，脉洪大。

　　请分析该病证属于哪个证型。

三、少阳病证

少阳病证是指人体受外邪侵表，邪正相争半表半里之间，少阳胆腑枢机不利所表现的证候。又称半表半里证。

【主症】口苦，咽干，目眩，往来寒热，胸胁苦满，默默不欲饮食，心烦喜呕，脉弦。

【证机概要】邪犯少阳，胆火上炎，热伤津液，则口苦、咽干；邪热上扰空窍，故目眩；邪在半表半里，正邪相争，病势出入未定，故见寒热往来；热郁少阳，经气不利，故胸胁苦满，胆热犯胃，故默默不欲饮食，喜呕；热郁扰心则心烦；脉弦为少阳病主脉。

四、太阴病证

太阴病证为脾阳虚、寒湿内盛的虚寒证。多由三阳病失治、误治，以致里虚，邪传太阴或素体脾胃虚弱，由寒邪直中引起。

【主症】腹满呕吐，食不下，自利，腹痛时作，喜温喜按，舌淡苔白滑，脉迟缓。

【证机概要】脾阳不足，脾失健运，寒湿内停，故腹满、食欲不振；阳虚阴寒凝滞，故腹痛，喜温喜按；脾胃为寒湿所伤，升降失职，胃气上逆则呕吐，脾气不升故腹泻；苔白滑，脉迟缓，为脾有寒湿之象。

五、少阴病证

少阴病证是指少阴心肾阳虚，虚寒内盛所表现出的证候。少阴病证为六经病变发展过程中的后期严重阶段。病至少阴，心肾功能衰减，抗病能力减弱，或从阴化寒或从阳化热。

（一）少阴寒化证

少阴寒化证为病邪从阴化寒，而出现阴盛阳衰的虚寒证。

【主症】无热恶寒，脉微细，但欲寐，四肢厥冷，下痢清谷，呕不能食，或食入即吐；或脉微欲绝，反不恶寒，甚至面赤。

【证机概要】阳虚失于温煦，故恶寒倦卧，四肢厥冷，阳气衰微，神气失养，故神情衰倦而欲寐；阳衰无力鼓动血液运行，故见脉微细；肾阳虚，无力温运脾阳以助运化，故下痢清谷，呕不能食，或食入即吐；若阴寒极盛，将残阳格拒于上，则表现为阳浮于上的面赤"戴阳"假象。

（二）少阴热化证

少阴热化证为病邪从阳化热伤阴，而出现阴虚阳亢的证候。

【主症】心烦不眠，口燥咽干，舌红少津，脉细数。

【证机概要】邪入少阴从阳化热，灼伤肾阴，水亏不能上济于心，心火独亢，故心烦不眠；阴虚内热伤津，故口燥咽干；舌红少津，脉细数，为阴虚内热之象。

六、厥阴病证

厥阴病为六经病证发展的最后阶段。病至厥阴，体内阴阳调节发生紊乱，因此病情变化极为复杂，主要表现为寒热错杂、厥热胜复的证候。

【主症】消渴，气上冲心，心中疼热，饥不欲食，食则吐蛔。

【证机概要】本证为上热下寒，上热则口渴不止，气上冲心，心中疼热，下寒故不欲食；蛔虫喜温而恶寒，胃热肠寒则蛔虫上窜，故吐蛔。

• 自测题 •

一、单项选择题

1. 辨证应明确的内容不包括
   A．病位
   B．病势
   C．病名
   D．病因
   E．病性

2. 表证产生的主要原因是
   A．六淫袭表
   B．外邪直中
   C．里邪出表
   D．饮食所伤
   E．劳倦所伤

3. 热证的临床表现一般不包括
   A．便溏臭秽
   B．口干口苦
   C．面红尿清
   D．舌苔黄腻
   E．脉细而数

4. 亡阳证的临床表现不包括
   A．冷汗淋漓
   B．神志昏迷
   C．四肢厥冷
   D．舌红而干

E．脉微欲绝

5. 阴虚阳亢之体须禁忌的食物是
   A．辛辣类
   B．生冷类
   C．油脂类
   D．海腥类
   E．清淡类

6. 患者干咳无痰，或痰少而稠，或咳痰带血，口干咽燥，声音嘶哑，午后潮热，颧红，盗汗，舌红少苔，脉细数，按脏腑辨证属
   A．肺气虚
   B．肺阴虚
   C．风热犯肺
   D．风燥犯肺
   E．风寒犯肺

7. 辨证的总纲是
   A．六经辨证
   B．卫气营血辨证
   C．八纲辨证
   D．脏腑辨证
   E．三焦辨证

8. 咳嗽痰少，痰中带血，颧红盗汗，口

燥咽干，应诊为

A．热邪犯肺证

B．肺肾阴虚证

C．肺阴虚证

D．燥邪犯肺证

E．肝火犯肺证

9．脾病的常见症状不包括

A．嗳气

B．出血

C．腹胀

D．便溏

E．内脏下垂

10．两目干涩，视物不清，面部烘热，脉弦细数，宜诊断为

A．肝血虚证

B．肝阳上亢证

C．肝火上炎证

D．肝阴虚证

E．肝胆湿热证

11．心脉痹阻证中，心胸痛以刺痛为特点的是

A．气滞心脉

B．瘀血内阻

C．痰阻心脉

D．寒凝心脉

E．热郁心脉

12．患者咳喘无力，少气懒言，吐痰清稀，自汗易感，舌淡脉弱者，最宜诊断为

A．肺气虚证

B．心气虚证

C．脾气虚证

D．肾气虚证

E．肾阳虚证

13．太阳伤寒和太阳中风的鉴别，下列正确的是

A．恶寒与否

B．恶风与否

C．或已发热、或未发热

D．汗出与否

E．头痛与否

14．厥阴病的表现不包括

A．气上冲心

B．消渴

C．饥而不欲食

D．心中疼热

E．厥逆

二、问答题

1．八纲辨证的内容有哪些？

2．肝阴虚和肝血虚有什么区别？

（蔡慧芳）

第十一章

中 药

第十一章数字资源

学习目标

识记：
说出中药的定义，常用中药的分类及其概念、作用、适应证、禁忌证。

理解：
理解常用中药的性味归经、功效与应用。

运用：
运用四气、五味、升降浮沉、归经、毒性等理论解释中药的性质与功效；运用药物"七情"理论分析不同药物配伍的形式，能在组方中发现配伍禁忌，指导妊娠用药和服药期间的饮食禁忌等；会煎熬中药。

案例导入

曹某，女，68岁。因气短乏力，纳食不香，头晕心慌1年余就诊。患者素体虚弱，西医诊断"慢性浅表性胃炎"20年，未系统治疗。现形体消瘦，面色苍白，时嗳气，腹胀。舌淡白，苔厚腻，脉细弱。

思考题：医生用药的方向如何？并说明原因。

中药是我国传统药物的总称。以中医传统理论为指导，进行采收、加工、炮制、制剂，以利于临床应用的药物称为中药。中药来源于天然药及其加工品，主要包括植物药、动物药、矿物药等。由于中药以植物药居多，故自古以来人们习惯把中药称为"本草"。

第一节 中药基础知识

一、中药的性能

中药的性能是指药物与疗效有关的性质和功能，就是药物的药性理论。它包括四气、五味、升降浮沉、归经及有毒、无毒等。

> ➤ **考点提示：** 中药的性能包括四气、五味、升降浮沉、归经及有毒、无毒。四气、五味的含义及作用。

（一）四气

四气又称四性，即药物寒、热、温、凉四种性质。其中凉次于寒，温次于热。药性的寒、热、温、凉是由药物作用于人体所产生的不同疗效而总结出来的，它是与疾病的性质相对而言的。一般来讲，凡能治疗温热性疾病的药物，多属凉性或寒性；凡能治疗寒凉性疾病的药物，多属温性或热性。此外，还有一些寒热之性不甚明显的药物称平性药。

（二）五味

五味是指药物辛、甘、酸、苦、咸五种滋味。此外尚有淡味和涩味，通常淡附于甘、涩附于酸，故仍称五味。药物的作用与五味有一定的关系，不同的味有着不同的作用。

1．辛味 "能散、能行"，即具有发散、行气、活血作用。解表药、理气药、活血药大多具有辛味，故辛味药多用于治疗表证、气滞及血瘀等病证，如发散解表的生姜、行气活血的川芎。

2．甘味 "能补、能和、能缓"，即具有补益、调和、缓急的作用。补益药、调和药及止痛药多具有甘味，故甘味药多用于虚证、脏腑不和及拘挛疼痛等病证，如调和诸药的甘草。

3．酸味 "能收、能涩"，即具有收敛、固涩作用。固表止汗、敛肺止咳、涩肠止泻、涩精缩尿、固崩止带的药物多具有酸味，故酸味药大多用于治疗体虚多汗、肺虚久咳、久泄滑脱、遗精遗尿、崩漏带下等病证，如涩肠止泻的乌梅。

4．苦味 "能泄、能燥"，即具有通泄、燥湿等作用。清热燥湿药大多具有苦味，故能泄热燥湿，常用于实热火证及湿热等病证，如清泻心火的黄连。

5．咸味 "能下、能软"，即具有润下通便、软坚散结等作用。泻下药、软坚药大多具有咸味，故咸味药常用于治疗大便秘结、瘰疬瘿瘤等病证，如软坚散结的芒硝。

此外还有"淡"味药，本类药物无明显味道。"淡"则"能渗、能利"，即具有渗湿、利尿的作用，常用于水肿、小便不利等病证。"涩"与"酸"味药作用相似，大多具有收敛固涩作用，常用于虚汗、久泄、遗精、出血等病证。

（三）升降浮沉

升降浮沉是指药物在人体内作用的四种不同趋向。升是上升提举，降是下达降逆，浮是向外发散，沉是向内收敛。

一般而言，凡味辛、甘，性温热的药物多为升浮之品；凡味酸、苦、咸，性寒凉的药物多为沉降之品。质地轻的药物多主升浮；质地重的药物多主沉降。但有少数药品特殊，如诸花皆升，旋覆花独降；诸子皆降，苍耳、蔓荆主升。炮制中用酒炒的药物主升，醋炒的药物主收敛，姜汁炒的药物主发散，盐炒的药物主下行。配伍中，少数升浮药在多数沉降药中可随之下降，少数沉降药在多数升浮药中则随之上升。但也有少数药物可引多数药物上升或下降，如桔梗能载药上浮，牛膝可引药下行。可见药物所具升降浮沉的性质，在一定条件下可人为地使之改变，正如李时珍指出"酸咸无升，辛甘无降，寒无浮，热无沉""升降在物，也在人也"。

（四）归经

归经是指药物对机体某部分的选择作用，即对某经或某几经起主要作用，而对其他经没有作用或作用很小。归经指出了药物的作用范围，说明了药效所在。归经是以脏腑、经络理论为基础，以所治病症为依据总结出来的用药理论。如咳喘胸痛多见于肺经，胁痛抽搐多见于肝经病变，川贝、杏仁能治咳喘就归纳为归肺经，全蝎、蜈蚣能止抽搐则归纳为归肝经等。掌握归经理论，既有利于临床选药，也有助于把功效相似的药物区别开来。但必须与四气五味、升降浮沉学说相结合，才能做到全面准确。

（五）毒性

"毒"的含义从古至今有一个逐渐演化的过程。在西汉以前，"毒"的概念是广义的，一般"毒""药"连称，"毒药"一词常指药物的总称。现今"毒性"当指药物对机体的毒害作用。

了解各种药物的有毒、无毒、大毒、小毒等性能，可以帮助我们理解其作用之峻烈或和缓，从而根据患者的体质强弱、病情的轻重来决定药物的选用和确定当用的剂量，并可通过必要的炮制、配伍、制剂等环节来减轻或消除其毒害作用，以保证安全用药。

总之，四气、五味、升降浮沉、归经与毒性是古人在长期的医疗实践中总结出来的。只有全面掌握药物的性能，才能准确地选方用药，提高临床疗效。

二、中药的应用

中药的应用包括药物的配伍、用药禁忌、用量及煎服方法等内容。掌握这些知识对于充分发挥药效、确保用药安全具有十分重要的意义。

（一）配伍

根据病情需要和药物性能特点，有选择地将两种或两种以上的药物组合在一起应用称配伍。在长期临床用药实践中，把单味药的应用和药物的配伍关系总结为"七情"。

1．单行　用一味药治疗疾病，不须他药配伍。如独参汤治气虚欲脱证。

2．相须　两种性能、功效相同或近似的药物合用，以增强疗效的配伍方法称为相须，如石膏配知母能增强清热泻火的作用，大黄配芒硝增强攻下热结的作用等。

3．相使　两种药物合用，一药为主，另一种药物为辅，辅药可以提高主药功效的配伍方法为相使。如黄芪与茯苓同用，茯苓能提高黄芪补气利水的作用；石膏配牛膝，牛膝能提高石膏清泻胃火的作用。

4．相畏　一种药物的毒性或副作用被另一种药物减轻或消除，如生姜配生半夏可减弱或消除生半夏的毒性。

5．相杀　一种药物能减轻或消除另一种药物的毒性或副作用，如绿豆能杀巴豆毒等。

6．相恶　一种药物可使另一种药物的某些功效降低或丧失，如莱菔子与人参同用，莱菔子可降低人参的补气作用。

7．相反　两种药物合用后能产生剧烈的毒性反应或副作用，如"十八反"与"十九畏"中所列药物等。

总之，相须、相使可产生协同作用而增强疗效，是临床常用的配伍方法；相畏、相杀能减轻或消除毒副作用，是应用毒性较强药物的配伍方法，也可用于有毒药物的炮制及中毒解救；相恶、相反可互相削弱或抵消原有功效甚至产生毒副作用，原则上不能同用，属配伍用药的禁忌。

➤ 考点提示：中药配伍的概念及内容。

（二）用药禁忌

为了保证用药安全和提高疗效，应当注意用药禁忌。中药用药禁忌主要包括配伍禁忌、证候禁忌、妊娠禁忌和服药禁忌四个方面的内容。

1．配伍禁忌　在配伍中提到的"相恶""相反"原则上应当禁忌。金元时期已将配伍禁忌概括为"十八反""十九畏"，并编成歌诀，以宜习诵，摘录如下：

十八反歌："本草明言十八反，半蒌贝蔹芨攻乌，藻戟遂芫俱战草，诸参辛芍叛藜芦。"

十九畏歌："硫黄原是火中精，朴硝一见便相争；水银莫与砒霜见，狼毒最怕密陀僧；巴豆性烈最为上，偏与牵牛不顺情；丁香莫与郁金见，牙硝难合京三棱；川乌草乌不顺犀，人参最怕五灵脂；官桂善能调冷气，若逢石脂便相欺；大凡修合看顺逆，炮爁炙煿莫相依。"

2．证候禁忌　指由于药性不同使临床用药有所禁忌。其内容多见于每味药物的"使用注意"部分，如麻黄的"表虚自汗者"忌用，黄精的"脾虚湿盛，中寒便溏者"忌用等。

3．妊娠禁忌　凡能损害胎元或引起流产的药物，都应作为妊娠用药的禁忌。近代根据药物对胎元损害的程度将其分为禁用和慎用两类。禁用药物大多数是毒性较强、药性猛烈的药物。如巴豆、牵牛、斑蝥、水蛭、虻虫、麝香、三棱、莪术、大戟、芫花、甘遂、商陆、水银、轻粉、雄黄等。慎用药包括活血祛瘀、行气破滞及辛热滑利等药物，如桃仁、红花、乳香、没药、王不留行、大黄、枳实、附子、干姜、肉桂等。

凡属禁用药物绝对不能使用；慎用药物可根据孕妇的病情慎重选用，做到有效而安全。

4．服药禁忌　俗称"忌口"，指服药期间对某些食物的禁忌。在服药期间一般忌食生冷、油腻、荤腥及有刺激性的食物；热证患者忌辛辣、油腻、煎炸食品；虚寒证者不宜食生冷瓜果；麻疹表证不宜食油腻酸涩之物；疮疖肿毒、皮肤瘙痒当忌鱼、虾、牛肉、羊肉等腥膻发物；胸痹忌食肥甘厚味等。此外，文献还记载有地黄、何首乌忌葱、蒜、萝卜，甘草忌鲢鱼，茯苓忌醋，使君子忌茶，蟹甲忌苋菜，薄荷忌鳖鱼，蜂蜜反生葱等。

> 考点提示：中药配伍禁忌的内容；妊娠禁忌的内容。

（三）剂量

剂量是指药物在汤剂中的成人一日内服量。尽管中药的安全范围较大，但用药剂量是否得当，是能否确保用药安全、有效的重要因素之一。对个别药性猛烈及有毒的药物，更须十分注意，不能过量。确定用量的一般原则是：

1．根据药物性能、质地定量　有毒的、峻烈的药物用量宜小，并应从小剂量开始，逐渐增加，不要过量。质重的药物用量大，如牡蛎、石决明之类。质轻的药物宜用小量，如蝉蜕、灯心草之类。性味浓厚、作用较强的药物用量可较小，性味淡薄或作用较温和的药物可用较大量。芳香走散的药物宜小量，厚味滋腻药物用量稍大。

2．根据配伍、剂型定量　单味药治疗用量须重；在复方中，药物配伍应用药量宜轻。汤剂用量宜重，丸、散剂用量宜轻。

3．根据病情需要定量　病情轻浅或慢性久病者用量宜轻，而病情深重顽固或新感病邪者用量可重。

4．按患者情况不同定量　患者平素体质壮实者用量可重，年老体弱、妇女儿童患者用量宜轻。小儿5岁以下通常用成人量的1/4，五六岁以上可按成人量减半用。

三、中药的煎服法

（一）煎药法

煎药器皿以砂罐、搪瓷为宜，忌用铁器等。用水以清澈的泉水、河水及自来水为宜，加冷水浸泡30～60 min，水量以高出药面一指节为度。一般每剂煎煮2次，第2煎加水量和煎煮时间均应适当减少。火候取决于药物的不同性质和质地，通常解表药宜用武火，不宜久煎，沸10～15 min即可；补益药宜文火久煎，沸后煎40～60 min。含挥发性成分的芳香药物宜后下；质地坚硬的矿石、骨角、贝壳类宜打碎先下久煎；某些贵重药品则另煎，以免他药干扰或吸收其有效成分。总之，各种不同煎法的目的均为尽量使其有效成分煎出，以发挥其治疗作用。常用的不同煎法列举如下：

> 考点提示：中药汤剂的煎煮法；中药汤剂的服药方法。

1．先煎　龙骨、牡蛎、石膏、磁石、代赭石、石决明、珍珠母、羚羊角、鳖甲、龟甲等，宜先煎15～30 min后再入他药。

2．包煎 旋覆花、车前子、海金沙等应用纱布包好再煎。

3．另煎 人参、西洋参、藏红花等宜单独煎。

4．后下 薄荷、钩藤、藿香、佩兰、小茴香、砂仁、豆蔻等，待他药煎至一定时间后放入，再煎 5 ～ 10 min。

5．烊化 阿胶、鹿角胶、龟板胶等需单独加温溶化或隔水蒸使之溶化。

6．冲服 朱砂、琥珀、芒硝、三七、竹沥、姜汁等宜冲服。

7．泡服 番泻叶、胖大海、肉桂等宜泡服。

（二）服药法

一般汤剂宜温服，解表散寒药热服；治疗呕吐或药食中毒宜小量频服。寒性药治热证宜凉服；温热药治寒证宜热服。滋补药宜饭前服；驱虫或泻下药宜空腹服；对胃肠道有刺激的药宜饭后服；宁神安眠药宜睡前服。一般每天 1 剂，可分 2 ～ 3 次服，病缓者早晚各 1 次，病情危急者，每隔 4 h 1 次，使药力持续；以利顿挫病势，祛邪扶正。

第二节 常用中药

一、解表药

凡以发散表邪，解除表证为主要功效的药物，称解表药。针对表证的寒热，解表药分辛温解表和辛凉解表两类。

解表药虽能通过发汗解除表证，但汗出过多则能耗散阳气、损伤津液或产生不良反应，因此要中病即止，不宜过量久服；凡阳虚自汗、阴虚盗汗、泻利呕吐、吐血下血、疮疡已溃、麻疹已透、热病伤津等证应慎用或随证配伍，以利祛邪。解表药为辛散之品，多含挥发油，故不宜久煎，且宜温服。

（一）发散风寒药

发散风寒药性味辛温，辛能发散，温能祛寒，发汗力强，适用于外感风寒表证。部分药物对兼有风寒表证的咳喘、水肿、疮疡以及风寒湿痹等证亦有疗效。

麻 黄

【性味归经】辛、微苦，温。归肺、膀胱经。

【功效】发表散寒，宣肺平喘，利水消肿。

【应用】

（1）用于外感风寒表实证，常配桂枝以增强发汗解表之功。

（2）用于寒外袭，肺气壅遏的咳喘，常与杏仁、甘草同用；若寒喘配半夏等，热喘配石膏等。

（3）治水肿兼表证者常与白术、生姜等配伍应用。

【用量用法】3 ～ 10 g，水煎服。解表发汗宜生用，平喘止咳多炙用。

【使用注意】体虚多汗、肺虚咳喘者忌用，失眠、高血压者慎用。

桂 枝

【性味归经】辛、甘，温。归心、肺、膀胱经。

【功效】解肌发汗，温经通阳，祛风除湿。

【应用】

（1）用于外感风寒表证。表虚有汗者常与白芍等同用；表实无汗者常配麻黄以助发汗解表。

（2）用于胸痹心痛常与瓜蒌、薤白等同用；若心阳不足、心悸、脉结代者常与炙甘草、人参等同用。

（3）用于风寒湿痹，肢节酸痛者常与附子、羌活等同用。

（4）用于脾肾阳虚，水湿不化所致的痰饮常与白术、茯苓配伍；用于膀胱气化失常，小便不利的蓄水证常与茯苓、泽泻等同用。

【用量用法】3～10g，水煎服。

【使用注意】阴虚火旺、热盛出血者忌用。

荆 芥

【性味归经】辛，微温。归肺、肝经。

【功效】疏风解表，透疹止痒，散瘀止血。

【应用】

（1）用于外感表证。外感风寒与防风、羌活等同用；外感风热与薄荷、金银花等同用。

（2）用于麻疹不透、风疹、荨麻疹。属风寒者与防风、麻黄配伍；属风热者与蝉衣、牛蒡子等同用。

（3）用于吐衄、便血、崩漏常随症与侧柏叶、槐花等止血药同用。

【用量用法】3～10g，水煎服。芥穗发汗力强，无汗用芥穗，有汗用茎叶，止血用芥炭。

【使用注意】表虚自汗者不宜用。

防 风

【性味归经】辛、甘，温。归膀胱、肝、脾经。

【功效】散风解表，祛湿止痛，解痉。

【应用】

（1）用于感冒头痛、风疹瘙痒。风寒头痛常与荆芥、羌活同用；外感风湿头痛如裹者与羌活、藁本等同用；风热感冒咽痛目赤者与薄荷、连翘等同用；风疹瘙痒与苦参、荆芥等同用。

（2）用于风寒湿痹，肢节疼痛，身体重着，筋脉挛急者常与羌活、桂枝、当归等同用。

（3）用于破伤风角弓反张、牙关紧闭、抽搐痉挛等与天南星、白附子等配伍。

【用量用法】3～10g，水煎服。

紫 苏

【性味归经】辛，温。归肺、脾经。

【功效】发表散寒，行气宽中，安胎，解鱼蟹毒。

【应用】

（1）用于风寒感冒。咳嗽胸闷者与荆芥、防风、杏仁、前胡等同用；气滞胸闷者与陈皮、香附等同用。

（2）用于脾胃不和因于外感风寒、内伤湿滞而头痛、胸闷、呕吐。偏寒者配藿香，偏热者配黄连等。

（3）用于妊娠恶阻常与陈皮、砂仁等配伍。

（4）用于鱼蟹中毒所引起的吐泻腹痛可单用或配生姜、白芷等煎服。

【用量用法】3～10g，水煎服。不宜久煎。

（二）发散风热药

发散风热药味辛性凉，能宣散风热。发汗作用比较缓和，适用于外感风热表证之发热重恶寒轻。部分药物还有透疹解毒作用，可治风疹、麻疹或疮疡肿毒初起而兼表热证者。

桑 叶

【性味归经】苦、甘，寒。归肺、肝经。

【功效】疏散风热，清肝明目。

【应用】

（1）用于风热表证。常配菊花、薄荷等，若燥热伤肺、咳嗽咽干者则配杏仁、贝母等。

（2）用于肝经实热或风热所致的目赤肿痛，常配菊花、车前子、决明子等。

（3）用于肝肾不足，视物昏花者常与黑芝麻、枸杞、熟地黄等补肝肾药同用。

【用量用法】6 ～ 12 g，水煎服。单味外用洗眼 30 ～ 120 g。肺热燥咳宜蜜炙用。

菊 花

【性味归经】甘、苦，微寒。归肺、肝经。

【功效】疏散风热，平肝明目，清热解毒。

【应用】

（1）用于风热表证与桑叶、连翘、薄荷等同用。

（2）用于肝经风热或肝火上攻所致目赤肿痛，多与生地黄、决明子、龙胆草、夏枯草等同用。

（3）用于肝阳上亢所致头晕头痛，常与白芍、钩藤、石决明等配伍。

（4）用于肝肾不足之目暗昏花与枸杞子、熟地黄等同用。

（5）用于疔疮痈疽，常与蒲公英、金银花等同用。

【用量用法】10 ～ 15 g，煎服或入丸散。疏散风热用黄菊花，平肝明目用白菊花，疔疮痈疽用野菊花。

 案例讨论

　　陈某，女，63 岁。素有高血压病史，近日发热微恶风，头昏头痛，鼻塞咽干，微咳，舌边尖赤，苔薄白数脉。

　　用药应首选的药物是什么？并说明选择的原因。

薄 荷

【性味归经】辛，凉。归肺、肝经。

【功效】疏散风热，清利头目，利咽，透疹。

【应用】

（1）用于风热感冒或温病初起常与金银花、连翘、牛蒡子等同用。

（2）用于头痛目赤，咽喉肿痛常与菊花、荆芥等配伍。

（3）用于麻疹不透，风疹瘙痒常与蝉衣、牛蒡子等同用。

（4）疏肝解郁，用于肝郁气滞，胸胁胀痛，常与柴胡、白芍等配伍同用。

【用量用法】3 ～ 10 g，入煎剂宜后下，其叶长于发汗，梗偏于理气。

柴 胡

【性味归经】苦，微辛、微寒。归肝、胆、脾、胃、三焦经。

【功效】和解退热，疏肝解郁，升阳举陷。

【应用】

（1）用于表证发热常与葛根同用。少阳证往来寒热与黄芩等配伍；疟疾之寒热往来与青蒿、黄芩等同用。

（2）用于肝气郁结所致胸胁胀痛、月经不调等常与白芍、当归、香附等同用。

（3）用于气虚下陷所致脱肛、胃下垂、子宫脱垂等常与黄芪、升麻等配伍。

【用量用法】3～10 g，退热可用18 g，醋炒可增强止痛作用。

葛 根

【性味归经】甘、辛，凉。归脾、胃经。

【功效】解肌退热，生津，透疹，升阳止泻。

【应用】

（1）用于外感表证，项背强痛者尤宜。属风寒者与麻黄、桂枝、白芍等同用；风热者与柴胡、黄芩等合用。

（2）用于热病津伤或消渴与芦根、天花粉、知母等配伍。

（3）用于透发麻疹配升麻、白芍。

（4）用于湿热泻痢配黄芩、黄连等；脾虚泄泻与党参、白术等配伍。

【用量用法】9～15 g；退热生津宜生用，升阳止泻宜煨用；解酒毒宜用葛花。

二、清热药

凡药性寒凉，能清泄里热，适用于热病、瘟疫、痈肿疮毒、痢疾等各种里热证的药物称清热药。属《内经》"热者寒之""温者凉之"的治疗原则。根据清热药不同药性及作用特点，分为清热泻火、清热解毒、清热燥湿、清热凉血及清虚热五大类。

清热药多为苦寒之品，过用易伤阳气，脾胃虚弱、食少泄泻、阴虚体亏者应慎用。

（一）清热泻火药

清热泻火药主清气分实热，适用于急性热病，热在气分的实热证和肺、胃、心、肝所呈现的脏腑实火证。

石 膏

【性味归经】辛、甘，大寒。归肺、胃经。

【功效】生用：清热泻火，除烦止渴。煅用：收敛生肌。

【应用】

（1）用于气分实热证之壮热，烦渴，大汗，脉洪大者与知母同用；若温邪渐入血分，肺胃热盛，气血两燔，神昏发斑，可与犀角、玄参等同用。

（2）用于肺热咳喘与麻黄、杏仁等同用。

（3）用于胃热口渴、牙龈肿痛、口舌生疮常与生地黄、牛膝、升麻等同用。

（4）用于疮疡湿疹、水火烫伤可单味煅用或与大黄、青黛共研。

【用量用法】15～60 g。内服生用，打碎先煎；外用火煅，研末。

 案例讨论

徐某，男，35岁。外感风寒治疗1周未愈，昨起体温升高达39 ℃，发热不恶寒，周身有汗，烦渴，脉洪大。

用中药应首选的药物是什么？并说明选择的原因。

知 母

【性味归经】苦、甘，寒。归肺、胃、肾经。

【功效】清热泻火，滋阴润燥。

【应用】

（1）用于外感热病。高热烦渴常与石膏相须为用；若气血两燔，血热毒盛发斑疹与水牛角、羚羊角等同用。

（2）用于肺热咳嗽，吐痰黄稠与黄芩、瓜蒌等同用；燥咳少痰配贝母、沙参。

（3）用于阴虚火旺、骨蒸潮热、盗汗等症常与黄柏、熟地黄、山萸肉、龟甲等同用。

（4）用于阴虚消渴与天花粉、五味子同用。

（5）用于肠燥便秘配当归、火麻仁。

【用量用法】6～15 g，清热泻火宜生用；滋阴降火宜盐水炒。

【使用注意】脾虚便溏者慎用。

栀 子

【性味归经】苦，寒。归心、肺、胃、三焦经。

【功效】泻火除烦，清热利湿，凉血解毒。

【应用】

（1）用于热病发热、心烦不宁。轻症与淡豆豉合用；重者与石膏、黄连、连翘等同用。

（2）用于湿热黄疸与黄柏、茵陈、大黄等同用。

（3）用于热毒疮疡与菊花、连翘、黄连同用。

（4）用于血热吐衄、尿血与蒲黄、生地黄、茅根等同用。

【用量用法】3～10 g，煎服。生用泻火；炒黑止血；姜汁炒除烦止呕。

【使用注意】脾虚便溏者慎用。

龙 胆

【性味归经】苦，寒。归肝、胆、胃经。

【功效】清热燥湿，泻肝胆火。

【应用】

（1）用于肝胆火盛，头痛目赤，胁痛口苦，耳聋耳肿等与黄芩、栀子等同用。

（2）用于湿热下注、阴肿阴痒、带下色黄及湿疹瘙痒与黄柏、苦参、苍术等同用。

（3）用于湿热黄疸初起配茵陈、栀子等。

【用量用法】3～10 g，煎服。

【使用注意】脾胃虚寒者不宜用。

（二）清热解毒药

清热解毒药主要能解除各种火热毒盛，适用于各种火热毒盛所致的红、肿、热、痛等症。如温病高热、斑疹丹毒、痈肿疔疮、喉痹、痄腮、肺痈、肠痈、热痢、毒蛇咬伤及癌肿等。寒凉易伤脾胃，应中病即止，不可过量久服。

金 银 花

【性味归经】甘，寒。归肺、心、胃经。

【功效】清热解毒，疏散风热。

【应用】

（1）用于痈肿疔疮。为治一切痈肿疔疮的要药，常与蒲公英、紫花地丁、野菊花等同用。

（2）用于外感风热或温病初起配连翘、薄荷、牛蒡子等同用；若热入营血，高热烦渴或舌绛、斑疹隐隐，常与石膏、知母或生地黄、犀角等同用。

（3）用于肺热咳嗽、肺痈喉痹与桔梗、鱼腥草、黄芩等同用。

【用量用法】10～30 g，水煎服。

连　翘

【**性味归经**】苦，微寒。归肺、心、胆经。

【**功效**】清热解毒，消肿散结，疏散风热。

【**应用**】

（1）用于热毒疮疡、瘰疬、喉痹，素有"疮家圣药"之称。治痈肿疮毒与金银花、蒲公英等同用；治瘰疬常与玄参、浙贝母等同用；治喉痹常与黄芩、板蓝根等同用。

（2）用于外感风热、温病初起常与金银花、荆芥等同用；热入营血，高热发斑常与犀角、金银花等同用。

【**用量用法**】6～15g，水煎服。青翘的清热解毒力比黄翘强，连翘心长于清心热。

【**使用注意**】虚寒阴疽者忌用。

板 蓝 根

【**性味归经**】苦，寒。归心、胃经。

【**功效**】清热解毒，凉血利咽。

【**应用**】

（1）用于热入营血、温毒发斑，常与玄参、生地黄、赤芍、丹皮等同用。

（2）用于外感瘟疫时毒、痄腮、喉痹、大头瘟、烂喉丹痧、丹毒、痈肿、黄疸等症，常与连翘、薄荷、牛蒡子及黄芩、黄连、玄参等同用。

【**用量用法**】9～15g，水煎服。

蒲 公 英

【**性味归经**】苦、甘，寒。归肝、胃经。

【**功效**】清热解毒，消痈散结。

【**应用**】

（1）用于乳痈、痄腮可单用大剂量内服、外敷，皆有良效；治疗疔疮疖肿、肺痈、肠痈与地丁、野菊花、金银花等同用；目赤肿痛配胆草、黄连等。

（2）用于急性黄疸配茵陈、栀子等；治热淋配车前子、金钱草等。

【**用量用法**】10～30g，水煎服。外用鲜品捣敷或水煎熏洗患处。

【**使用注意**】用量过大，易致腹泻；阴疽忌用。

白 头 翁

【**性味归经**】苦，寒。归胃、大肠经。

【**功效**】清热解毒，凉血止痢。

【**应用**】

（1）用于热毒血痢、休息痢与黄连、黄柏、秦皮同用。

（2）用于治瘰疬未溃用白头翁根煎服或外涂。

（3）用于带下阴痒与苦参、椿根白皮、黄柏同用，内服或外洗皆可。

【**用量用法**】15～30g，水煎服。

（三）清热燥湿药

清热燥湿药能清热燥湿，适用于湿热内蕴或湿邪化热之湿温、黄疸、湿疹、淋浊带下及疮痈疮疡和关节肿痛等症。清热燥湿药多苦寒伐胃，且性燥又易伤阴，故脾胃虚寒、津液亏耗者慎用。

黄　芩

【**性味归经**】苦，寒。归肺、胆、胃、大肠、小肠经。

【功效】清热燥湿，泻火解毒，止血，安胎。

【应用】

（1）用于湿温或暑温所致胸脘痞闷、发热、苔腻等可与滑石、白蔻仁等同用；大肠湿热、泻痢可与葛根、黄连同用；湿热黄疸可与茵陈、栀子同用。

（2）用于血热吐血、痈肿疮毒常与石膏、栀子、大黄、黄连等同用。

（3）本品为清肺热要药，治肺热咳嗽、肺痈喉痹常与贝母、枯梗、山豆根等同用。

（4）用于胎热不安与白芍、白术等同用。

【用量用法】3～10 g，水煎服。生用清热，炒用安胎，炒炭止血。

黄　连

【性味归经】苦，寒。归心、肝、胃、大肠经。

【功效】清热燥湿，泻火解毒。

【应用】

（1）用于湿热泻痢、呕吐。痢疾泄泻而身热者可与葛根、黄芩同用；下痢血多与白头翁、黄柏等同用；胃热呕吐可与竹茹等同用。肝火犯胃，呕吐吞酸可与吴茱萸同用。

（2）用于心火炽盛的心烦不眠，血热吐衄与栀子、黄芩、大黄同用；胃火炽盛的牙痛、消渴以及肝火盛的目赤胁痛与石膏、生地黄等配伍。

（3）用于热毒疮疡配伍连翘、蒲公英等。

【用量用法】3～10 g，水煎服；外用适量。清胃止呕用姜汁炒，清上焦热用酒炒。泻肝胆实火吴茱萸炒。

黄　柏

【性味归经】苦，寒。归肾、膀胱、大肠经。

【功效】清热燥湿，泻火解毒。

【应用】

（1）用于湿热痢疾配黄连、白头翁；带下、热淋配苦参、车前子；脚气痿躄与苍术、牛膝同用。

（2）用于阴虚火旺的骨蒸劳热、遗精盗汗配知母、熟地黄、龟甲等。

（3）用于疮疡肿毒、湿疹、阴肿阴痒配黄连、白鲜皮、苦参等煎服或外洗。

【用量用法】3～10 g，水煎服。

苦　参

【性味归经】苦，寒。归心、肝、胃、大肠、膀胱经。

【功效】清热燥湿，祛风杀虫。

【应用】

（1）用于湿热痢疾、黄疸、带下阴痒等症。治泻痢与木香、白头翁同用；治黄疸与栀子、龙胆草等同用；治带下阴痒与黄柏、白芷、蛇床子同用。

（2）用于皮肤瘙痒、湿疹疥癣、疮疡可单用或与黄柏、白鲜皮等同用煎汤浴洗。

（3）用于湿热淋浊与车前子、石韦等同用。

【用量用法】3～10 g，水煎服。外用适量。

 案例讨论 ▸━━━

丁某，男，18岁。腹泻3天，伴腹痛胀满，大便黏腻不爽，里急后重，四肢酸重无力，发热汗出，舌苔黄腻，脉濡数。

用中药应首选的药物是什么？并说明选择的原因。

（四）清热凉血药

清热凉血药能清营分、血分实热，适用于热入营血所致身热发斑、心烦不眠、神昏谵语、吐血衄血、舌绛脉数等及其他疾病的出血证。

生 地 黄

【性味归经】甘、苦，寒。归心、肝、肾经。

【功效】清热凉血，养阴生津。

【应用】

（1）用于温热病热入营血的高热发斑、口干舌绛者常与水牛角、玄参同用。

（2）用于血热妄行的吐血、衄血、崩漏下血常与水牛角、丹皮、侧柏叶等同用。

（3）用于热病津伤口渴常与麦冬、玉竹等同用。治消渴常与人参、黄芪、山药、天冬等同用。

【用量用法】10～20 g，水煎服。鲜用或生用清热养阴；炒炭止血。

【使用注意】脾虚有湿、腹满便溏者忌用。

玄 参

【性味归经】甘、苦、咸，微寒。归肺、胃、肾经。

【功效】清热凉血，养阴生津，解毒散结。

【应用】

（1）用于热入营血之高热神昏、口干舌绛、发斑，与水牛角、石膏、生地黄等同用。

（2）用于阴虚火旺、潮热咽燥、干咳咯血者配百合、麦冬、贝母等。

（3）为治喉痹肿痛要药，对风热、虚火、火毒所致喉痹肿痛皆有良效。

（4）用于瘰疬痰核与贝母、牡蛎同用。

（5）用于津伤便秘配当归、生地黄。

【用量用法】10～15 g，水煎服或入丸散。

【使用注意】脾胃虚寒、食少便溏者慎用，反藜芦。

牡 丹 皮

【性味归经】苦、辛，微寒。归心、肝、肾经。

【功效】清热凉血，活血化瘀，退虚热。

【应用】

（1）用于温病热入营血，发斑吐衄常与水牛角、生地黄、赤芍同用。

（2）用于血滞经闭、痛经，外伤瘀肿常与红花、桃仁、乳香、没药同用。

（3）用于胃火牙痛、牙败口臭常配黄连、生地黄、升麻等。

（4）用于血热瘀滞的痈肿疮毒、肠痈常与金银花、连翘、赤芍、大黄等同用。

（5）用于阴虚骨蒸配知母、黄柏、熟地黄。

【用量用法】6～12 g，水煎服。生用清热凉血，酒炒散瘀，炭用止血。

【使用注意】血虚有寒，孕妇及月经过多者慎用。

（五）清虚热药

清虚热药能清除虚热，治疗虚热证。适用于肝肾阴虚所致低热烦渴，潮热骨蒸，手足心热，舌红少苔，脉细数等虚热证。亦可用于热病后期余热未清所致夜热早凉证。常与养阴、凉血药同用。

青 蒿

【**性味归经**】苦、辛，寒。归肝、胆、肾经。

【**功效**】清热除蒸，解暑，截疟。

【**应用**】

（1）用于阴虚发热，骨蒸劳热，低热不退常与银柴胡、地骨皮同用。

（2）用于暑热、暑湿、湿温诸证，有防暑之效，常与滑石、甘草同用。

（3）用于疟疾大剂量单用即有效；对脑型疟疾和抗氯喹的恶性疟疾亦有良好效果。

（4）用于暑热外感发热有汗或无汗、头痛、脉洪数证，多以鲜青蒿与荷叶同用。

【**用量用法**】5 ～ 10 g，截疟 20 ～ 40 g；水煎服，或鲜品捣汁服。

【**使用注意**】不宜久煎。

地 骨 皮

【**性味归经**】甘，寒。归肺、肝、肾经。

【**功效**】清虚热，泻肺火，凉血除蒸。

【**应用**】

（1）用于阴虚潮热，骨蒸盗汗常与银柴胡、鳖甲等同用。

（2）用于肺热咳嗽常与桑白皮、甘草等同用。

（3）用于血热妄行而出血者与侧柏叶、白茅根等同用。

（4）用于消渴常配生地黄、天花粉等。

【**用量用法**】9 ～ 15 g，水煎服。

【**使用注意**】脾胃虚寒者慎用。

三、泻下药

泻下药能引起腹泻或滑利大肠，促使排便，其作用有三：一为清除肠内的宿食燥屎；二为清热泻火，使实热通过泻下而解；三为逐水消肿，使水邪随大便而退。适用于大便不通、肠胃积滞、实热内盛及水肿停饮的里实证。

根据泻下作用的不同，泻下药又可分攻下药、润下药和峻下逐水药。

攻下药和峻下逐水药峻烈力猛，奏效迅速，但易伤正气，不可过量久服，年老体弱及妇女胎前产后、月经期等均应慎用；润下药力缓，适用于年老体虚及妇女胎前产后等血燥、津液不足所致的肠燥便秘证。使用泻下药必须注意临证配伍，对里实而又体虚者，当与补益药配伍使用，以攻补兼施。

（一）攻下药

攻下药性味苦寒，有强烈的泻下作用。适用于实热壅盛、肠胃积滞及瘀血阻滞的里实证。

大 黄

【**性味归经**】苦，寒。归脾、胃、大肠、肝经。

【**功效**】泻火通便，凉血解毒，逐瘀通经。

【**应用**】

（1）用于热结便秘，腹痛拒按常用生大黄配芒硝、枳实；津伤者加生地黄、玄参。

（2）用于火毒内盛的目赤头痛、咽痛、牙痛、口舌生疮、吐血、衄血，单用或与黄芩、黄连同用。

（3）用于湿热黄疸配茵陈、栀子等。

（4）用于小便淋沥涩痛配木通、车前子等。

（5）用于癥瘕积聚、产后腹痛、跌打损伤配桃仁、红花、土鳖虫等。

【用量用法】3 ～ 12 g，煎服。生用力猛，熟用力缓，炒炭止血，酒制善清上部热邪。

【使用注意】入煎剂宜后下，不宜久煎。孕妇或妇女经期、产后、哺乳期当慎用或忌用。

芒 硝

【性味归经】咸、苦，寒。归胃、大肠经。

【功效】泻火通便，润燥软坚。

【应用】

（1）用于胃肠实热积滞，大便燥结常与大黄等相须为用。

（2）用于热毒痈肿，如肠痈、乳痈、喉痹口疮、目赤、痔疮等，内服、外用皆有良效。

（3）用于回乳。欲断乳妇女，取芒硝20 g，纱布包裹分置两侧乳房上，2 h取下。

【用量用法】内服10 ～ 15 g。冲服或开水溶化后服。玄明粉多为眼、喉科散剂。

【使用注意】孕妇、水肿患者忌用。畏三棱。

（二）润下药

润下药性平质润，富含油脂，以植物的种仁为多。有润燥滑肠的缓泻作用。适用于年老体弱、久病、产后津血不足的肠燥便秘证。

火 麻 仁

【性味归经】甘，平。归脾、胃、大肠经。

【功效】润燥滑肠，利水通淋。

【应用】

（1）用于老人、体虚、产后津血不足的肠燥便秘，常与当归、肉苁蓉等同用。

（2）用于皮肤干裂瘙痒单味捣烂外搽即可。

【用量用法】10 ～ 15 g，打碎入煎剂。

【使用注意】若食入量大（60 g以上）可引起中毒，轻者恶心、呕吐、腹泻，较重者则有烦躁意乱、昏迷等症状。

（三）峻下逐水药

峻下逐水药攻逐峻猛，能引起剧烈腹泻又能利尿，使体内积液从大小便排出，适用于水肿、胸腹积水、痰饮喘满等邪实而正气未衰证。本类药多具毒性，必须严格炮制，适当配伍，中病即止。

甘 遂

【性味归经】味苦，性寒；有毒。归肺、肾、大肠经。

【功效】泻水逐饮，破积通便。

【应用】

（1）用于水肿胀满，胸腹积水等症，常与大戟、芫花同用。

（2）用于肿毒疔腮，生用配大黄研末水调外敷。

【用量用法】宜入丸散。每次0.5 ～ 1 g，制醋可减低毒性。孕妇禁用，反甘草。

大 戟

【性味归经】味辛、苦，性寒；有毒。归肺、肾、大肠经。

【功效】泻水逐饮，消肿散结。

【应用】用于水肿胀满，胸腹积水，大便秘结，痰饮积聚，癫痫发狂，痈肿疮毒，瘰疬痰核等，常与山慈菇、雄黄同用。

【用量用法】内服醋制。用量 1.5 ~ 3 g，水煎服。孕妇禁用，反甘草。

牵 牛 子

【性味归经】味苦，性寒；有毒。归肺、肾、大肠经。

【功效】利水通便，祛痰逐饮，杀虫消积。

【应用】用于水肿胀满，痰饮喘咳，食积便秘，虫积腹痛。

【用量用法】内服炒用，用量：3 ~ 10 g，水煎服。孕妇禁用，畏巴豆。

 案例讨论

胡某，男，40 岁。大便 10 日未行，腹满硬痛，发热烦躁，舌苔焦黄，脉沉实有力。用中药应首选的药物是什么？并说明选择的原因。

四、祛风湿药

祛风湿药能祛除风寒湿邪，解除痹痛。主要适用于风寒湿痹，筋骨拘急疼痛，屈伸不利，腰膝酸痛，下肢痿弱，麻木不仁或半身不遂等证。其中有一部分药物兼有补肝肾、壮筋骨之功效。

具体应用时应根据不同证候适当配伍，病邪在上在表或偏于风盛之行痹可配祛风解表药；湿盛之着痹配祛湿或燥湿药；寒盛之痛痹配温经散寒止痛药；热痹配清热药；血凝气滞者配活血通络药；气血不足者配益气养血药；肝肾亏损配补益肝肾药。痹证多属慢性疾患，多作成酒剂、丸剂、片剂或膏剂服用或硬膏外贴。

本类药物大多辛散温燥，易伤阴耗血，阴亏血虚者当慎用。

独 活

【性味归经】辛、苦，微温。归肾、膀胱经。

【功效】祛风胜湿，散寒止痛。

【应用】

（1）用于风湿痹痛。本品为治风寒湿痹的要药，对下半身风湿腰膝疼痛，两足痿痹尤为适宜。常与桑寄生、牛膝、秦艽等同用。

（2）用于表寒夹湿，头痛如裹、身痛肢重常与羌活、防风等同用。

【用量用法】3 ~ 10 g，水煎服。

【使用注意】阴虚血燥者慎用。

威 灵 仙

【性味归经】辛、咸、微苦，温。归膀胱、肝经。

【功效】祛风除湿，通络止痛。

【应用】

（1）用于风湿痹痛，关节不利，麻木瘫痪。单用，研末黄酒冲服；或与秦艽、桂枝、制川乌同用。

（2）用于治筋脉拘挛、骨节变形配木瓜、伸筋草、白花蛇等通风活络药。

（3）用于诸骨梗喉可单用本品加砂糖、米醋水煎频服。

【用量用法】5 ~ 12 g；治鱼骨梗喉，可用 30 ~ 45 g，水煎服。

【使用注意】本品性走窜，多服易伤正气，体弱及气血虚者慎用。

秦 艽

【性味归经】辛、苦，微寒。归胃、肝、胆经。

【功效】祛风湿，舒筋络，清虚热，退黄疸。

【应用】

（1）用于风湿痹证之筋脉拘挛及手足不遂，无论寒热新久皆可用之。风湿热痹配黄柏、苍术；风寒湿痹配独活、细辛等。

（2）用于阴虚骨蒸潮热配鳖甲、青蒿、地骨皮；小儿疳热配胡黄连、鸡内金等。

（3）用于湿热黄疸与茵陈、栀子等同用。

【用量用法】5 ～ 10 g，水煎服。

木 瓜

【性味归经】酸，温。归肝、脾经。

【功效】舒筋活络，化湿和胃。

【应用】

（1）用于风湿痹痛，筋脉拘挛常与牛膝、苍术等同用。

（2）用于吐泻转筋常配藿香、半夏。

（3）用于脚气水肿，寒湿足膝肿痛常配吴茱萸、槟榔等。

【用量用法】6 ～ 12 g，水煎服。

五 加 皮

【性味归经】辛、苦，温。归肝、肾经。

【功效】祛风湿，补肝肾，强筋骨。

【应用】

（1）用于风湿痹证之足膝沉重肿痛常与木瓜等同用或单味泡酒服。

（2）用于筋骨痿软、小儿行迟或行走乏力可与龟甲、牛膝等同用。

（3）用于水肿脚气、小便不利与茯苓皮、大腹皮等同用。

【用量用法】10 ～ 15 g，水煎服。

【使用注意】阴虚火旺者慎用。

桑 寄 生

【性味归经】苦、甘，平。归肝、肾经。

【功效】补肝肾，强筋骨，祛风湿，安胎。

【应用】

（1）用于风湿痹痛、腰膝酸软。本品内补肝肾，外散风湿，尤宜肝肾虚弱的风湿痹证，常与独活、牛膝、杜仲等同用。

（2）用于冲任不固、妊娠漏血、胎动不安等，常与续断、菟丝子、阿胶等同用。

（3）用于气滞血瘀所致胸痹（冠心病心绞痛及心律失常）与丹参、川芎同用。

【用量用法】10 ～ 20 g，水煎服。

五、芳香化湿药

芳香化湿药气味芳香，能化湿健脾、疏通气机，宣化湿浊，醒脾和胃，消痞除胀。适用于湿浊内阻，脾阳被困，运化失职而引起的脘腹胀满、吐泻反酸、食少体倦、大便稀溏、舌苔白腻等症；亦可用于暑湿或湿温初起者。

本类药物易耗气伤阴，故气虚或阴虚血燥者均慎用。又因气味芳香多含挥发油，不宜久煎。

藿 香

【**性味归经**】辛，微温。归脾、胃、肺经。

【**功效**】祛暑解表，化湿和胃。

【**应用**】

（1）用于湿浊中阻之脘腹胀满、纳呆不食、恶心呕吐等配苍术、半夏、厚朴等。

（2）用于暑湿外感所致恶寒发热、头痛胸闷、腹痛吐泻等症与紫苏、白芷、厚朴、半夏等同用；湿温初起，脘痞苔腻者配伍杏仁、薏苡仁、白蔻仁等。

（3）藿香有芳香辟秽健胃之效，与佩兰煎汤可作解暑饮料。

【**用量用法**】5～10 g，鲜者 15～30 g，水煎服。

【**使用注意**】本品含挥发油，不宜久煎。其叶偏于解表，梗偏于和中，鲜品解暑辟秽。

苍 术

【**性味归经**】辛、苦，温。归脾、胃、肝经。

【**功效**】燥湿健脾，祛风湿，明目。

【**应用**】

（1）用于脾为湿困，运化失司，食欲不振，消化不良，呕吐满闷，腹胀泄泻等配白术、茯苓。

（2）用于风寒湿痹之关节肢体疼痛与桂枝、防风、秦艽等同用；寒湿俱盛者与桂枝、川乌等配伍。

（3）用于诸郁证。苍术总解诸郁，气郁加香附，湿郁加茯苓、白芷，热郁加炒山栀、青黛，血郁加桃仁、红花。

【**用量用法**】5～10 g，水煎服。

【**使用注意**】阴虚内热，表湿多汗者忌用。

厚 朴

【**性味归经**】苦、辛，温。归脾、胃、肺、大肠经。

【**功效**】燥湿除满，行气消积，降逆平喘。

【**应用**】

（1）用于湿阻中焦，胸腹胀满，食少便溏，常与苍术、陈皮、甘草等同用。

（2）用于食积气滞或腹痛胀满、便秘者，与大黄、枳实等配伍。

（3）用于痰饮阻肺之胸闷咳喘痰多者，配麻黄、杏仁等。

【**用量用法**】3～10 g，煎服或入丸散。

 案例讨论

　　李某，男，36岁。因应酬太多，倍感疲劳，昨日起怕冷，发热，头痛，恶心，呕吐，腹泻。舌质淡，苔白腻，脉象润滑。

　　用药应首选的药物是什么？并说明选择的原因。

六、利水渗湿药

利水渗湿药能通利水道，渗除水湿，味多甘淡，能渗湿利尿，使小便通畅，尿量增多而利水消肿。部分药物性寒兼有清利湿热之功。适用于小便不利，水肿，痰饮，淋证，黄疸，泄泻，湿温，湿痹及妇女白带等湿证。

应用时需根据不同病证临证配伍。如肾阳虚水肿应配补肾阳药，湿热盛者应配清热泻火药等。此外，行水必先行气，故常与行气药同用。

利水渗湿药能耗伤阴液，凡阴虚津亏者当慎用。

茯 苓

【性味归经】甘、淡，平。归心、脾、肾经。

【功效】利水渗湿，健脾和胃，宁心安神。

【应用】

（1）用于水肿、小便不利、痰饮，常与猪苓、泽泻同用；水湿内停所致的心悸、咳嗽等则与桂枝、白术、半夏等同用。

（2）用于脾虚倦怠，食少便溏与人参、白术同用。

（3）用于心悸、失眠常与酸枣仁、远志、茯神等同用。

【用量用法】10 ~ 15 g，水煎服。利水用茯苓皮，安神用茯神，健脾渗湿用白茯苓，渗利湿热用赤茯苓。

泽 泻

【性味归经】甘、淡、寒。归肾、膀胱经。

【功效】利水渗湿，泄热。

【应用】

（1）用于水肿胀满，小便不利、淋浊，湿热带下常与茯苓、猪苓、龙胆草等同用。

（2）用于脾运不健，水湿停聚而致泄泻配茯苓、白术等。

（3）用于肾阴不足，相火亢盛的遗精、耳鸣、眩晕，常配知母、黄柏、山药等以补泻同施。

【用量用法】5 ~ 15 g，水煎服。

【使用注意】无湿热及肾虚滑精忌用。

薏 苡 仁

【性味归经】甘、淡，凉。归脾、胃、肺经。

【功效】利湿健脾，舒筋除痹，清热排脓。

【应用】

（1）用于水肿，脚气，小便不利与茯苓、滑石、猪苓同用。

（2）用于脾虚泄泻，常与白术、山药、党参同用。

（3）用于风湿痹拘挛，屈伸不利常与羌活、独活、威灵仙同用；湿重者，可与黄柏、苍术同用。

（4）用于肺痈常与苇茎、桃仁、冬瓜仁同用；肠痈常与丹皮、败酱草同用。

【用量用法】10 ~ 30 g。健脾止泻炒用，排脓生用。

车 前 子

【性味归经】甘，微寒。归肝、肾、肺、小肠经。

【功效】清热利尿，渗湿止泻，明目，祛痰。

【应用】

（1）用于水肿、淋病常与萹蓄、木通、滑石同用。

（2）用于目赤肿痛常与菊花、龙胆草、草决明同用。

（3）用于肝肾不足的眼花、视力减退常与地黄、枸杞子、菟丝子同用。

（4）用于咳嗽痰多常与杏仁、桔梗、黄芩同用。

（5）用于暑湿泄泻与白扁豆、香薷同用；湿胜泄泻，小便不利与白术、茯苓配伍。

【用量用法】5～10 g，布包煎服。

【使用注意】本品寒滑，肾虚滑精者忌用。

茵　陈

【性味归经】苦、微寒。归脾、胃、肝、胆经。

【功效】清热利湿，利胆退黄。

【应用】

（1）用于湿热黄疸。茵陈功专利胆退黄，治阳黄常配大黄、栀子；治寒湿阴黄常配白术、附子、干姜。

（2）用于胆道蛔虫症常与乌梅、川椒、槟榔同用。

（3）用于湿疮瘙痒常配苦参、土茯苓等煎汤内服或外洗。

（4）单味茵陈治高脂血症，每日 15 g 煎汤代茶饮。

【用量用法】15～30 g，水煎服。外用适量。

滑　石

【性味归经】甘、淡，寒。归膀胱、胃经。

【功效】利水通淋，清热解暑，渗湿敛疮。

【应用】

（1）用于膀胱湿热，小便不利，淋沥涩痛等证常与车前子、木通等同用。

（2）用于暑热烦渴，身热溲赤常配甘草；暑湿泄泻常与车前子、藿香同用。

（3）用于湿疹、湿疮、痱子常与黄柏、炉甘石、枯矾调匀搽患处。

【用量用法】10～30 g，包煎，外用适量。

金　钱　草

【性味归经】甘、咸，微寒。归肝、胆、肾、膀胱经。

【功效】清热利湿，通淋排石。

【应用】

（1）用于湿热黄疸常与栀子、茵陈等同用以增强利胆退黄作用。

（2）用于热淋、石淋，常与海金沙、鸡内金同用；治肝、胆结石常与柴胡、茵陈同用。

（3）用于痈疮疖肿、烫伤、虫蛇咬伤，取鲜品捣汁内服或涂擦患处。

【用量用法】15～30 g，煎服。鲜品适量捣烂外敷。

七、温里药

温里药性味辛热，能温补阳气、温中健脾、散寒止痛或兼温肾助阳，回阳救逆。根据《内经》"寒者温之"的治则，适用于寒邪内侵，阳气受困，或阳气衰微，阴寒内盛引起的面色苍白，畏寒肢冷，脘腹冷痛，呕吐呃逆，泄泻下痢，小便清长，舌淡苔白，脉沉细，或大汗亡阳，四肢厥冷，脉微欲绝等阳脱证。

使用温里药，应随证配伍。如寒凝气滞配行气药；寒湿内蕴配健脾化湿药；脾肾阳虚配温补脾肾药。

温里药药性燥烈，易伤阴液，当中病即止，热证、阴虚证及孕妇忌用。

附　子

【性味归经】辛，大热，有毒。归心、肾、脾经。

【功效】回阳救逆，补火助阳，散寒除湿。

【应用】

（1）用于亡阳证之冷汗淋漓、四肢厥冷，脉微欲绝常与干姜、人参、炙甘草配用。

（2）用于脾肾阳虚，脘腹冷痛，便溏与人参、白术、干姜同用；心阳衰微之心悸、胸痹疼痛者与桂枝、人参同用；肾阳不足之尿频，阳痿配肉桂等。

（3）用于风寒湿痹，周身骨节疼痛与桂枝、白术同用。

（4）寒性阴疽，疮肿漫肿不溃或溃久不敛者常与人参、黄芪、当归配伍使用。

【用量用法】3～15 g。入汤剂应先煎30～60 min以减弱其毒性。

【使用注意】过量易引起中毒，孕妇、阴虚和热证者均当忌用。

肉　桂

【性味归经】辛、甘，大热。归肾、脾、心、肝经。

【功效】补火助阳，引火归元，散寒止痛，温经通脉。

【应用】

（1）用于肾阳不足之命门火衰，形寒肢冷，阳痿尿频，常与附子、熟地黄、山茱萸配伍。

（2）用于脾肾阳虚之脘腹冷痛、纳呆、便溏与附子、干姜同用；治虚阳上浮，下元虚冷、面色浮红、下肢怕冷、尺脉弱与山茱萸、五味子、牡蛎同用。

（3）用于虚寒性痛经、寒疝腹痛与当归、小茴香同用；寒痹配羌活、秦艽；寒性脓疡、痈肿脓成不溃或溃后久不收口者常与补气活血药黄芪、当归等同用。

【用量用法】2～5 g，入煎剂宜后下。研末冲服1～2 g。

【使用注意】阴虚火旺、里有实热、血热妄行及孕妇忌用；畏赤石脂。

干　姜

【性味归经】辛，热。归脾、胃、心、肺经。

【功效】温中散寒，回阳通脉，温肺化饮。

【应用】

（1）用于脾胃虚寒，脘腹冷痛、呕吐泄泻常与人参、炙甘草同用；胃寒痛甚者与高良姜配伍。

（2）用于心肾阳虚配附子，加强祛寒作用。

（3）用于寒饮伏肺咳喘、痰多清稀多与麻黄、细辛、五味子同用。

【用量用法】3～10 g，水煎服。

【使用注意】热证、阴虚证及孕妇忌用。

八、理气药

理气药能疏畅气机，行气解郁，消除气滞。适用于脾胃气滞的脘腹胀满，恶心呕吐，嗳腐吞酸，便秘或腹泻；肝气郁滞的胁肋胀痛，疝气腹痛，月经不调，乳房胀痛；肺气壅滞的胸闷疼痛，咳嗽气喘等气滞，气逆。

气滞常由情志郁结、痰饮、食积、瘀血所致，应用时当注意临证配伍。理气药辛散温燥，易耗气伤阴，故阴虚、气虚者宜慎用。

陈　皮

【性味归经】苦、辛，温。归肺、脾经。

【功效】理气健脾，燥湿化痰。

【应用】

（1）用于脾胃气滞，脘腹胀满、纳差常与厚朴、枳实同用；呕吐、呃逆配竹茹、丁香；脾虚气滞配党参、白术。

（2）用于痰湿阻肺，肺气壅滞，咳嗽痰多色白常与半夏、茯苓同用；痰多色黄者则配瓜蒌、贝母等。

【用量用法】3 ～ 10 g，水煎服。

【使用注意】本品辛温苦燥，内有实热者慎用。阴虚燥咳者不宜用。

枳 实

【性味归经】苦、辛、酸，微寒。归脾、胃经。

【功效】破气消积，化痰散痞。

【应用】

（1）用于胃肠积滞，脘腹胀闷，饮食不消，大便秘结者，常与山楂、麦芽同用。

（2）用于痰热结胸，胸脘痞痛，咳痰黄稠，常与黄芩、半夏、瓜蒌同用。

（3）用于湿热积滞痢疾，泻痢不畅，腹痛后重，可与大黄、黄连等同用。

【用量用法】3 ～ 10 g，大剂量 15 g，水煎服。

【使用注意】脾胃虚弱及孕妇慎用。

香 附

【性味归经】辛、微苦、微甘，平。归肝、脾、三焦经。

【功效】舒肝理气，调经止痛，安胎。

【应用】

（1）用于肝郁气滞，胸胁胀痛常与柴胡、枳壳同用；寒疝腹痛常配小茴香、乌药同用。

（2）用于月经不调、痛经、闭经、行经乳胀常与柴胡、当归、乌药同用。

（3）用于胎动不安，妊娠恶阻配藿香、紫苏；妊娠漏血配熟地黄、阿胶、白术等。

【用量用法】6 ～ 12 g，水煎服。

【使用注意】凡气虚无滞，阴虚血热者忌用。

木 香

【性味归经】辛、苦，温。归脾、胃、大肠、三焦、胆经。

【功效】行气止痛，调中导滞。

【应用】

（1）用于胃肠气滞、脘腹胀痛，常与枳壳、元胡同用；食积气滞与山楂、青皮同用；脾虚气滞与党参、白术配伍。

（2）用于湿热郁蒸引起的胁痛、黄疸常与柴胡、郁金、枳壳同用。

（3）用于泻痢腹痛、里急后重可配槟榔、枳实等。

【用量用法】水煎服，3 ～ 10 g；生用行气，煨用止泻。

【使用注意】阴虚津亏火旺者慎用。

砂 仁

【性味归经】辛，温。归脾、胃、肾经。

【功效】化湿行气，温脾止泻，理气安胎。

【应用】

（1）用于治湿阻中焦。脾胃食积气滞配木香、枳实；脾胃虚弱配党参、白术。

（2）用于脾胃虚寒，腹痛泄泻常与干姜、附子同用。

（3）用于妊娠呕吐，胎动不安常与苏梗、桑寄生、白术同用。

【用量用法】5 ～ 10 g，水煎服。后下。

【使用注意】阴虚内热者不宜用。

川 楝 子

【性味归经】苦，寒；有小毒。归肝、小肠、膀胱经。

【功效】疏肝泄热，行气止痛，杀虫。

【应用】

（1）用于肝郁气滞诸痛常与延胡索、香附同用；寒疝腹痛配乌药、橘核等；肝胃不和之胁痛配柴胡、白芍。

（2）用于虫积腹痛与使君子、槟榔同用。

（3）川楝子适量焙黄研末与等量猪油调涂患处治头癣。

【用量用法】5 ~ 10 g，水煎服。

【使用注意】脾胃虚寒者不宜用，有小毒不宜过量。

九、消食药

消食药能健运脾胃、消食化积、除胀和中。适用于饮食积滞而引起的消化不良、脘腹胀满，嗳腐吞酸，食欲不振，恶心呕吐和大便失常等症。

临床应用时当根据病情不同临证配伍。如脾胃虚寒者配温中散寒药，胃肠湿滞者配芳香化湿药，食积化热便秘者配清热通便药，脾胃气虚者配益气健脾药等。

山 楂

【性味归经】酸、甘，微温。归脾、胃、肝经。

【功效】消食积，化瘀滞。

【应用】

（1）用于肉食积滞，胃酸缺乏症常与神曲、麦芽、莱菔子等同用。

（2）用于泻痢腹痛与木香、槟榔同用。

（3）用于产后瘀阻或痛经与当归、益母草同用；治疝气、睾丸肿痛与小茴香、橘核同用。

（4）用于冠心病、心绞痛、高血压、高脂血症常与何首乌、丹参等同用。

【用量用法】10 ~ 15 g，水煎服。消食炒焦用。

【使用注意】胃酸过多、胃溃疡及孕妇慎用。

麦 芽

【性味归经】甘，平。归脾、胃经。

【功效】消食化积，回乳消胀。

【应用】

（1）主消米面谷物，食积不消常与神曲、山楂、鸡内金同用。小儿乳食不化，用单味麦芽煎服有效；胃脘胀闷纳呆配山楂、陈皮；食后腹胀配白术、茯苓。

（2）回乳，乳房胀痛者可单用本品大剂量煎服。

【用量用法】10 ~ 15 g，水煎服。健脾养胃生用；行气消积炒用；回乳宜大剂量生用30 ~ 120 g。

【使用注意】哺乳期不宜使用。

神 曲

【性味归经】甘、辛，温。归脾、胃经。

【功效】消食化积，健脾和胃。

【应用】

（1）用于食积不化，脘腹胀满，食少纳差，肠鸣腹泻常与山楂、麦芽配伍。

（2）用于暑湿吐泻，头昏胸闷，不思饮食者常配藿香、佩兰等。此外，神曲还可助金石类药物的消化吸收，如磁朱丸。

【用量用法】6～15g，水煎服，本品麦芽、山楂炒焦合用，称焦三仙，消积之力增强。

【使用注意】胃火炽盛，胃酸过多者忌用。

鸡 内 金

【性味归经】甘，平。归脾、胃、小肠、膀胱经。

【功效】健脾消食，涩精止遗。

【应用】

（1）用于消化不良，食积不化，小儿疳积常与山楂、神曲同用。

（2）用于遗尿配桑螵蛸、益智仁等；治遗精与菟丝子、莲子肉、芡实同用。

（3）用于石淋、结石与金钱草、海金沙同用。

（4）用于癥瘕积聚、妇女经闭配鳖甲、砂仁等。

【用量用法】3～10g，水煎服。微炒研末服，每次1.5～3g。

十、止血药

止血药能制止人体内外出血，分别具有凉血止血、收敛止血、化瘀止血、温经止血等作用。适用于咳血，吐血，衄血，尿血，便血，崩漏以及外伤出血等。

应用时当注意临证选药及配伍。如血热妄行之出血，应选用清热凉血药；如虚损不足之出血，应配伍益气健脾药或滋阴降火药；瘀血内阻之出血，应选配活血祛瘀、行气止血药；虚寒性出血可与温阳、益气、健脾及养血药同用。

使用凉血止血及收敛止血药，应注意有无瘀血之证，以免产生留瘀之弊。若出血过多而致气虚欲脱者，应急予大补元气药配伍，以益气固脱。止血药多炭用。

蒲 黄

【性味归经】甘，平。归肝、心包经。

【功效】化瘀止血，利尿通淋。

【应用】

（1）用于咳血、衄血、吐血、尿血、便血、崩漏等各种出血证配侧柏叶、旱莲草等。

（2）用于心腹疼痛、痛经、产后瘀阻、跌打损伤等证常配五灵脂。

（3）用于血淋涩痛与冬葵子、生地黄等同用。

【用量用法】3～10g，包煎。止血宜炭用，行血宜生用。

【使用注意】孕妇忌服。

三 七

【性味归经】甘、微苦，温。归肝、胃、心、肺、大肠经。

【功效】化瘀止血，消肿定痛。

【应用】

（1）用于人体内外各种出血证，有瘀滞者尤宜单用或与其他止血药配伍均可。

（2）用于跌打损伤、胸痹绞痛，瘀滞肿痛，单味研末温酒送服或配活血行气药同用。

【用量用法】3～10g，煎服；水研末吞服1.5g；外用适量。

【使用注意】本品昂贵，临床多研末冲服。血热妄行或阴虚者宜配凉血或滋阴清热之品。

白 及

【性味归经】苦、甘、涩，微寒。归肺、肝、胃经。

【功效】收敛止血，消肿生肌。

【应用】

（1）用于人体内外各种出血证。治肺出血配阿胶、枇杷叶等；治胃出血配乌贼骨、三七等。

（2）用于疮疡、手足皲裂、痈肿初起与金银花、天花粉、贝母同用；治外伤出血，疮疡溃不收口，单味研末外用；手足皲裂或烫火伤也可单用研末，麻油调敷。

【用量用法】6～10 g，水煎服；研末吞服，每次1.5～3 g；外用适量。

【使用注意】反乌头、附子。

地 榆

【性味归经】苦、酸，微寒。归肝、胃、大肠经。

【功效】凉血止血，清热解毒，消肿敛疮。

【应用】

（1）用于下焦出血，如治便血、痔血常与槐角、生地黄同用；久痢脓血与黄连、木香、诃子同用。

（2）用于烫伤常配大黄，研粉调油外搽；疮疡肿毒常与蒲公英、金银花同用。

【用量用法】10～15 g，水煎服；外用适量。烧伤宜生用，止血宜炒用。

【使用注意】大面积烧伤不宜用，以防量大产生中毒性肝炎。虚寒者慎用。

白 茅 根

【性味归经】甘，寒。归肺、胃、膀胱经。

【功效】凉血止血，清热生津，利尿通淋。

【应用】

（1）治热病咯血、衄血、尿血常与生地黄、黑山栀、小蓟等同用。

（2）治热淋涩痛、水肿与木通、车前草、滑石同用。

（3）治热病烦渴、胃热呕吐、肺热咳嗽，常配石斛、知母等。

【用量用法】15～30 g，水煎服。鲜品加倍。

【使用注意】脾胃虚寒者慎用。

艾 叶

【性味归经】辛、苦，温。归肝、脾、肾经。

【功效】温经止血，散寒止痛，除湿止痒。

【应用】

（1）用于虚寒出血尤宜，妇科月经过多、崩漏、妊娠出血常与阿胶、炮姜同用。

（2）用于腹中冷痛、痛经、月经不调及带下常与吴茱萸、当归同用。

（3）用于血热出血与生地黄、侧柏叶同用等。

（4）制成艾条、艾柱供灸治用，具有温煦气血、透达经络的作用；煎汤熏洗可用于湿疹瘙痒。

【用量用法】3～10 g，水煎服；外用适量。散寒止痛宜生用，止血宜醋炒或炒炭用。

【使用注意】阴虚血热者慎用；过量可引起急性胃肠炎、中毒性肝炎。

十一、活血化瘀药

活血化瘀药，味多辛、苦而性温，善于走散，有行血散瘀，通经活络，续伤利痹，消肿止痛之功效。适用于血行不畅，瘀血阻滞之证。如外伤瘀肿，产后瘀痛，痛经闭经，痈肿疮疡，半身不遂，痹痛，胸痹等症。

应用时结合血瘀原因进行适当的配伍，如寒凝气滞者宜配温里药，跌打损伤者与行气和营药配伍，痰热互结者配清热化痰药，风湿痹痛者配祛风湿药，正虚夹瘀者配补益药等。

活血化瘀药不宜用于妇女月经过多或血虚无瘀者。孕妇忌用。

川 芎

【性味归经】辛，温。归肝、胆、心包经。

【功效】活血祛瘀，行气解郁，祛风止痛。

【应用】

（1）用于气血瘀滞诸证。治血瘀经闭、痛经、月经不调配红花、赤芍；治寒凝经闭配肉桂、当归；治产后腹痛常与当归、炮姜同用；治肝郁胁痛配柴胡、白芍；治胸痹瘀阻配当归、枳壳；治外伤肿痛配乳香、没药；治痈肿疮疡配黄芪、穿山甲等。

（2）用于风寒头痛配白芷、防风、细辛；治风热头痛配菊花、石膏、僵蚕；治风湿头痛配羌活、藁本、防风；治血瘀头痛配赤芍、白芷、丹参；治风湿痹痛配羌活、独活、防风等。

【用量用法】3～10 g，水煎服。

【使用注意】阴虚火旺、月经过多者不宜应用。

郁 金

【性味归经】辛、苦，寒。归肝、心、肺经。

【功效】活血止痛，行气解郁，清心凉血，利胆退黄。

【应用】

（1）用于血瘀气滞诸痛常与柴胡、香附、当归同用。

（2）用于热病神昏、痰闭癫狂与菖蒲、栀子、白矾同用。

（3）用于肝郁化火，气火上逆所致的吐血、衄血及妇女倒经常与生地黄、丹皮、栀子、牛膝同用。

（4）用于湿热黄疸常与茵陈、栀子、大黄同用。

【用量用法】3～10 g，水煎服。

【使用注意】阴虚失血者忌服，孕妇慎用。畏丁香。

丹 参

【性味归经】苦，微寒。归心、心包、肝经。

【功效】活血调经，消痈止痛，凉血安神。

【应用】

（1）用于月经不调闭经，痛经，产后瘀滞腹痛和恶露不尽等证，常与当归尾、益母草、桃仁同用。

（2）用于心腹刺痛与檀香、砂仁配伍；治癥瘕积聚与赤芍、鳖甲、三棱同用。

（3）用于热病心烦不寐与生地黄、玄参、黄连配伍；心悸、失眠与夜交藤、酸枣仁、何首乌同用。

（4）用于热痹肿痛，跌打损伤与忍冬藤、秦艽、赤芍同用。

【用量用法】5～15 g，水煎服。

【使用注意】反藜芦。

桃 仁

【性味归经】苦、甘，平。归心、肝、大肠经。

【功效】活血祛瘀，润肠通便。

【应用】

（1）用于闭经，痛经，产后瘀血作痛，跌打损伤等多种瘀血证常与红花、当归、赤芍等同用。

（2）用于肺痈、肠痈，常与苇茎、薏苡仁、大黄、丹皮配伍。

（3）用于肠燥便秘常与火麻仁、杏仁配伍。

（4）用于癥瘕痞块积聚常配五灵脂、丹皮、莪术、三棱等。尚有止咳平喘作用，可用于治疗咳嗽气喘。

【用量用法】6 ～ 10 g，水煎服。

【使用注意】血虚者及孕妇忌用。

红　花

【性味归经】辛，温。归心、肝经。

【功效】活血通经，祛瘀止痛。

【应用】

（1）用于妇科闭经，痛经，产后瘀阻腹痛，癥瘕积聚等证常与桃仁、当归、川芎配伍。

（2）用于跌打损伤，瘀滞作痛常与当归、苏木、鸡血藤同用。

（3）用于冠心病心绞痛、脑血栓后遗症常配川芎、丹参、降香等。

【用量用法】3 ～ 10 g，水煎服。

【使用注意】孕妇及月经过多者忌用。

怀　牛　膝

【性味归经】苦、酸，平。归肝、肾经。

【功效】补肝肾，强筋骨，活血通经，引血下行。

【应用】

（1）用于肝肾不足的腰膝酸软常与杜仲、续断配伍；风湿腰痛常与络石藤、川断同用。

（2）用于闭经、痛经、产后瘀滞腹痛与桃仁、红花、当归配伍。

（3）用于阴虚火旺的牙龈肿痛、口舌生疮与石膏、知母、熟地黄配伍；肝阳上亢之眩晕与龙骨、代赭石同用。

【用量用法】10 ～ 15 g，水煎服。

【使用注意】孕妇及月经过多者忌服。

延　胡　索

【性味归经】辛、苦，温，归肝、脾经。

【功效】活血祛瘀，行气止痛。

【应用】

（1）用于气血阻滞的各种痛证。如胸胁、脘腹痛配川楝子、香附、郁金；经行腹痛产后瘀阻配当归、川芎、香附等。

（2）用于寒疝腹痛配小茴香、川楝子。

（3）用于跌仆肿痛与乳香、没药、红花等同用。此外，单用治多种内脏痉挛或非痉挛性疼痛，有较好的疗效。

【用量用法】5 ～ 10 g，水煎服；研末服，每次 1.5 ～ 3 g。

【使用注意】孕妇忌服。

鸡 血 藤

【性味归经】苦、甘，温。归肝、肾经。

【功效】活血舒筋，养血调经。

【应用】

（1）用于月经不调、痛经、经闭常与当归、川芎配伍。

（2）用于风湿或血虚所致腰膝酸软、麻木瘫痪等配芍药、防己、威灵仙等。

（3）用于跌打损伤、瘀血肿痛常配骨碎补、续断、土鳖虫等。

【用量用法】10 ～ 20 g，水煎服。

【使用注意】月经过多者不宜服用。

益 母 草

【性味归经】苦、辛，微寒。归肝、心包经。

【功效】活血调经，利尿消肿，清热解毒。

【应用】

（1）用于产后恶露出血、经闭、经行不畅等，本品为妇科经产要药，可单用熬膏，或配川芎、艾叶、当归等。

（2）用于跌打损伤，瘀血作痛与当归、赤芍同用。

（3）用于水肿、小便不利可单用，或配白茅根、车前子等同用。

（4）用于疮痈肿毒，皮肤痒疹，外敷或内服均有清热解毒消肿之功效。

【用量用法】10 ～ 20 g，水煎服。外用适量。

【使用注意】孕妇忌用，阴虚血少者忌用。

十二、化痰止咳平喘药

化痰药能消除痰涎，止咳平喘药能减轻或制止咳嗽气喘。痰、咳与气喘在病机上关系密切，一般咳喘每多夹痰，痰多易致咳喘。故化痰药多兼有止咳平喘之功，止咳平喘药亦多有化痰之效。治疗上化痰药与止咳平喘药没有截然的区别，故合称为化痰止咳平喘药。化痰药有寒温之分，化痰止咳平喘药又分为温化寒痰药、清化热痰药及止咳平喘药三大类。

临证时还须辨证论治，加以选择，适当配伍。如兼表证者配解表药；兼里热者配清热药；有里寒者配温里药；虚痨者配补虚药；癫痫、眩晕惊厥者配平肝息风、开窍安神药；痰核瘰疬、瘿瘤者配软坚散结药等。

（一）温化寒痰药

温化寒痰药性多温燥，能温肺祛寒、燥湿化痰。适用于寒痰、湿痰引起的咳嗽、气喘及痰湿阻于经络所致的肢体酸痛、阴疽流注、疼痛等症。临床多与温肺散寒、燥湿健脾或理气药同用。

本类药物性多温燥，故凡热痰、燥痰及有咯血倾向者，均当慎用。

半 夏

【性味归经】辛，温；有毒。归脾、胃、肺经。

【功效】燥湿化痰，降逆止呕，消痞散结。

【应用】

（1）用于湿痰咳喘，胸脘痞闷配茯苓、陈皮；治寒痰咳嗽，痰多清稀配细辛、干姜。

（2）用于各种呕吐，如胃寒呕吐配生姜，胃热呕吐配黄连、竹茹，妊娠呕吐配苏梗、砂仁。

（3）用于瘿瘤痰核、痈疽肿毒与海藻、浙贝同用；风痰眩晕，常配天麻、白前等。

【用量用法】5～10 g，水煎服。消肿散结生品外用；燥湿宜法半夏；化痰宜清半夏；止呕宜用姜半夏；半夏曲化痰兼消食。

【使用注意】阴虚燥咳、血证及热痰均慎用。反乌头。

天 南 星

【性味归经】苦、辛，温；有毒。归肺、肝、脾经。

【功效】祛风止痉，化痰散结。

【应用】

（1）用于湿痰、寒痰、咳喘胸闷与陈皮、半夏同用；热痰咳嗽与黄芩、半夏同用。

（2）用于风痰证之眩晕、中风痰厥、口眼㖞斜、半身不遂、癫痫、破伤风等与半夏、白附子、全蝎、僵蚕、天麻等同用。

（3）用于疮疖肿毒、瘰疬痰核生用醋研浓汁涂患处；毒蛇咬伤用鲜南星捣敷患处。

【用量用法】10～15 g，水煎服。生南星外用适量。

【使用注意】阴虚燥痰及孕妇忌用。生南星不作内服。孕妇慎用。

桔 梗

【性味归经】苦、辛，平。归肺经。

【功效】宣肺利咽，祛痰排脓。

【应用】

（1）用于咳嗽痰多，无论寒热均可使用。如风寒咳嗽配苏叶、陈皮；风热咳嗽与桑叶、菊花同用。

（2）用于外感风热或热邪闭肺的咽喉肿痛、声音嘶哑与蝉衣、薄荷、牛蒡子同用。

（3）用于肺痈咳吐脓痰常配鱼腥草、薏苡仁等。

（4）舟楫之剂，能引药上行，故有"甘草、桔梗，专治喉咙"之说。

【用量用法】3～10 g，水煎服。

【使用注意】肺虚久咳或咯血者慎用。

（二）清化热痰药

清化热痰药性寒凉能清热化痰。适用于热痰所致的咳喘胸闷、痰稠而黄、咳痰不爽以及癫痫惊厥、瘿瘤瘰疬等证。临床多与清热药、滋阴润肺药、软坚散结药配伍。本类药物多寒凉质润，故寒痰、湿痰者不宜应用。

瓜 蒌

【性味归经】甘、微苦，寒。归肺、胃、大肠经。

【功效】清热化痰，宽胸散结，润燥滑肠。

【应用】

（1）用于肺热咳嗽，痰黄黏稠难咳，常与黄芩、知母同用。

（2）用于胸痹、结胸、痞闷作痛等配薤白、半夏、黄连同用。

（3）用于疮肿、乳痈常与蒲公英、乳香、青皮同用；肺痈配鱼腥草、桔梗；肠痈配牡丹皮、蒲公英等。

（4）用于肠燥便秘与柏子仁、火麻仁、郁李仁同用。

【用量用法】全瓜蒌 10～20 g，瓜蒌皮 6～10 g，瓜蒌仁 10～15 g，水煎服。

【使用注意】寒饮及脾虚便溏者忌用。反乌头。

川 贝 母

【性味归经】苦、甘，微寒。归肺、心经。

【功效】清热润肺，化痰止咳，散结消肿。

【应用】

（1）用于痰热咳嗽与知母、黄芩同用；肺虚久咳与沙参、麦冬配伍。

（2）用于治肺痈咳吐脓痰与鱼腥草、芦根、薏苡仁同用。

（3）用于痈肿瘰疬与玄参、牡蛎同用。

【用量用法】3～10g，水煎服。

【使用注意】寒痰、湿痰者不宜用。反乌头。

竹　茹

【性味归经】甘，微寒。归肺、胃、胆经。

【功效】清热化痰，除烦止呕。

【应用】

（1）用于各种痰热证。肺热咳嗽与瓜蒌、黄芩配伍；肝火夹痰之心烦失眠、惊悸与半夏、枳实等同用。

（2）用于胃热呕吐与黄连、半夏同用；胃虚夹热呕吐配人参、生姜等。

（3）用于吐血、衄血、尿血、崩漏与生地黄、白茅根、大蓟等同用。

【用量用法】6～10g，水煎服，祛痰生用；止呕姜汁炒用。

前　胡

【性味归经】苦、辛，微寒。归肺经。

【功效】疏散风热，降气化痰。

【应用】

（1）用于肺热咳嗽，痰黄黏稠，呕逆常与川贝母、桑白皮、杏仁同用。

（2）用于外感风热，咳嗽痰多常与薄荷、牛蒡子、桔梗同用。

【用量用法】6～10g，水煎服。肺虚燥咳宜蜜炙用。

【使用注意】寒饮咳喘不宜用。

（三）止咳平喘药

止咳平喘药能宣肺祛痰，止咳平喘。适用于咳嗽喘息证。咳喘有外感、内伤、寒热虚实之分，故临证时尚须详细辨证，选用适宜的药物，并作恰当配伍。

百　部

【性味归经】甘、苦，微温。归肺经。

【功效】润肺止咳，杀虫灭虱。

【应用】

（1）用于咳嗽。风寒咳嗽配麻黄、杏仁；肺热咳嗽配知母、贝母；肺痨咳嗽与沙参、杏仁同用。

（2）用于小儿百日咳与沙参、川贝同用。

（3）用于诸虫病。如蛲虫、滴虫、头虱等常与苦楝皮、乌梅配伍，内服、外用均可奏效。

【用量用法】5～10g，水煎服。外用适量。

【使用注意】本品易伤胃滑肠，脾虚便溏者不宜用。

苦　杏　仁

【性味归经】苦，微温；有小毒。归肺、大肠经。

【功效】止咳平喘，润肠通便。

【应用】

（1）用于各种咳喘。风寒咳嗽与苏叶、半夏同用；风热咳嗽配桑叶、菊花；肺热咳嗽与石膏、知母同用。

（2）用于肠燥便秘，常与火麻仁、当归等同用。

【用量用法】3～10 g，水煎服。

【使用注意】因有小毒，内服不宜过量。婴儿慎用。

款 冬 花

【性味归经】辛、微苦，温。归肺经。

【功效】润肺下气，化痰止咳。

【应用】治各种咳嗽。肺寒咳喘痰多与紫菀相须为用；治肺热咳嗽配知母、桑白皮；治风寒咳嗽配麻黄、干姜；治肺气虚咳嗽配人参、黄芪；治肺阴虚咳嗽配百合、沙参；治肺痈咳嗽则与桔梗同用。

【用量用法】5～10 g，水煎服。

桑 白 皮

【性味归经】甘，寒。归肺经。

【功效】泻肺平喘，利水消肿。

【应用】

（1）用于肺热咳喘及水饮停肺与川贝、黄芩、地骨皮、甘草同用。

（2）用于水肿、小便不利常配大腹皮、茯苓皮、五加皮等同用。

【用量用法】10～15 g，水煎服。行水宜生用，平喘止咳宜炙用。

【使用注意】肺寒咳喘忌用。

十三、安神药

安神药能安神定志，治疗神志失常病证。根据作用和药物来源不同可分为两大类。一为养心安神药：多属植物果实、种子类药物，质润滋养，具有养心、益血、滋阴的作用，适用于阴血不足所致的心悸怔忡、失眠多梦等虚证。二为重镇安神药：多属矿石、贝壳类药物，质重沉降，有重镇潜阳、安定神志的作用，适用于心火亢盛，痰火扰心所致的惊悸失眠、惊痫癫狂等实证。

应用安神药时当注意临证选药和临证配伍，如心火亢盛当配清热降火药，肝阳上亢当配平肝潜阳药，阴血亏少当配滋阴养血药，痰火扰心当配清热化痰药等。

矿石类安神药易耗伤胃气，不宜久服。安神药均宜久煎。

（一）养心安神药

养心安神药能滋补阴血，交通心肾。适用于心、脾、肾不足引起的心悸怔忡、虚烦不眠、健忘多梦等精神失常证。

酸 枣 仁

【性味归经】甘、酸，平。归肝、胆、心经。

【功效】养心安神，益肝，敛汗。

【应用】

（1）用于心肝血虚所致惊悸怔忡、失眠多梦常配当归、何首乌等；治肝虚有热之虚烦不眠常与知母、茯苓等配伍；治心脾两虚之心悸失眠常配当归、龙眼肉等；治心肾不交、阴虚阳亢之虚烦不眠、健忘梦遗与生地黄、白芍等同用。

（2）用于体虚自汗、盗汗常与五味子、山茱萸等同用。

【用量用法】9～5 g，水煎服。研末睡前吞服，每次1.5～3 g。

柏 子 仁

【性味归经】甘，平。归心、肾、大肠经。

【功效】养心安神，润肠通便。

【应用】

（1）用于阴血不足所致虚烦失眠，心悸怔忡，阴虚盗汗常配酸枣仁、五味子、当归等。

（2）用于阴血不足之肠燥便秘常与郁李仁、火麻仁、杏仁等同用。

【用量用法】6～15 g，水煎服。

远 志

【性味归经】苦、辛，微温。归心、肾、肺经。

【功效】安神益智，祛痰。

【应用】

（1）用于心血不足，心肾不交之心神不宁，惊悸不安，失眠健忘等常与酸枣仁、龙齿、茯神等同用。

（2）用于咳嗽痰多，咳痰不爽常与杏仁、桔梗、陈皮等同用。治痰迷心窍，神志恍惚常与菖蒲、郁金等同用。

（3）用于疮痈肿毒，乳痈等一切痈疽可单用研末以酒送服，并调敷患处。

【用量用法】3～10 g，水煎服。外用适量。

（二）重镇安神药

重镇安神药多质重去怯。适用于惊吓、痰火扰心所致心神不宁，心悸失眠、惊痫及肝阳上亢等症。

朱 砂

【性味归经】甘，微寒；有毒。归心经。

【功效】镇心安神，清热解毒。

【应用】用于心火亢盛所致心烦失眠，心悸怔忡，癫痫发狂，小儿惊风，口疮，喉痹，疮疡肿毒等证，多与龙骨、磁石配伍。

【用量用法】0.1～0.5 g，多入丸散服用，不入煎剂。

 案例讨论

　　江某，男，42岁。1周来入睡困难，甚至彻夜难眠，口苦心烦，舌质红，舌苔黄，脉弦数。

　　欲用朱砂镇心安神，其用量是多少？如何入药？

十四、平肝息风药

平肝息风药能平肝潜阳，息风止痉，适用于热极动风、肝阳化风及血虚生风等所致的肝风内动证，如高热痉挛、头晕目眩、惊风抽搐、震颤、癫痫或肝阳上亢所致之头晕目眩、头痛耳鸣等症。

临床应用时要根据药性的寒凉或温燥之不同区别使用，还当注意临证配伍。如阴虚阳亢者配滋阴潜阳药；热极生风者配清热泻火药；阴血亏虚者配补血养阴药；窍闭神昏者配开窍醒神药等。

属脾虚慢惊者不宜用寒凉之品；属阴血亏虚者当忌温燥之品。均宜久煎。

羚 羊 角

【性味归经】咸，寒。归肝、心经。

【功效】平肝息风，清肝明目，清热解毒。

【应用】

（1）用于热病高热抽搐，神昏谵语常与石膏、黄连、钩藤、生地黄同用；治热毒发斑与石膏、知母、丹皮同用。

（2）用于肝阳上亢之头痛、头晕目眩与石决明、牡蛎、天麻等配伍；治肝火上炎之目赤翳障、畏光流泪与龙胆草、决明子、黄芩同用。

（3）用于血热妄行之吐血、咯血、衄血配生地黄、三七、白及等。

（4）用于肺热咳喘、流感发热、小儿肺炎等发热病症可用羚羊角水解注射液等。

【用量用法】1～3 g，宜单煎久煎；磨汁或研粉吞服，每次 0.3～0.6 g。

石 决 明

【性味归经】咸，寒。归肝经。

【功效】平肝潜阳，清肝明目。

【应用】

（1）用于肝阳上亢所致头痛眩晕与生地黄、白芍、牡蛎配伍；治肝阳化火、口苦易怒者与菊花、钩藤、夏枯草同用。

（2）用于肝火上炎，目赤翳障，视物昏花与决明子、密蒙花、菊花等同用。

【用量用法】15～20 g，水煎服。宜先煎。

牡 蛎

【性味归经】咸、涩，微寒。归肝、肾经。

【功效】平肝潜阳，软坚散结，收敛固涩。

【应用】

（1）用于阴虚阳亢之头痛眩晕，心悸失眠，烦躁不安等症常与龙骨、牛膝、龟板、鳖甲等同用。

（2）用于瘰疬痰核与玄参、浙贝母、海藻同用；治肝脾大与丹参、鳖甲、莪术同用。

（3）用于盗汗、自汗、遗精、崩漏、带下等与五味子、芡实、龙骨同用；治胃酸过多与乌贼骨、浙贝母同用。

【用量用法】10～20 g，先煎。收敛固涩宜煅用，其他宜生用。

钩 藤

【性味归经】甘，凉。归肝、心包经。

【功效】清热止痉，平肝息风。

【应用】

（1）用于肝风内动，惊痫抽搐、妊娠子痫与天麻、全蝎、蝉蜕同用，热极生风配羚羊角、菊花等。

（2）用于肝阳上亢之头痛眩晕配菊花、石决明等；肝经有热之头胀头痛，目赤配黄芩、夏枯草等。

【用量用法】10～15 g，水煎服。后下，不宜久煎，一般不超过 20 min。

天 麻

【**性味归经**】甘，平。归肝经。

【**功效**】息肝风，止痉挛，平肝阳，祛风湿，通经络。

【**应用**】

（1）用于眩晕头痛。肝阳上亢者与钩藤、菊花、石决明同用；风痰上扰者与半夏、白术、茯苓同用。

（2）用于肝风内动，癫痫抽搐，破伤风，小儿惊风等常与钩藤、羚羊角、全蝎同用。

（3）用于风寒湿痹及肢体麻木、手足不遂与秦艽、防风、川芎等同用。

【**用量用法**】3 ～ 15 g，水煎服。研末吞服，每次 1 ～ 1.5 g。

地 龙

【**性味归经**】咸，寒。归肝、脾、膀胱经。

【**功效**】息风止痉，通络，清热平喘，利尿。

【**应用**】

（1）用于高热神昏，惊痫抽搐与钩藤、牛黄、僵蚕等配伍或单味煎。

（2）用于关节痹痛，肢体麻木，半身不遂与秦艽、桑枝、僵蚕等同用。

（3）用于热结膀胱，小便不利或尿闭与木通、车前子同用。

（4）用于肺热哮喘与麻黄、杏仁、生石膏等同用，或单用鲜品取浓汁吞服。

【**用量用法**】5 ～ 15 g，水煎服。鲜品 10 ～ 20 g。研末吞服，每次 1 ～ 2 g。

十五、开窍药

开窍药辛香走窜，通关开窍，苏醒神志。适用于温热病热陷心包或痰浊蒙蔽清窍所致的神昏谵语，以及中风、惊风、癫痫等猝然昏厥、痉挛抽搐等症。

开窍药为急救治标之品，易耗伤正气，只宜暂用，不可久服；适用于闭证、实证，而虚证、脱证禁用。其有效成分易于挥发，内服宜入丸、散，不宜煎服。

麝 香

【**性味归经**】辛，温。归心、脾经。

【**功效**】开窍醒神，活血消肿，通络止痛。

【**应用**】

（1）用于闭证神昏，中脏昏迷。

（2）用于血瘀经闭，跌打损伤。

（3）用于偏正头痛，风湿痹痛。

【**用量用法**】0.06 ～ 0.1 g，入丸散；外用适量；不入煎剂。

冰 片

【**性味归经**】辛、苦，微寒。归心、脾、肺经。

【**功效**】开窍醒神，清热止痛。

【**应用**】

（1）用于神昏痉厥，中暑昏迷。

（2）用于中风痰厥，气郁暴厥。

（3）用于咽喉肿痛，口齿牙痛。

【**用量用法**】0.15 ～ 0.3 g，入丸散。外用适量。不入煎剂。

石 菖 蒲

【性味归经】辛、苦，温。归心、胃经。

【功效】开窍醒神，化湿和中。

【应用】

（1）用于痰蒙清窍，神志昏迷。

（2）用于癫狂痴呆，心神不宁。

（3）用于湿浊中阻，脘痞腹胀。

【用量用法】5～10g，入煎剂。

苏 合 香

【性味归经】辛，温。归心、脾经。

【功效】开窍醒神，辟秽止痛。

【应用】

（1）用于闭证神昏、中风痰厥。

（2）用于暑湿秽浊，胸腹冷痛。

【用量用法】0.3～1g，入丸散；外用适量。不入煎剂。

十六、补虚药

补虚药能滋补人体气血阴阳之不足，改善脏腑功能，消除虚衰证候，又称补益药。

虚证一般可分气虚、阳虚、血虚、阴虚四类，补益药根据其性能与应用范围又分为补气药、补阳药、补血药和补阴药四类。由于人体生理上气血阴阳相互依存，故补益药之间也往往相须为用。临床上若出现虚实夹杂之证，也当攻补兼施，扶正祛邪；内有实积或实邪未尽及气盛体壮者忌用；脾胃虚弱者应配伍健脾和胃药，以免虚不受补。入汤剂宜文火久煎。

（一）补气药

补气药能补益脾、肺之气，消除或改善气虚证。适用于脾气虚之倦怠乏力，食欲不振，脘腹胀满，大便泄泻，甚至浮肿、脱肛或内脏下垂等证；肺气虚之少气懒言，动则气喘，自汗等各种虚证。此外，补气药常与理气药配伍应用。

人 参

【性味归经】甘、微苦，微温，归脾、肺、心经。

【功效】大补元气，回阳固脱，补脾益肺，生津止渴，安神益智。

【应用】

（1）用于气虚欲脱，脉微欲绝。凡大失血、大汗、大吐、大泻及久病体虚气脱之危重症单用本品浓煎取汁服；兼汗出肢冷脉微者与附子等同用。

（2）用于脾气虚弱，食少便溏，倦怠乏力者常与白术、茯苓、炙甘草同用；中气下陷，内脏下垂者常与黄芪、升麻、柴胡同用。

（3）用于肺虚咳喘，气短自汗者常与蛤蚧、五味子同用。

（4）用于热病伤津，口渴多汗者常与麦冬、五味子同用；治消渴、多饮、多尿者常与生地黄、玄参、山药同用。

（5）用于气血亏虚，心神不安，失眠多梦，惊悸健忘者常与酸枣仁、龙眼肉同用。

（6）用于肾虚阳痿尿频常与桑螵蛸、沙苑子同用等。

【用量用法】5～10g，大量15～30g。单味文火浓煎兑。

【使用注意】实证、热证、阳亢者均忌用。反藜芦，畏五灵脂。

党 参

【**性味归经**】甘，平。归脾、肺经。

【**功效**】健脾补肺，益气生津。

【**应用**】

（1）用于脾胃虚弱，倦怠乏力，食少便溏者与白术、茯苓、炙甘草同用。

（2）用于肺气亏虚，气短咳喘，声音低微者与黄芪、五味子同用。

（3）用于热病津伤，气短口渴者与麦冬、五味子同用。

（4）用于气血两虚或血虚萎黄，头晕心慌者与当归、熟地黄同用等。

【**用量用法**】10 ～ 30 g，水煎服。

【**使用注意**】邪实中满者忌用。反藜芦。

黄 芪

【**性味归经**】甘，温。归肺、脾经。

【**功效**】补气升阳，固表止汗，利水消肿，托毒生肌。

【**应用**】

（1）用于脾肺气虚所致倦怠乏力，食少便溏者常与人参、白术同用；中气下陷，久泻脱肛，内脏下垂者与党参、升麻、柴胡同用；气虚血亏者与熟地黄、当归同用；气虚自汗，易患感冒者与白术、防风同用；气不摄血，崩漏便血者与人参、龙眼肉、枣仁同用。

（2）用于气血不足，痈疽脓成不溃者与白芷、穿山甲、皂角刺等同用；痈疽久溃不敛者与人参、当归、肉桂同用。

（3）用于气虚水肿，小便不利者与白术、防己同用；慢性肾炎蛋白尿者与党参、山药同用。

（4）用于气虚血瘀中风，半身不遂者与当归、川芎、红花同用；气虚血滞，肢体麻木，关节痹痛者与桂枝、白芍同用；气阴两虚的消渴常与生地黄、麦冬、天花粉等同用。

【**用量用法**】10 ～ 15 g，大剂量可用 30 ～ 60 g。补气升阳宜炙用。

【**使用注意**】实证及阴虚阳亢者忌用。

白 术

【**性味归经**】苦、甘，温。归脾、胃经。

【**功效**】健脾益气，燥湿利水，止汗，安胎。

【**应用**】

（1）用于脾胃虚弱诸证。食少，腹胀，腹泻，乏力者与党参、茯苓、砂仁同用；脾胃虚寒、脘腹冷痛，食少腹泻者与党参、干姜、肉桂同用。

（2）用于脾失健运，水饮内停者与桂枝、茯苓同用；湿聚水肿，小便不利者与茯苓皮、猪苓同用。

（3）用于痹痛配防己、木瓜等。

（4）用于气虚自汗者与黄芪、防风同用；脾虚气弱，胎动不安者与党参、杜仲、砂仁等同用。

【**用量用法**】5 ～ 15 g，水煎服。燥湿利水宜生用，补气健脾宜炒用，止泻宜炒焦用。

【**使用注意**】阴虚津亏者忌用。

山 药

【**性味归经**】甘，平。归脾、肺、肾经。

【**功效**】益气养阴，补脾益肺，固精止带。

【应用】

（1）用于脾胃虚弱，食少便溏或久泻不止者常与党参、白术、茯苓同用。

（2）用于肺虚久咳或虚喘者与党参、麦冬、五味子等同用。

（3）用于肾虚遗精配熟地黄、山茱萸、芡实等；治肾虚尿频配益智仁、乌药等；治肾虚带下配熟地黄、山茱萸、菟丝子等同用。

（4）用于消渴多饮者与黄芪、葛根、天花粉、知母等同用。

【用量用法】10～20 g，水煎服。

【使用注意】湿盛中满或有积滞者忌服。

甘 草

【性味归经】甘，平。归心、肺、脾、胃经。

【功效】补中益气，缓急止痛，润肺止咳，泻火解毒，调和诸药。

【应用】

（1）用于脾虚诸证，倦怠乏力，食少便溏者与党参、白术、茯苓同用。

（2）用于血亏心悸，脉结代者与党参、桂枝、熟地黄同用。

（3）用于风寒咳喘与麻黄、杏仁同用；风热咳嗽与桔梗、桑叶同用；热痰咳嗽与瓜蒌、黄芩、川贝同用；寒痰咳喘与干姜、细辛、半夏同用。

（4）用于痈肿疮毒与金银花、连翘、蒲公英同用；药物或食物中毒与防风或绿豆同用；咽喉肿痛与桔梗、玄参同用。

（5）用于脘腹或四肢痉挛疼痛与白芍、饴糖同用。

（6）调和诸药，以减缓药物的偏性或毒性。

【用量用法】3～10 g，水煎服。解毒生用，补虚炙用。

【使用注意】大量久服可引起水肿。反大戟、芫花、甘遂、海藻。

（二）补阳药

补阳药能补肾壮阳，强筋健骨。适用于肾虚肢冷，腰膝酸软，阳痿遗精，宫冷不孕，性欲减退，尿频遗尿，崩漏带下，五更泄泻，动则气喘，呼多吸少，水肿，小儿发育不良等症。

补阳药多与温里药、补肝肾药配伍应用。

补阳药性多温燥，阴虚火盛者忌用，以免发生助火劫阴之弊。

鹿 茸

【性味归经】甘、咸，温。归肾、肝经。

【功效】补肾阳，益精血，强筋骨，调冲任，托疮毒。

【应用】

（1）用于肾阳虚衰，精血亏虚之腰膝酸痛，畏寒肢冷，阳痿早泄，尿频遗尿，性欲减退，宫寒不孕者常与人参、枸杞子、淫羊藿、熟地黄同用。

（2）用于肝肾精血之眩晕耳鸣，腰脊冷痛，筋骨痿软，神疲乏力及小儿骨软五迟证与熟地黄、山药、山茱萸同用。

（3）用于妇女冲任虚寒，带脉不固，崩漏不止，白带过多与阿胶、当归、乌贼骨同用。

（4）用于阴疽久溃不敛者与白芥子、肉桂同用。

【用量用法】1～3 g，研末冲服，或入丸散酒剂，随方配制。

【使用注意】阴虚阳亢者，热证、实证忌用。

杜 仲

【性味归经】甘，温。归肝、肾经。

【功效】补肝肾，强筋骨，安胎。

【应用】

（1）用于肝肾不足所致腰膝酸痛，筋骨无力，阳痿遗精者与熟地黄、枸杞子、桑寄生同用。

（2）用于冲任不固，胎动胎漏或习惯性流产与桑寄生、续断、白术同用。

（3）用于肝阳上亢，头晕目眩，高血压者常与夏枯草、石决明、牛膝同用。

【用量用法】10 ～ 15 g，水煎服，炒断丝效佳。

【使用注意】阴虚火旺者慎用。

续 断

【性味归经】苦、辛，微温。归肝、肾经。

【功效】补肝肾，强筋骨，止血安胎，疗伤续折。

【应用】

（1）用于肝肾不足之腰膝酸软，风湿痹痛与杜仲、牛膝、木瓜同用。

（2）用于跌打损伤肿痛与乳香、没药、自然铜同用。

（3）用于崩漏、胎漏下血与桑寄生、阿胶、菟丝子等同用。

【用量用法】10 ～ 15 g，水煎服。

【使用注意】阴虚火旺者忌用。

菟 丝 子

【性味归经】辛、甘，平。归肝、肾、脾经。

【功效】补肾益精，养肝明目，止泻，安胎。

【应用】

（1）用于肾虚阳痿遗精，遗尿、尿频，腰膝酸软，白带过多，胎动不安与熟地黄、杜仲、枸杞子、山药、金樱子等同用。

（2）用于肝肾阴虚，精血不足，耳鸣目昏与枸杞子、女贞子、熟地黄等同用。

（3）用于脾肾虚泻，食少便溏者与补骨脂、白术、山药同用等。

【用量用法】10 ～ 15 g，水煎服。

【使用注意】阴虚火旺，便秘尿赤者不宜应用。

淫 羊 藿

【性味归经】辛、甘，温。归肝、肾经。

【功效】补肾壮阳，强筋健骨，祛风除湿。

【应用】

（1）用于肾阳虚衰之阳痿遗精，腰膝酸软，尿频遗尿，宫寒不孕常与巴戟天、补骨脂、仙茅等同用。

（2）用于风寒湿痹，腰膝冷痛，肢体麻木，筋脉拘挛与桑寄生、独活、秦艽同用。

（3）用于肾虚咳喘单用或与五味子、款冬花、百部等同用均可奏效。

【用量用法】10 ～ 15 g，水煎服。

【使用注意】阴虚火旺，性欲亢进者忌用。

（三）补血药

补血药能补益血虚。适用于心、肝血虚所致面色无华，唇甲苍白，头晕眼花，心悸失眠，月经量少、色淡，甚至闭经等证。

补血药性多滋腻，故脘腹胀满、湿浊中阻、纳差、便溏均宜慎用。多与补气健脾药、补阴药同用。

当　归

【性味归经】甘、辛，温。归肝、心、脾经。

【功效】补血活血，调经止痛，润肠通便。

【应用】

（1）用于血虚诸证，面色萎黄，眩晕心悸与熟地黄、白芍同用；月经不调，经闭痛经，产后腹痛配桃仁、红花。

（2）用于跌打损伤，瘀血作痛配乳香、没药、红花。

（3）用于风湿痹痛配羌活、独活。

（4）用于痈疽疮疡配双花、赤芍等。

（5）用于血虚肠燥便秘与火麻仁、肉苁蓉等同用。

【用量用法】6～15 g，水煎服。补血用归身，活血用归尾。补血润肠宜生用，活血通经宜酒炒。

【使用注意】湿阻中满及便溏者忌服。

熟 地 黄

【性味归经】甘，微温。归肝、肾经。

【功效】滋阴补血，益精补髓。

【应用】

（1）用于血虚证之面色萎黄，眩晕心悸，须发早白，月经不调，崩漏下血者与当归、白芍、何首乌、阿胶同用。

（2）用于肝肾阴虚之腰膝酸软，骨蒸潮热，盗汗，遗精，消渴者与山药、吴茱萸、生地黄、枸杞子同用。

（3）用于须发早白，小儿发育迟缓与何首乌、枸杞子、龟甲胶同用等。

【用量用法】10～15 g，水煎服。

【使用注意】脾胃虚弱，脘腹胀满，气滞痰多，食少便溏者慎用。

阿　胶

【性味归经】甘，平。归肺、肝、肾经。

【功效】补血止血，滋阴润肺。

【应用】

（1）用于血虚证之面色萎黄，眩晕心悸，血虚经闭者与当归、熟地黄、党参同用。

（2）用于阴虚肺燥证之咳嗽咯血者与麦冬、杏仁、桑叶同用。

（3）用于出血证。治吐衄、咯血配白及、生地黄；治便血，尿血配地榆、白茅根；治月经过多，崩漏，胎漏配艾叶炭、白芍、生地黄等。

（4）用于虚烦失眠，阴虚风动或热病伤阴之心烦失眠配黄连、生地黄、白芍等。

【用量用法】5～10 g，烊化兑服。

【使用注意】脾胃虚弱便溏者慎用。

白　芍

【性味归经】苦、酸，微寒。归肝、脾经。

【功效】养血调经，柔肝止痛，敛阴止汗。

【应用】

（1）用于肝阳上亢，头痛眩晕与钩藤、菊花、牛膝、石决明同用。

（2）用于血虚萎黄，月经不调，痛经，崩漏与当归、川芎、熟地黄同用。

（3）用于肝气不和，胁肋脘腹疼痛，四肢拘挛与柴胡、木香、白术同用。

（4）用于营卫不和，表虚自汗与桂枝、甘草、生姜同用；阴虚盗汗与牡蛎、龙骨、生地黄同用。

【用量用法】5～15 g，水煎服。

【使用注意】阳虚腹痛腹泻、满闷者忌用。反藜芦。

何 首 乌

【性味归经】苦、甘、涩，温。归肝、肾经。

【功效】养血滋阴，解毒通便，乌须发。

【应用】

（1）用于血虚及肝肾阴虚证，面色萎黄，眩晕耳鸣，失眠健忘与当归、熟地黄、枣仁同用；须发早白，腰膝酸软与熟地黄、枸杞子、女贞子同用。

（2）用于瘰疬疮痈，风疹瘙痒与地丁、玄参、夏枯草同用。

（3）用于血虚肠燥便秘与火麻仁、肉苁蓉同用。

【用量用法】10～30 g，水煎服。补肝肾、益精血制用；解毒通便生用。

【使用注意】大便溏泄及痰湿较重者不宜应用。

（四）补阴药

补阴药能养阴清热，润燥生津。适用于肝肾阴虚的头晕目眩，耳鸣耳聋，心烦失眠，腰膝酸软，骨蒸痨热；或肺阴虚的干咳少痰，潮热盗汗，咯血嘶哑；或胃阴不足的口干唇燥，胃中嘈杂，食欲不振，舌红少苔等证。

补阴药大多甘寒滋腻，故凡脾胃虚弱、痰湿中阻、纳呆便溏者均不宜用。

沙 参

【性味归经】甘、微苦，微寒。归肺、胃经。

【功效】养阴清肺，益胃生津。

【应用】

（1）用于肺阴虚干咳少痰与麦冬、花粉同用；肺痨咯血与川贝母、百合同用。

（2）用于热病津伤咽干口渴，口干舌燥者与生地黄、石斛、麦冬同用。

【用量用法】10～15 g，水煎服。

【使用注意】虚寒证忌服。反藜芦。

麦 冬

【性味归经】甘、微苦，微寒。归心、肺、胃经。

【功效】滋阴润肺，益胃生津，清心除烦。

【应用】

（1）用于肺燥干咳，虚痨咳血与北沙参、百合同用。

（2）用于热病心烦，心悸失眠者与生地黄、丹参、酸枣仁同用。

（3）用于胃阴不足，津伤口渴，肠燥便秘与石斛、玉竹、生地黄同用。

（4）用于消渴常配天花粉、芦根、葛根等。

【用量用法】10～15 g，水煎服。

枸 杞 子

【性味归经】甘，平。归肝、肾经。

【功效】滋补肝肾，益精明目。

【应用】

（1）用于肝肾阴虚，腰膝酸痛，眩晕耳鸣，阳痿遗精者与熟地黄、山茱萸、女贞子同用；目暗不明，视力减退者与菊花、熟地黄等同用。

（2）用于内热消渴者常与生地黄、山药、天花粉同用。

【用量用法】10 ～ 15 g，水煎服。

龟 板

【性味归经】咸、苦，微寒。归肝、肾、心经。

【功效】滋阴潜阳，补肾健骨，养心安神。

【应用】

（1）用于阴虚阳亢，头晕目眩者与生地黄、石决明、菊花同用；热病伤阴，潮热盗汗者与知母、黄柏同用；虚风内动，舌绛少苔者与生地黄、鳖甲、知母同用。

（2）用于肾虚腰膝酸软，筋骨不健，小儿囟门不闭与熟地黄、锁阳同用。

（3）用于惊悸，失眠健忘与龙骨、菖蒲、远志同用。

【用量用法】10 ～ 25 g，先煎。

【使用注意】脾胃虚寒者忌服；孕妇慎用。

鳖 甲

【性味归经】咸，微寒。归肝、肾经。

【功效】滋阴潜阳，软坚散结。

【应用】

（1）用于阴虚发热，骨蒸潮热者与银柴胡、地骨皮、知母同用；热病伤阴，夜热早凉者与青蒿、生地黄、丹皮同用；虚风内动，手足抽搐者与牡蛎、生地黄、阿胶同用。

（2）用于肝脾大，胁肋疼痛者与柴胡、三棱、莪术同用。

【用量用法】10 ～ 30 g，先煎。滋阴潜阳生用；软坚散结醋炙用。

 案例讨论

　　杨某，男，65 岁。1 年前患脑血管意外，现左半侧肢体瘫痪，口眼歪斜，口角流涎，语言不清，舌质胖淡，脉细弱无力。

　　用药应首选的药物是什么？并说明选择的原因。

十七、收涩药

收涩药能收敛固涩。适用于久病体虚、正气不固所致的自汗、盗汗、久咳、虚喘、久泻、久痢、遗精、滑精、遗尿、尿频、崩漏、带下等滑脱不收证，又称固涩药。

收涩药主要用其固涩之性，敛其耗散，固其滑脱，为治标之品，常须与补益药同用以标本兼顾。收涩药有敛邪之弊，故对实邪未尽、表邪未解、内有实热湿滞者应慎重使用。

五 味 子

【性味归经】酸、甘，温。归肺、心、肾经。

【功效】敛肺滋肾，生津敛汗，涩精止泻，宁心安神。

【应用】

（1）用于肺肾两虚，久咳虚喘与人参、蛤蚧同用；治肺寒咳喘与细辛、干姜同用。

（2）用于肾虚遗精滑泄，遗尿，带下与金樱子、芡实、桑螵蛸同用。

（3）用于阴虚盗汗，阳虚自汗与浮小麦、麻黄根、煅牡蛎同用。

（4）用于脾肾虚寒，久泻不止、五更泄泻与吴茱萸、补骨脂、肉豆蔻同用。

（5）用于阴血亏虚，心悸失眠，津伤口渴，消渴与生地黄、麦冬、酸枣仁同用。

【用量用法】5～10 g，水煎服。

山 茱 萸

【性味归经】酸、涩，微温。归肝、肾经。

【功效】补益肝肾，收敛固脱。

【应用】

（1）用于肝肾亏虚，眩晕耳鸣，腰膝酸痛，阳痿遗精，消渴者常与熟地黄、枸杞子、补骨脂、山药同用。

（2）用于体虚自汗，盗汗，大汗虚脱常与人参、牡蛎、五味子同用。

（3）用于肾虚遗尿，尿频与益智仁、桑螵蛸同用。

（4）用于漏带下与乌贼骨、补骨脂、茜草同用。

【用量用法】6～12 g，水煎服。

乌 梅

【性味归经】酸、涩，平。归肝、脾、肺、大肠经。

【功效】敛肺，涩肠，生津，安蛔。

【应用】

（1）用于肺虚久咳与罂粟壳、杏仁、紫菀、五味子同用。

（2）用于久泻久痢与诃子、肉豆蔻、广木香同用。

（3）用于消渴与天花粉、麦冬、人参同用。

（4）用于蛔虫腹痛，胆道蛔虫症与细辛、川椒、槟榔、使君子同用。

【用量用法】6～12 g，水煎服。外用适量。

十八、驱虫药

驱虫药能驱除或杀灭寄生虫。适用于蛔虫、蛲虫、绦虫、钩虫等所致的腹痛腹胀，呕吐涎沫，多食善饥或不思饮食，嗜食异物，肛门瘙痒，面色萎黄，形体消瘦，阴痒带下，小儿疳积等肠道寄生虫病。

驱虫药宜在空腹时服用，并应适当配伍泻下药以使寄生虫迅速排出体外。虫积腹痛剧烈时，应以安蛔止痛为主，待疼痛缓解后再行驱虫。脾胃虚寒，正气亏虚及妊娠、年老体弱者宜慎用。

使 君 子

【性味归经】味甘，性温。归脾、胃经。

【功效】杀虫，消积。

【应用】用于蛔虫、蛲虫病，小儿疳积。

【用量用法】10～15 g，水煎服，或炒香嚼服6～9 g。小儿每岁每日1～1.5粒，总量不超过20粒。空腹服用，服药时忌饮浓茶。过量服食可致呃逆、眩晕、呕吐等反应。

槟 榔

【性味归经】味苦、辛，性温。归胃、大肠经。

【功效】驱虫消积，行气利水。

【应用】用于绦虫、蛔虫、钩虫、姜片虫等寄生虫病及食积气滞、泻痢后重，水肿、脚气肿痛，疟疾等症。

【用量用法】6 ~ 15 g，水煎服。

【使用注意】脾虚便溏，气虚下陷者忌服。

苦楝根皮

【性味归经】味苦，性寒；有毒。归肝、脾、胃经

【功效】杀虫疗癣。

【应用】用于肠道寄生虫病及疥癣湿疮等。

【用量用法】6 ~ 9 g，水煎服。

自测题

一、单项选择题

1．寒凉药的作用是
    A．回阳救逆
    B．温中散寒
    C．清热解毒
    D．温经通络
    E．助阳化气

2．能发散、行气、行血的药味是
    A．辛
    B．甘
    C．酸
    D．苦
    E．咸

3．认识药物升降浮沉趋向的依据是
    A．功效
    B．气味
    C．作用部位
    D．入药部位
    E．药物作用强弱

4．以下说法中正确的是
    A．归经是用以表示药物作用趋向的性能
    B．不归某经的药对该经不可能有作用
    C．归经的定位概念与解剖上的脏器是一致的
    D．归经是指药物发生作用的主要部位
    E．药物作用范围很广，故所有药物归经都有两个或两个以上

5．两药合用，一种药物能使另一种药物原有功效降低或丧失的配伍关系称为
    A．相使
    B．相畏
    C．相杀
    D．相恶
    E．相反

6．属于配伍禁忌的是
    A．人参与藜芦
    B．人参与海藻
    C．人参与大戟
    D．人参与莱菔子
    E．人参与五倍子

7．需后下的药是
    A．磁石、牡蛎
    B．薄荷、白豆蔻
    C．蒲黄、海金沙
    D．人参、鹿茸
    E．芒硝、阿胶

8．以下服药方法中，不正确的是
    A．辛温解表药应当冷服
    B．呕吐患者服药宜小量频服
    C．泻下药以得下为度
    D．消食药宜饭后及时服
    E．对胃有刺激的药宜饭后服

9．下面有"呕家之圣药"之称的是
    A．半夏
    B．干姜
    C．紫苏
    D．香薷
    E．生姜

10．利水渗湿药主要适应的病证是
    A．痰饮伏肺

B．湿温初起

C．水湿内停

D．湿困中焦

E．风湿痹痛

11．葛根的功效是

　　A．发表解肌，清利头目

　　B．发表解肌，升阳透疹

　　C．解肌退热，疏肝解郁

　　D．解肌退热，透疹，生津止渴，
　　　升阳止泻

　　E．发表解肌，利水消肿

12．内服能够清热泻火、除烦止渴，火
　　煅外用能够敛疮生肌、收湿、止血
　　的药物是

　　A．知母

　　B．栀子

　　C．石膏

　　D．芦根

　　E．竹叶

13．下列各项，不属于攻下药适应证的是

　　A．饮食积滞

　　B．虚寒泻痢

　　C．水肿饮停

　　D．冷积便秘

E．大肠燥热

14．关于芳香化湿药的论述，以下错误
　　的是

　　A．多辛温，归脾胃经

　　B．入汤剂多宜后下

　　C．多具利小便作用

　　D．多用治湿困中焦

　　E．易耗气伤阴

15．患者，男，42 岁。1 周来入睡困难，
　　甚至彻夜难眠，口苦心烦。舌质红，
　　舌苔黄，脉弦数。欲用朱砂镇心安
　　神，其用量是

　　A．0.1 g

　　B．1 g

　　C．2 g

　　D．3 g

　　E．5 g

16．既能疏散风热，又能疏肝解郁的药
　　物有

　　A．牛蒡子

　　B．蝉蜕

　　C．柴胡

　　D．薄荷

　　E．葛根

二、问答题

1．什么是中药的性能？主要包括哪些内容？

2．中药四气是指什么？

3．辛味药具有哪些作用？分别举例说明。

4．何谓相须？举例说明。

（余琴华）

第十二章

方 剂

第十二章数字资源

学习目标

识记：
说出方剂的定义、组成原则及其组成变化，常用方剂的药物组成、功效及主治。

理解：
理解常用剂型的特点和应用。

运用：
能运用方剂理论，指导临床使用。

案例导入

胡某，男，35岁。时值盛夏，和同事夜间饮大量啤酒，吃大排档，归家后半夜出现腹痛，拒按，泻出酸腐秽臭后，疼痛缓解，继之恶寒、发热、头身重痛而就诊。诊见体温38℃，有汗，口渴不多饮，舌苔薄黄而腻，脉濡数。

思考题：试对本病例作出辨证分析，拟出治法、方药。

第一节 方剂基础知识

方剂是中医在辨证审机，确立治法的基础上，按照组方原则，通过选择合适药物，酌定适当剂量，规定适宜剂型及用法等一系列过程，最后完成的药物治疗处方。方剂通过合理的配伍，以增强或改变药物原有的功用，调其偏性，制其毒性，消除或减缓对人体的不利因素，从而以其综合作用发挥更好的治疗效果。方剂是理、法、方、药的重要组成部分，是中医临床治疗的主要工具之一。

一、方剂的组成

（一）组方原则

方剂的组成不是药物随意的堆砌、主观的选择，而是必须遵循一定的组成原则。前人将这一原则概括为"君、臣、佐、使"。

1. 君药 又称主药，是方剂中针对主病或主证起主要治疗作用的药物。

2. 臣药 又称辅药，是辅助君药加强其疗效，并对兼病或兼证起主要治疗作用的药物。

3. 佐药 是指方中另一种性质的辅药。佐药又分佐助药、佐制药和反佐药。佐助药协助君、臣药加强治疗作用；佐制药消除或缓解主药的毒性与峻烈之性；反佐药则是根据病情需

171

要，与主药性味相反而又能在治疗中起相成作用的药物。

4．使药　包括引经药和调和药。引经药是指能引方中诸药到达病所的药物；调和药是具有调和方中诸药作用的药物。

> 考点提示："君、臣、佐、使"的含义及应用。

（二）组成变化

方剂的组成变化归纳起来主要有药味增减、药量增减和剂型变化三种形式。

1．药味增减　方剂中药物的增减变化主要有两种情况：一种是佐使药的加减，这种加减是在主证不变的情况下，对某些药物进行增减，以适应一些次要兼证的需要；另一种是臣药的增减，这种增减改变了方剂的配伍关系，会使方剂的功效发生本质的变化。如麻黄汤去桂枝，名为三拗汤，此方仍以麻黄为君药，但已无桂枝的配合，则发汗力弱，且配以杏仁为臣，其功用由发汗解表为主改变为宣肺散寒为主，是治疗风寒犯肺咳喘的基础方。

2．药量增减　方剂的药物组成虽然相同，但药物的用量各不相同，其药力则有强弱大小之分，配伍关系则有君臣佐使之变，从而在功用、主治上就不相同。如小承气汤与厚朴三物汤，同是由大黄、枳实、厚朴三种药组成，但由于小承气汤中大黄的用量是厚朴的 2 倍，其功用为泻火通便，主治热结便秘；而厚朴三物汤中厚朴的用量是大黄的 2 倍，其功用为行气除满，主治气滞腹胀。

3．剂型变化　同一方剂尽管用药机制完全相同，但由于剂型不同，致使运用上有所区别。但这种区别只是药力大小与峻缓的差别，在主治病情上有轻重缓急之分而已。如理中丸和人参汤，两方组成与用量完全相同，但前方研末炼蜜为丸，治疗脾胃虚寒，其虚寒较轻，病势较缓，取丸以缓治；后方水煎作汤内服，主治中上二焦虚寒之胸痹，其虚寒较重，病势较急，取汤以速治。

二、常用剂型

方剂组成以后，根据病情的需要和药物的特点制成一定大小和不同规格的制剂，称为剂型。目前常用的有汤剂、丸剂、散剂、膏剂、酒剂、丹剂、茶剂、露剂、针剂、片剂、冲剂、糖浆剂、胶囊等剂型。现将常用的剂型介绍如下。

（一）汤剂

汤剂即煎剂，是将药物饮片加水浸泡后，再煎煮一定时间，然后去渣取汁，主要供内服用。其特点是吸收快，能迅速发挥疗效，而且便于加减使用，能较全面、灵活地照顾到不同患者或各种病证的特殊性。汤剂是中医临床使用最广泛的一种剂型。

（二）丸剂

丸剂是将药物研成细末或用药材提取物，加上适宜的黏合剂制成圆形的固体剂型。其特点是吸收缓慢，药力持久，节省药材，服用、携带、贮存比较方便。一般适用于慢性、虚弱性疾病，如十全大补丸、补中益气丸等；亦可用于急救，如安宫牛黄丸、苏合香丸等。临床常用的丸剂有蜜丸、水丸、糊丸、浓缩丸等。

> 考点提示：汤剂与丸剂的区别是汤剂吸收快，起效快，便于加减，能较全面地兼顾病情；丸剂吸收缓慢，药力特久，服用、携带、贮存比较方便。

（三）散剂

散剂是将药物粉碎，混合均匀而成的粉末状制剂，有内服与外用两类。内服散剂有细末和粗末之分，细末可直接冲服；粗末可加水煮沸，取汁服用。外用散剂一般作为外敷、掺撒疮面或患病部位，如生肌散、金黄散等。

（四）膏剂

膏剂是将药物用水或植物油煎熬去渣浓缩后而成的剂型。有内服、外用两类。内服膏剂有流浸膏、浸膏、煎膏三种。外用膏剂又分软膏剂和硬膏剂两种。

（五）酒剂

酒剂又称药酒。将药物置于酒中浸泡一定时间后，使有效成分溶解在酒中，然后去渣取液而成。酒有活血通络、易于发散、助长药性、便于保存的特点，可供内服或外用。此剂多在补益剂和祛风通络剂中使用。如杜仲酒、风湿药酒等。

（六）丹剂

丹剂有内服与外用两类。内服丹剂没有固定剂型，有丸剂，也有散剂，每以药品贵重或药效显著而称之为丹，如紫雪丹、玉枢丹、至宝丹等。外用丹剂亦称丹药，是以某些矿物质类药经高温烧制成的不同结晶形状的制品，如红升丹、白降丹等，常供外科使用。

（七）茶剂

茶剂是将药物经粉碎加工而制成的粗末状制品，或与黏合剂混合制成的固定制剂。使用时置于有盖的适宜容器中，以沸水泡汁代茶服用，故称茶剂。茶剂外形并无一定，常制成小方块形或长方块形，亦有制成饼状或制成散剂定量装置纸袋中。

（八）露剂

露剂亦称药露。多用新鲜含有挥发性成分的药物，放在水中加热蒸馏，所收集的蒸馏液即为药露。

此外，还有冲剂、片剂、糖浆剂、胶囊、针剂（注射剂）等多种剂型。

三、治法

治法是在辨清证候、辨证审因、辨明病机的基础上，有针对性地采取的基本治疗方法和具体治疗方法，基本治疗方法是针对某一类病机共性所确立的治法，称治疗大法，包括汗、吐、下、和、温、清、消、补"八法"。具体治疗方法是针对具体证候所确定的治法。

> ➤ 考点提示："八法"是指汗、吐、下、和、温、清、消、补八种治疗方法。

（一）汗法

汗法是通过开泄腠理，调和营卫，宣发肺气的方药，以逐邪外出，解除表证的一种治疗方法。适用于一切外感疾病初起，病邪在表的病证。此外，对于麻疹初起未透，风湿在表，水肿实证、疮疡、痢疾等初起兼表证者亦可应用。由于病情有寒热之分，体质有强弱之异，而又有辛温解表和辛凉解表、扶正解表之别。

（二）吐法

吐法是通过具有涌吐作用的方药，使停留在咽喉、胸膈、胃脘等部位的痰涎、宿食或毒物从口中吐出的一种治疗方法。适用于咽喉痰涎壅阻、顽痰停滞胸膈、宿食留滞胃脘、误食毒物尚在胃中等病证。一般在病情严重急迫情况下多用。

（三）下法

下法是通过泻下通便作用的药物，使积聚肠胃的宿食、燥屎、冷积、瘀血、痰结、水饮、虫积等有形的实邪从大便排出体外的一种方法。适用于肠内积滞，实热内结、冷积便秘、蓄血、蓄水、宿食结痰等实证。由于积滞有寒热之别，正气有盛衰之分，病邪有性质之异而分为寒下、温下、润下、逐水、攻补兼施等。

（四）和法

和法是通过和解及调和作用的方药，来达到祛除病邪、调整脏腑功能的一种治疗方法。适用于邪在半表半里的少阳证，肝脾不和、肠胃不和、肝胃不和、肝气郁滞的表里同病，脏腑功能失调，气血失调，月经不调，疟疾等病证。具体运用可分为和解少阳、调和肝脾、调和胃肠、表里双解等方法。

（五）温法

温法是通过具有温中、祛寒、回阳、通络等作用的方药，来祛除寒邪，温补阳气的一种治疗方法，适用于里寒证的治疗。寒邪侵及脏腑，阴寒内盛的实寒证和阳虚而寒从内生的虚寒证均可应用。据其寒邪侵犯的部位不同及阳气亏虚的程度不同而分为温中祛寒、温经散寒和回阳救逆等方法。

（六）清法

清法是通过具有清热、泻火、凉血、解毒、滋阴透热等作用的方药，来清除热邪的一种治疗方法。适用于里热证的治疗。凡气分热盛、热入营血、火毒壅盛、暑热、脏腑热、久病阴虚热伏于里等病证均可运用。据其热病发展阶段的不同和邪热侵犯的部位不同而有清气热、清营凉血、清热解毒、清热祛暑、清脏腑热、清虚热等方法。

（七）消法

消法是通过具有消食导滞、软坚散结等作用的方药，使结聚于体内的气、血、痰、食、水、虫等有形之积滞渐消缓散的一种治疗方法。适用于饮食积滞、气滞血瘀、癥瘕积聚、水湿内停、痰饮不化、疳积虫积等逐渐形成的有形实证的治疗。

（八）补法

补法是通过具有滋养、补益人体气血阴阳增强脏腑功能的方药，来治疗人体气血阴阳不足或脏腑功能虚弱所引起的虚证的一种治疗方法。适用于各种原因造成的虚证的治疗。应用时可分为补气、补血、补阴、补阳、气血双补、阴阳并补等方法。

 案例讨论

　　张某，女，33 岁，常感胃脘痞满不适，食后尤甚，时有恶心呕吐，肠鸣，大便干结。舌红苔微黄，脉沉实有力。

　　请问此病该应用什么治疗大法？

随着临床治法的发展，"八法"已不能涵盖目前所有的治法。如开窍法、固涩法、安神法、息风法、润燥法等是对"八法"的补充和发展。

第二节　常用方剂

一、解表剂

麻黄汤（《伤寒论》）

【组成】麻黄 9 g，桂枝 6 g，杏仁 9 g，炙甘草 3 g。

【用法】水煎服。宜温服，服后盖被取微汗。

【功用】发汗解表，宣肺平喘。

【主治】外感风寒表实证。症见恶寒发热，头痛身疼，无汗而喘，舌苔薄白，脉浮紧。

【方解】本方证为风寒之邪束表，肺气失宣所致。方中麻黄具发汗解表，宣肺平喘之功，为君药。桂枝解肌发表，温经散寒，既助麻黄发汗解表之力，又可调和营卫，为臣药。杏仁宣降肺气，止咳平喘，与麻黄配伍，一宣一降，既降肺气，又增宣肺平喘之功，为佐药。炙甘草调和药性，以制麻黄、桂枝发汗太过，为佐使药。

【应用】感冒，流行性感冒，急性支气管炎，支气管哮喘等病证属风寒表实证者，均可用本方治疗。本方发汗作用较强，对于体虚外感，表虚有汗，外感风热，新产妇人，失血患者等均不宜使用。

 案例讨论

王某，男，40岁。症见发热恶寒，寒热俱重，身疼痛，无汗而烦躁，脉浮紧。宜选用的治法和方剂是什么？

桂枝汤（《伤寒论》）

【组成】桂枝9g，芍药9g，炙甘草6g，生姜9g，大枣6g。

【用法】水煎服。宜温服，服后饮热稀粥少许，使微微汗出。

【功用】解肌发表，调和营卫。

【主治】外感风寒表虚证。症见头痛发热，汗出恶风，或鼻鸣干呕，苔薄白，脉浮缓。

【方解】本方证为风寒束表，营卫不和所致。方中桂枝辛温发散，调和营卫，用治"卫强"为君药。芍药酸甘益阴敛营，用治"营弱"为臣药。桂、芍相合，一治卫强，一治营弱，散中有收，汗中寓补，使表邪得解，营卫调和。生姜辛温，既能助桂枝发散表邪，又可温胃散寒止呕；大枣甘平，意在益气补中，姜枣相配能补脾和胃，调和营卫，共为佐药。炙甘草调和药性，合桂枝辛甘化阳以实卫，合芍药酸甘化阴以和营，为佐使之药。本方发中有补，散中有收，邪正兼顾，阴阳并调。

【应用】本方常用于治疗感冒，流行性感冒，过敏性鼻炎，原因不明的低热以及皮肤病等病证属于表虚营卫不和者。

银翘散（《温病条辨》）

【组成】金银花30g，连翘30g，桔梗18g，薄荷18g，淡竹叶12g，淡豆豉15g，荆芥穗12g，牛蒡子18g，芦根15g，甘草15g。

【用法】上为散，每服18g或水煎服。

【功用】辛凉透表，清热解毒。

【主治】温病初起，风热表证。症见发热微恶寒，无汗或有汗不多，头痛，咳嗽，咽痛，舌尖红，苔薄白或微黄，脉浮数。

【方解】本方证为风温初起，温热之邪侵袭肺卫所致。方中银花、连翘辛凉解表，清热解毒，为君药。薄荷、牛蒡子疏风散热，清利头目，又可解毒利咽；荆芥穗、淡豆豉辛而不烈，温而不燥，助君药发散表邪，与薄荷、牛蒡子均为臣药。芦根清热生津；淡竹叶清上焦之热；桔梗宣肺止咳，三味同为佐药。甘草既可调和诸药，又可合桔梗清利咽喉，是为佐使药。

【应用】本方常用于流行性感冒，急性上呼吸道感染，急性扁桃体炎，麻疹，流行性脑膜炎，流行性乙型脑炎等热性病证初期具有风热表证者。

桑菊饮（《温病条辨》）

【组成】桑叶7.5g，菊花3g，杏仁6g，连翘5g，薄荷2.5g，桔梗6g，芦根6g，甘草

2.5 g。

【用法】水煎服。

【功用】疏风清热，宣肺止咳。

【主治】风温初起证。症见咳嗽，身热不甚，口微渴，苔薄白，脉浮数。

【方解】本方证为外感风热病邪袭肺，肺的宣降功能失调所致。方中桑叶疏散上焦风热，并能宣肺热而止咳嗽；菊花长于清散上焦风热，能清头目而肃肺，共为君药。杏仁、桔梗，一升一降，宣利肺气而止咳；薄荷疏风散热，共为臣药。连翘清热解毒；芦根清热生津而止渴，共为佐药。甘草调和诸药而为使药，且与桔梗相合又能利咽喉。

【应用】本方常用于流行性感冒，急性支气管炎，急性扁桃体炎，上呼吸道感染等病证属风热犯肺轻证者。

 知识链接

银翘散与桑菊饮的区别

银翘散与桑菊饮都是治疗温病初起的辛凉解表剂，组成中都有连翘、桔梗、甘草、薄荷、芦根。但银翘散有银花配伍荆芥穗、淡豆豉、牛蒡子、淡竹叶，疏风清热之力强，为辛凉平剂；桑菊饮有桑叶配伍杏仁，宣肺止咳之力大，为辛凉轻剂。

二、泻下剂

大承气汤（《伤寒论》）

【组成】大黄 12 g，厚朴 24 g，枳实 12 g，芒硝 9 g。

【用法】水煎服。大黄后下，芒硝冲服。

【功用】峻下热结。

【主治】阳明腑实证。症见大便秘结不通，矢气频作，腹胀满拒按，或高热，或日晡潮热，神昏谵语，苔黄厚而干或焦黑燥裂，脉沉实有力。或见下痢清水秽臭而腹痛不减，按之有硬块，口干舌燥，脉滑数。或见热厥，抽搐，发狂，属于里有实热者。

【方解】本方证为邪传阳明入里化热，与肠中燥屎相结，阻塞肠道，腑气不通所致。方中大黄苦寒，泻热祛瘀通便，荡涤肠胃邪热积滞，为君药。芒硝咸寒泄热，软坚润燥通便，为臣药。枳实、厚朴消痞除满，破气散结，为佐使药。

【应用】单纯性肠梗阻，粘连性肠梗阻，蛔虫性肠梗阻，急性胆囊炎，急性水肿性胰腺炎，急性阑尾炎，急性细菌性痢疾初起等病证而见上述症状者，可用本方加减治疗。

 知识链接

大承气汤

大承气汤为急下存阴之首方，是治疗阳明腑实证的基础方剂，又是寒下剂的代表方。以"痞、满、燥、实"及苔黄、脉实为证治要点。

麻子仁丸（《伤寒论》）

【组成】麻子仁 20 g，大黄 12 g，杏仁 10 g，枳实 9 g，厚朴 9 g，白芍 9 g。

【用法】炼蜜为丸，每次 6～9 g，每日 2 次，温开水送下或水煎服。

【功用】润肠通便，泄热行气。

【主治】胃肠燥热之便秘证。症见大便干结，难以排出，腹胀痛，小便频数。

【方解】本方证多由脾阴不足，不能为胃行其津液，胃肠燥热所致。方中麻子仁质润多脂，润肠通便，为君药。大黄泻热通便，为臣药。杏仁润肠降气；枳实、厚朴宽肠理气，使气机通畅，大便易行，为佐药。白芍养阴和营，为使药。蜂蜜甘润，亦能润燥滑肠，并有甘缓调和的作用。诸药合用，具有润肠、通便、缓下之功。

【应用】常用于习惯性便秘，痔疮，老人及产后便秘等病证属于胃肠燥热者。

三、和解剂

小柴胡汤（《伤寒论》）

【组成】柴胡 24 g，黄芩 9 g，半夏 9 g，人参 9 g，炙甘草 9 g，生姜 9 g，大枣 4 枚。

【用法】水煎服。

【功用】和解少阳。

【主治】少阳证。症见往来寒热，胸胁苦满，默默不欲饮食，心烦喜呕，口苦咽干，目眩，舌苔薄白，脉弦。

【方解】本方证为邪居少阳，枢机不利，胆火上炎犯胃所致。方中柴胡主入肝、胆经，能透泄与清解少阳之邪，并能疏泄气机郁滞，使少阳之邪得以疏泄，为君药。黄芩苦寒，清泄少阳之热，为臣药。生姜、半夏和胃降逆；人参、大枣益气健中，共为佐药。甘草调和诸药，为使药。

【应用】常用于感冒，流行性感冒，疟疾，慢性肝炎，胆囊炎，胆结石，胆汁反流性胃炎，胸膜炎，急性乳腺炎等病证属少阳证者。

逍遥散（《太平惠民和剂局方》）

【组成】柴胡 9 g，当归 9 g，白芍 9 g，白术 9 g，茯苓 9 g，甘草 6 g。

【用法】煨姜、薄荷少许，水煎服。或为丸、散剂，每次 6～9 g，每日 2 次，温开水送下。

【功用】疏肝解郁，健脾养血。

【主治】肝郁血虚脾弱证。症见两胁作痛，胸闷嗳气，头痛目眩，口干咽燥，神疲食少，或见寒热往来，或妇女月经不调，乳房作胀，脉弦而细者。

【方解】本方证为肝郁血虚，脾失健运所致。方中柴胡疏肝解郁，使肝气得以条达，气机舒畅，为君药。白芍养血敛阴，柔肝平肝；当归养血活血，理血中之气，与白芍、柴胡同用能补肝体，血和则肝和，共为臣药。茯苓、白术健脾和中，既可健脾土，又可抑肝旺，共为佐药。加薄荷、生姜少许助肝疏散条达，亦为佐药。甘草调和诸药，为使药。

【应用】本方常用于治疗慢性肝炎，肝硬化，胃及十二指肠溃疡，慢性胃炎，胃肠神经症，胸膜炎，乳腺炎，乳腺小叶增生，更年期综合征等病证属于肝郁血虚脾弱者。

四、清热剂

白虎汤（《伤寒论》）

【组成】石膏（打碎）50 g，知母 18 g，甘草 6 g，粳米 9 g。

【用法】水煎服。石膏先煎，再入其余三味同煎，至米熟汤成，去渣温服。

【功用】清热泻火，生津止渴。

【主治】阳明气分热盛证。症见壮热头痛，口干舌燥，烦渴多饮，面赤恶热，大汗出，脉洪大有力或滑数。

【方解】本方证为风寒之邪化热内传阳明之经，或温邪热毒传入气分，耗伤津液所致。方中石膏辛甘大寒，清热除烦，为君药。知母苦寒，清热生津，既助石膏清热，又治已伤之津，为臣药。甘草、粳米和胃护津，以防寒凉伤中之弊，共为佐使药。

【应用】常用于流行性感冒，上呼吸道感染，大叶性肺炎，乙型脑炎，伤寒，中暑，小儿麻疹，小儿夏季热等病证属于气分热盛者。

 知识链接

白虎汤

白虎汤为治疗阳明气分热盛证的基础方。以身大热，汗大出，口大渴，脉洪大等"四大"为证治要点。

清营汤（《温病条辨》）

【组成】水牛角 15 ～ 30 g，生地 15 g，玄参 9 g，竹叶心 3 g，麦冬 9 g，丹参 6 g，黄连 5 g，金银花 9 g，连翘 6 g。

【用法】水煎服。水牛角先煎。

【功用】清营解毒，透热养阴。

【主治】热入营分证。症见身热夜甚，口渴或不渴，时有谵语，心烦少寐，或斑疹隐隐，舌绛而干，脉细数。

【方解】本方证是温热之邪由气入营，热伤营阴所致。方中水牛角咸寒，清解营分热毒，凉血化斑，为君药。玄参、生地（生地黄）、麦冬甘寒，养阴清热，共为臣药。黄连、竹叶心、连翘、金银花清热解毒，能透热于外，使邪热转出气分而解，防止热邪内陷，共为佐药。丹参清热凉血，活血化瘀，以防血与热结，且能引药入心而清热，为使药。诸药合用，共奏清营解毒、透热养阴之效。

【应用】①本方为治疗温热病邪热入营分证的代表方。②可用于治疗流行性乙型脑炎，流行性脑脊髓膜炎，败血症或其他传染性疾病具有高热烦躁、舌绛而干等营分证者。

黄连解毒汤（《外台秘要》）

【组成】黄连 9 g，黄芩 6 g，黄柏 6 g，栀子 9 g。

【用法】水煎服。

【功用】泻火解毒。

【主治】三焦火毒热盛证。症见大热烦躁，口燥咽干，错语不眠；或热病吐血，衄血；或热甚发斑；或身热下痢；或湿热黄疸；外科痈疡疔毒，小便黄赤，舌红苔黄，脉数有力。

【方解】本方证为热毒壅盛于三焦，波及上下内外，内扰心神所致。方中黄连大苦大寒，清泻心火，兼清中焦之火而为君药。黄芩善清上焦之火，更增黄连清热解毒之力，为臣药。黄柏泻下焦之火，为佐药。栀子通泻三焦，导热下行，使火热从下而出，为使药。

【应用】常用于肺炎，急性细菌性痢疾，败血症，脓毒血症，流行性脑脊髓膜炎及其他急性感染性炎症等病证属热毒为患者。

龙胆泻肝汤（《医方集解》）

【组成】龙胆草 6 g，黄芩 9 g，栀子 9 g，泽泻 12 g，木通 6 g，车前子 9 g，当归 3 g，柴胡 6 g，甘草 6 g，生地 9 g。

【用法】水煎服。或为丸剂，每次 6 ~ 9 g，每日 2 次，温开水送下。

【功用】清泻肝胆实火，清利肝胆湿热。

【主治】肝胆经实火证、肝胆经湿热证。症见头痛目赤，胁痛，口苦心烦，耳聋，耳肿，或肝经湿热下注证，症见小便淋浊，阴痒阴肿，妇女带下黄臭，舌红苔黄腻，脉弦数等。

【方解】本方证为肝胆经实火上炎，或湿热循经下注所致。方中龙胆草苦寒清热，上清肝胆实火，下泻肝经湿热，为君药。黄芩、栀子苦寒，泻火解毒，清热燥湿，共为臣药。泽泻、木通、车前子泻火利湿，使湿邪从小便而出；当归、生地滋阴养血，泻中有补，使泻火之药不致苦燥伤阴，共为佐药。柴胡疏肝解热，引药入肝胆；甘草调和诸药，同为使药。综观全方，其配伍特点是泻中有补，降中寓升，祛邪不伤正，泻火不伐胃，使火降热清，湿浊得消，则诸症可除。

【应用】常用于头痛，高血压，头部湿疹，急性结膜炎，急性肝炎，急性胆囊炎，带状疱疹，睾丸炎以及泌尿系炎症等病证属肝胆实火湿热者。

青蒿鳖甲汤（《温病条辨》）

【组成】青蒿 6 g，鳖甲 15 g，细生地 12 g，知母 6 g，丹皮 9 g。

【用法】水煎服。

【功用】养阴透热。

【主治】温热病后期，邪伏阴分证。症见夜热早凉，热退无汗，形体消瘦，舌红少苔，脉细数。

【方解】本方证为温病后期，阴液已伤，邪热留于阴分所致。方中鳖甲咸寒，养阴退热；青蒿清热透邪外出，共为君药。生地滋阴凉血；知母养阴清热，共助鳖甲养阴退热，共为臣药。丹皮凉血散血，泻阴中之火，以助青蒿透泻阴分之伏热，为佐药。诸药合用，共奏养阴透热之功。

【应用】常用于治疗各种不明原因的发热，小儿夏季热，慢性疾病的消耗性发热，各种传染性疾病恢复期低热，结核病，恶性肿瘤等病证属阴虚内热者。

五、温里剂

理中丸（《伤寒论》）

【组成】人参 9 g，干姜 9 g，炙甘草 9 g，白术 9 g。

【用法】蜜和为丸，每次 6 ~ 9 g，每日 2 次，温开水送下；或水煎服。

【功用】温中散寒，补气健脾。

【主治】脾胃虚寒证。症见脘腹冷痛，喜温喜按，自利不渴，畏寒肢冷，呕吐，腹满食少，舌质淡，苔白，脉沉细。

【方解】本方证为脾胃虚寒，健运失调，脾升胃降失常所致。方中干姜大辛大热，能温中散寒，扶阳抑阴，为君药。人参补中益气，培补后天之本则气旺阳复而为臣药。白术苦温，燥湿健脾而为佐药。炙甘草补中扶正，调和药性，为使药。

【应用】本方常用于急、慢性胃肠炎，胃痉挛，胃下垂，胃及十二指肠溃疡，胃肠神经症，慢性结肠炎等病证属脾胃虚寒者。

四逆汤（《伤寒论》）

【组成】附子 15 g，干姜 6 g，炙甘草 6 g。

【用法】水煎服。附子先煎 30 ~ 60 min，再入余药，煎汁温服。

【功用】回阳救逆，温中散寒。

【主治】阴盛阳衰寒厥证。症见四肢厥逆，恶寒喜卧，神疲欲寐，或下痢清谷，腹痛，或冷汗淋漓，舌苔白滑，脉沉微欲绝。

【方解】本方证为少阴阴寒内盛，肾阳衰微所致。方中附子大辛大热，温肾壮阳，祛寒救逆，为君药。干姜温中祛寒，助阳通脉，协附子增强回阳救逆之力，为臣药。炙甘草和中，又可缓干姜、附子之燥热，为佐使药。

【应用】本方常用于心肌梗死，心力衰竭，胃肠道疾病吐泻过多等病证属阴盛阳衰者。

六、补益剂

四君子汤（《太平惠民和剂局方》）

【组成】人参9g，茯苓9g，白术9g，炙甘草6g。

【用法】水煎服。

【功用】补气健脾。

【主治】脾胃气虚证。症见面色萎黄，气短乏力，食少便溏，舌淡苔白，脉虚弱。

【方解】本方证为脾胃虚弱，中气不足所致。方中人参补脾益气，为君药。脾虚易生湿，故配白术健脾燥湿，为臣药。茯苓健脾渗湿，为佐药。炙甘草甘温补中，调诸药而为使药。

【应用】常用于慢性胃炎，胃及十二指肠溃疡，慢性肠炎，消化不良等病证属脾胃气虚者。

参苓白术散（《太平惠民和剂局方》）

【组成】人参15g，茯苓15g，白术15g，甘草10g，山药15g，薏苡仁9g，砂仁6g，莲子肉9g，桔梗6g，白扁豆12g。

【用法】水煎服。

【功用】益气健脾，渗湿止泻。

【主治】脾虚夹湿证。症见食少纳差，肠鸣泄泻，形体消瘦，四肢倦怠，神疲乏力，声低懒言，胸脘痞闷，面色萎黄，舌淡苔白腻，脉缓弱。

【方解】本方证为脾虚湿盛所致。方中人参、白术、茯苓益气健脾，渗湿止泻，共为君药。山药、莲子肉助人参健脾止泻；白扁豆、薏苡仁助白术、茯苓健脾渗湿，共为臣药。砂仁芳香醒脾，和胃化湿，使全方补而不滞；桔梗宣肺气，载药上行，均为佐药。甘草和胃健脾，调和诸药，为使药。诸药合用，共奏益气健脾、渗湿止泻之功。

【应用】常用于慢性胃肠炎，贫血，慢性肾炎及妇科疾病等证属脾虚湿盛者。

补中益气汤（《脾胃论》）

【组成】黄芪18g，人参9g，白术9g，炙甘草9g，升麻6g，柴胡6g，当归3g，陈皮6g。

【用法】水煎服。或为丸剂，每次6～9g，每日2次，温开水送下。

【功用】补中益气，升阳举陷。

【主治】①脾胃气虚证。症见神疲乏力，动则心慌气短，面色萎黄，食少便溏，舌质淡，脉虚大无力。②气虚发热证。症见身热，自汗，渴喜热饮，少气懒言。③中气下陷证。症见胃下垂，子宫下垂，脱肛，久泻，久痢，崩漏等。

【方解】本方证为脾胃气虚，清阳下陷所致。方中黄芪重用，以补中益气，升阳固表，为君药。人参、白术、炙甘草补气健脾，以增强黄芪升阳举陷之力，均为臣药。气虚则血少，故配当归补血，陈皮理气，使补而不滞；气虚下陷，故辅以升麻、柴胡升举下陷之清阳，共为佐药。甘草和中，调诸药，为使药。

【应用】常用于内脏下垂，久泻，久痢，脱肛，重症肌无力，子宫脱垂，月经量多等病证属脾胃气虚或中气下陷者。

玉屏风散（《丹溪心法》）

【组成】黄芪 30 g，白术 30 g，防风 15 g。

【用法】散剂，每服 6 ~ 10 g，或水煎服。

【功用】益气固表，止汗。

【主治】表虚自汗证。症见自汗恶风，面色淡白无华，舌淡苔白，脉浮缓，以及虚人易感风邪者。

【方解】本方证为卫气虚弱，不能固表所致。方中重用黄芪益气固表，为君药。白术健脾益气，为臣药。防风走表祛风，以助黄芪抵御风邪，为佐使药。三药配合，补中有疏，散中寓补，以补固为主，故可用于表虚卫气不固之自汗，亦可用于气虚易于外感者。

【应用】常用于体虚感冒，慢性鼻炎，过敏性鼻炎等病证属表虚不固而外感风邪者。

四物汤（《仙授理伤续断秘方》）

【组成】熟地 15 g，当归 9 g，白芍 9 g，川芎 6 g。

【用法】水煎服。

【功用】补血，活血，调经。

【主治】营血虚滞证。症见头昏目眩，心悸失眠，面色无华，唇甲色淡，或月经不调，量少经闭或崩漏，舌质淡，脉细。

【方解】本方证为营血亏虚，血行不畅所致。方中熟地（熟地黄）滋阴养血填精，为君药。当归补血养肝，活血调经为臣药。白芍养血和阴、川芎活血行气，两者合用则补血不滞血，活血不伤血，均为佐使药。

【应用】常用于妇女月经不调，胎产疾病，慢性荨麻疹，过敏性紫癜，神经性头痛等病证属营血虚滞者。

 知识链接

四物汤

四物汤既是补血的常用方，又是妇科调经的基础方。以头昏目眩，心悸失眠，面色无华，舌质淡，脉细为证治要点。

归脾汤（《济生方》）

【组成】人参 6 g，黄芪 12 g，白术 9 g，炙甘草 3 g，当归 9 g，龙眼肉 12 g，茯神 9 g，酸枣仁 12 g，远志 6 g，生姜 2 片，木香 6 g，红枣 3 枚。

【用法】水煎服。或为丸剂，每次 6 ~ 9 g，每日 2 次，温开水送下。

【功用】益气补血，健脾养心。

【主治】心脾两虚，气血不足证。症见食少体倦，面色萎黄，心悸失眠，健忘，或紫癜，或便血，或崩漏，舌淡，脉细。

【方解】本方证为心脾气血不足，心神失养所致。方中黄芪补脾益气；龙眼肉补益心脾，养血安神，共为君药。人参、白术补脾益气，能增强黄芪补脾益气之力；当归滋养营血，共为臣药。茯神、远志、酸枣仁养心安神；木香理气醒脾，使补而不滞；姜、枣调和脾胃，均为佐药。炙甘草和中，调诸药而为使药。

【应用】常用于心脏病，神经衰弱，胃及十二指肠溃疡出血，功能性子宫出血，血小板减少性紫癜，再生障碍性贫血等病证属心脾两虚者。

六味地黄丸（《小儿药证直诀》）

【组成】熟地24 g，山萸肉12 g，山药12 g，茯苓9 g，泽泻9 g，丹皮9 g。

【用法】炼蜜为丸，每次6～9 g，每日2次，淡盐开水送下或水煎服。

【功用】滋阴补肾。

【主治】肾阴虚证。症见腰膝酸软，头晕目眩，耳鸣耳聋，口燥咽干，盗汗，遗精，手足心热，或骨蒸潮热，消渴，舌红少苔，脉细数。

【方解】肾阴不足，则肾府、骨髓不充，且髓不能充脑，故变生诸症。方中熟地滋补肾阴，填精补髓，为君药。山药补脾，益肾固精；山萸肉既能补肝肾，又能涩精，共为臣药。泽泻清热利湿，能防熟地之滋腻；茯苓健脾利湿，助山药之健运；丹皮清泻虚火，以制山萸肉之温热，三药合用，使补而不滞，共为佐使药。

【应用】神经衰弱，慢性肾炎，糖尿病，高血压，肺结核，肾结核，甲状腺功能亢进，更年期综合征等病证属肾阴虚者，均可用本方加减治疗。

 知识链接

六味地黄丸的"三补三泻"

六味地黄丸是临床常用方药，其组方特点是补中有泻，即所谓的"三补三泻"。三补是指方药中的熟地滋补肾阴，山茱萸滋肾益肝，山药滋肾补脾，三药合用肾、肝、脾三阴并补，又以补肾阴为主。所谓三泻是指方中泽泻配熟地泻肾降浊，丹皮配山萸肉以泻肝火，茯苓配山药渗湿而健脾。本方配伍补泻并用，但实际上三补大于三泻，还是以补为主，配伍泻是为了防止滋补之品产生滞腻，不利于药物的吸收。

肾气丸（《金匮要略》）

【组成】干地黄24 g，山药12 g，山萸肉12 g，泽泻9 g，茯苓9 g，丹皮9 g，桂枝3 g，附子（炮）3 g。

【用法】水煎服。或为丸剂，每次6～9 g，每日2次，淡盐开水送下。

【功用】补肾助阳。

【主治】肾阳不足证。症见腰膝酸软，形寒肢冷，少腹拘急，小便不利或尿反多，或遗尿，阳痿早泄，舌质淡胖，苔薄白，脉沉细以及浮肿，痰饮咳喘。

【方解】本方证为肾阳不足，失其温煦功能所致。方中附子、桂枝温补肾阳，用量虽轻，是取"少火生气之意"；重用干地黄滋阴补肾，意在"善补阳者，必于阴中求阳，则阳得阴助而生化无穷"，共为君药。山萸肉、山药补肝脾，益精血，共为臣药。泽泻、茯苓、丹皮渗湿泻浊、降相火而制虚阳浮动，共为佐使药。

【应用】本方常用于慢性肾炎，慢性支气管哮喘，甲状腺功能低下，肾上腺皮质功能减退，更年期综合征等病证属肾阳不足者。

七、固涩剂

四神丸（《内科摘要》）

【组成】补骨脂120 g，肉豆蔻60 g，五味子60 g，吴茱萸30 g，大枣50 g，生姜30 g。

【用法】丸剂，每服 6～9 g。

【功用】温肾暖脾，固肠止泻。

【主治】脾肾阳虚之泄泻证。症见五更泄泻，不思饮食，或久泻不愈，腹痛肢冷，神疲乏力，舌淡，苔薄白，脉沉迟无力。

【方解】本方证为命门火衰，火不暖土，脾失健运所致。方中重用补骨脂辛苦性温，补命门之火以温养脾土，为君药。肉豆蔻温中涩肠，与补骨脂相伍，既可增温肾暖脾之力，又能涩肠止泻，为臣药。吴茱萸温脾暖胃以散寒；五味子酸温，固肾涩肠，为佐药。姜、枣同煮，温补脾胃，为使药。

【应用】本方常用于慢性结肠炎，过敏性结肠炎，肠结核，肠易激综合征等属脾肾虚寒者。

金锁固精丸（《医方集解》）

【组成】沙苑蒺藜 12 g，芡实 12 g，莲须 12 g，龙骨 6 g，牡蛎 6 g。

【用法】共为细末，以莲子粉糊丸，每服 9 g，每日 2 次，淡盐开水送下。

【功效】涩精补肾。

【主治】肾虚不固之遗精。症见遗精滑泄，腰痛耳鸣，神疲乏力，舌淡苔白，脉细弱。

【方解】本方证为肾失封藏，精关不固所致。方中沙苑蒺藜补肾固精，为君药。芡实益肾固精补脾气，为臣药。龙骨、牡蛎、莲须涩精止遗，用莲子粉糊丸，助诸药补肾固精，且能养心清心，共为佐药。

【应用】本方常用于神经性功能紊乱、乳糜尿、慢性前列腺炎等病证属肾虚精气不足，下元不固者。

完带汤（《傅青主女科》）

【组成】白术 30 g，山药 30 g，人参 6 g，白芍 5 g，车前子 9 g，苍术 9 g，甘草 3 g，陈皮 2 g，黑芥穗 2 g，柴胡 2 g。

【用法】水煎服。

【功用】补脾疏肝，祛湿止带。

【主治】脾虚肝郁，湿浊带下证。症见带下色白量多，清稀无臭，面色淡白无华，体倦便溏，舌淡苔白，脉缓或濡弱。

【方解】本方证为脾虚肝郁，带脉失约，湿浊下注所致。方中白术益气健脾，燥湿止带；山药健脾补肾以固带脉，共为君药。人参益气健脾；苍术燥湿运脾；车前子淡渗利湿，共为臣药。白芍、柴胡疏肝养血；黑芥穗祛湿止带；陈皮行气化湿，共为佐药。甘草补中，调和诸药，为使药。

【应用】本方常用于阴道炎，盆腔炎等病证属脾虚肝郁，湿浊下注者。

八、安神剂

酸枣仁汤（《金匮要略》）

【组成】酸枣仁 15 g，知母 6 g，茯苓 6 g，川芎 6 g，炙甘草 3 g。

【用法】水煎服。分早晚 2 次服，或临睡前 1 h 1 次口服。

【功用】养血安神，清热除烦。

【主治】肝血不足，阴虚内热证。症见虚烦失眠，心悸盗汗，头目眩晕，咽干口燥，舌红，脉细。

【方解】本方证为肝血不足，阴虚内热所致。方中酸枣仁养血安神，为君药。茯苓宁心安神；知母养阴除烦，共为臣药。川芎调畅气机，疏达肝气，为佐药。甘草调和诸药，为使药。

【应用】常用于神经衰弱，心脏神经症，更年期综合征等病证属肝血不足，虚热内扰者。

九、开窍剂

安宫牛黄丸（《温病条辨》）

【组成】牛黄30 g，郁金30 g，水牛角30 g，黄连30 g，朱砂30 g，冰片7.5 g，麝香7.5 g，珍珠15 g，栀子30 g，雄黄30 g，黄芩30 g。

【用法】诸药为极细末，炼蜜成丸，每丸3 g，金箔为衣。每服1丸，每日1～2丸。小儿用量酌减。

【功用】清热开窍，豁痰解毒。

【主治】邪热内陷心包证。症见高热烦躁，神昏谵语，口干舌燥，痰涎壅盛，舌红或绛，脉数有力。亦治中风昏迷，小儿惊厥属邪热内闭者。

【方解】本方证为温热邪毒内陷心包，痰热蒙蔽清窍所致。方中牛黄味苦而凉，清心解毒，辟秽开窍；麝香芳香开窍醒神，两药共为君药。水牛角清心凉血解毒；黄连、黄芩、栀子清热泻火解毒；冰片、郁金芳香辟秽，化浊通窍，共为臣药。雄黄豁痰解毒；朱砂、珍珠镇心安神，共为佐药。用蜂蜜为丸，和胃调中，为使药。

【应用】本方常用于流行性乙型脑炎，流行性脑脊髓膜炎，中毒性痢疾，急性脑血管疾病以及感染等引起的高热神昏证属热闭心包者。

紫雪丹（《苏恭方》）

【组成】石膏、寒水石、滑石、磁石各1500 g，水牛角屑、羚羊角屑、沉香、青木香各150 g，玄参500 g，升麻250 g，炙甘草240 g，丁香30 g，芒硝5000 g，硝石96 g，麝香1.5 g，朱砂90 g，黄金3000 g。

【用法】如法制成散剂，其色紫，状如霜雪。每次1.5～3 g，每日1～2次，凉开水调服。小儿用量酌减。

【功用】清热开窍，息风止痉。

【主治】热邪内陷心包及热盛动风证。症见高热烦躁，神昏谵语，抽搐痉厥，口渴唇焦，尿赤便秘，舌红绛苔干黄，脉数有力或弦数，以及小儿热盛惊厥。

【方解】本证为温热病发展过程中，热邪炽盛，内陷心包，伤及津液，引动肝风所致。方中水牛角、羚羊角清心解毒，凉肝息风止痉；麝香开窍醒神，共为君药。石膏、滑石、寒水石清热泻火；升麻、玄参清热解毒，养阴透邪，共为臣药。青木香、丁香、沉香宣通气机，以助开窍；朱砂、磁石、黄金重镇安神；芒硝、硝石清热散结，共为佐药。炙甘草益气和中，调和诸药，为使药。

【应用】本方常用于治疗小儿高热抽搐，流行性乙型脑炎，流行性脑脊髓膜炎，重症肺炎，败血症，小儿麻疹，斑疹伤寒，猩红热等病证属于本证者。

十、理气剂

越鞠丸（《丹溪心法》）

【组成】香附、川芎、苍术、神曲、栀子各等分（各6～10 g）。

【用法】丸剂，每服6～9 g。或水煎服。

【功用】行气解郁。

【主治】六郁证。症见胸膈痞闷，或脘腹胀痛，吞酸呕吐，饮食不化，舌苔白腻，脉弦。

【方解】本方证为肝脾气机郁滞，以致气、血、痰、火、食、湿等相因成郁所致。方中香附行气开郁，以治气郁，为君药。川芎行气活血，以治血郁，又可助香附行气解郁之功；苍术健脾燥湿，以治湿、痰二郁；栀子清热泻火，以治火郁；神曲消食和胃，以治食郁，共为臣、佐药。

【应用】本方常用于胃肠神经症，胃及十二指肠溃疡，慢性胃炎，消化不良，慢性肝炎，慢性胆囊炎，胆石症，肋间神经痛，妇女痛经、月经不调等病证具有六郁见症者。

柴胡疏肝散（《证治准绳》）

【组成】柴胡、陈皮各 6 g，枳壳、白芍、川芎、香附各 4.5 g，炙甘草 1.5 g。

【功效】疏肝解郁，行气止痛。

【用法】水煎服。

【主治】肝气郁滞证。症见胁肋胀痛，脘腹胀满，急躁易怒，嗳气，善太息，或往来寒热，脉弦。

【方解】本方证多因情志不畅，肝气郁结所致。方中柴胡疏肝行气解郁，为君药。香附疏肝理气，助柴胡解郁；川芎行气活血止痛；陈皮理气开胃，共为臣药。白芍、甘草养血柔肝，缓急止痛；甘草并兼调和药性之用，共为佐使药。诸药合用，共奏疏肝解郁、行气止痛之功。

【应用】常用于治疗肝炎，慢性胃炎，肋间神经痛等病证属肝郁气滞者。

半夏厚朴汤（《金匮要略》）

【组成】半夏 12 g，厚朴 9 g，茯苓 12 g，生姜 15 g，苏叶 6 g。

【用法】水煎服。

【功用】行气散结，降逆化痰。

【主治】梅核气。症见咽中如有物阻，咯吐不出，吞咽不下，胸膈满闷，或咳或呕，或胸胁撑胀作痛，舌苔白滑或白腻，脉弦缓或弦滑。

【方解】本方证为情志不畅，肝气郁结，肺胃失于宣降，聚津成痰，痰气互结咽喉所致。方中半夏苦辛温燥，化痰散结，降逆和胃，为君药。厚朴苦温下气，除满开郁，为臣药。茯苓甘淡，渗湿健脾；生姜辛温，和胃止呕散结，共为佐药。苏叶芳香疏散，宣肺疏肝，助厚朴行气宽胸，为使药。

【应用】癔病，胃肠神经症，慢性咽炎，食管炎等病证而见上述症状者，可用本方加减治疗。

苏子降气汤（《太平惠民和剂局方》）

【组成】苏子 9 g，半夏 9 g，厚朴 6 g，前胡 6 g，炙甘草 6 g，肉桂 3 g，当归 6 g，陈皮 6 g，生姜 3 片。

【用法】水煎服。

【功用】降气平喘，祛痰止咳。

【主治】上实下虚之喘咳证。症见咳喘短气，痰多稀白，胸膈满闷，或肢体浮肿，舌苔白滑或白腻，脉弦滑。

【方解】本方所治喘咳属上实下虚之证，而以上实为主。上实是指痰涎壅肺而致肺气不宣，下虚是指肾阳不足。方中苏子降气平喘，祛痰止咳，为君药。半夏降逆祛痰；厚朴行气除满；前胡化痰止咳宣肺；陈皮理气祛痰，共为臣药。肉桂温肾散寒，纳气平喘；当归为血中之气药，既可养血活血，又可治咳逆上气；生姜宣肺散寒，同为佐药。炙甘草和中，调和诸药，为使药。诸药合用，标本兼顾，上下兼顾而以上为主，使气降痰消，则喘咳自平。

【应用】本方常用于慢性支气管炎，肺气肿，支气管哮喘，肺源性心脏病等病证属上实下虚，痰涎壅盛者。

十一、理血剂

血府逐瘀汤（《医林改错》）

【组成】当归9 g，生地9 g，桃仁12 g，红花9 g，枳壳6 g，赤芍6 g，柴胡3 g，甘草6 g，桔梗4.5 g，川芎4.5 g，牛膝9 g。

【用法】水煎服。

【功用】活血祛瘀，行气止痛。

【主治】胸中血瘀证。症见胸痛，胁肋痛，头痛日久不愈，痛如针刺而有定处，或呃逆日久不止，或内热烦闷，心悸失眠，入暮潮热，舌黯红或有瘀斑，或唇暗或两目暗黑，脉涩或弦紧。

【方解】本方证为胸部瘀血内阻，气机郁滞所致。方中重用桃仁、红花活血祛瘀，为君药。当归、川芎、赤芍活血祛瘀；牛膝祛瘀血，通血脉，并引瘀血下行，共为臣药。生地清热凉血，配当归养血活血，使祛瘀而不伤阴；柴胡疏肝解郁，升发清阳；桔梗开宣肺气，引药上行；枳壳行气宽胸，与桔梗合用，一升一降，调畅气机，共为佐药。甘草调和诸药，为使药。

【应用】常用于冠心病，风湿性心脏病，胸部软组织损伤，脑震荡后遗症，血管性头痛等病证属血瘀气滞者。

补阳还五汤（《医林改错》）

【组成】生黄芪30～120 g，当归尾6 g，赤芍5 g，地龙3 g，川芎3 g，红花3 g，桃仁3 g。

【用法】水煎服。

【功用】补气，活血，通络。

【主治】中风后遗症。症见半身不遂，口眼歪斜，语言謇涩，口角流涎，小便频数或遗尿失禁，舌暗淡，苔白，脉缓无力。

【方解】本方证为中风之后，正气亏虚，气虚血滞，脉络瘀阻所致。方中重用生黄芪，补益元气，意在气旺则血行，瘀去络通，为君药。当归尾活血通络而不伤血，为臣药。赤芍、川芎、桃仁、红花协同当归尾以活血祛瘀；地龙通经活络，周行全身，共为佐药。

【应用】常用于脑血管意外后遗症，冠心病，小儿麻痹后遗症，坐骨神经痛，脉管炎以及其他原因引起的偏瘫、截瘫等证属气虚血瘀者。

小蓟饮子（《济生方》）

【组成】生地、小蓟、滑石、木通、蒲黄（炒）、淡竹叶、藕节、当归（酒浸）、栀子（炒）、炙甘草各等分（各9 g）。

【用法】上咀，每服15 g；或水煎服。

【功用】凉血止血，利尿通淋。

【主治】下焦瘀热血淋证。症见尿中带血，小便频数，赤涩热痛，或血尿，舌红苔黄，脉数。

【方解】本方证为热邪瘀结下焦，损伤膀胱血络所致。方中小蓟、生地清热养阴，凉血止血，为君药。蒲黄、藕节止血消瘀，使血止而不留瘀，共为臣药。滑石、木通、淡竹叶清热利水通淋；栀子清泻三焦之火，导热从下而出；当归养血活血，共为佐药。炙甘草调和诸药，缓急止痛而为使药。

【应用】急性尿路感染，泌尿系结石及血尿等病证属实热所致者，均可用本方加减治疗。

十二、治风剂

川芎茶调散（《太平惠民和剂局方》）

【组成】川芎 12 g，荆芥 12 g，薄荷 12 g，羌活 6 g，细辛 3 g，白芷 6 g，甘草 6 g，防风 4.5 g。

【用法】水煎服。（原方为细末，每服 6 g，清茶调服）

【功用】祛风，散寒，止痛。

【主治】外感风邪头痛。症见偏正头痛，或巅顶疼痛，恶寒发热，目眩鼻塞，舌苔薄白，脉浮等。

【方解】本方证为风邪外袭，阻遏清阳所致。方中川芎辛香走窜，能上行头目，下行血海，长于祛风活血而止痛，善治少阳、厥阴经头痛，为"诸经头痛之要药"，为君药。薄荷、荆芥为辛散之品，轻扬上行，善于清利头目，疏风散热，能助君药增加祛风止痛之效，并能解表而为臣药。羌活辛散疏风，善治太阳经头痛；白芷疏风解表，善治阳明经头痛；细辛散寒止痛，长于治少阴经头痛；防风辛散上行，疏散上部风邪，均为佐药。甘草调和诸药而为使药。服时以清茶调下，取茶叶的苦寒性味，既可上清头目，又能制约风药的过于温燥与升散。

【应用】常用于感冒，流行性感冒，偏头痛，神经性头痛，慢性鼻炎等所见头痛属风邪为患者。

镇肝熄风汤（《医学衷中参西录》）

【组成】怀牛膝 30 g，生赭石 30 g，生龙骨 15 g，生牡蛎 15 g，生龟甲 15 g，生杭芍 15 g，玄参 15 g，天冬 15 g，川楝子 6 g，生麦芽 6 g，茵陈 6 g，甘草 4.5 g。

【用法】水煎服。

【功用】镇肝息风，滋阴潜阳。

【主治】阴虚阳亢，肝风内动证。症见头晕目眩，目胀耳鸣，脑部热痛，心中烦热，或面色如醉，或肢体渐觉不利，口角渐歪斜。甚或眩晕昏仆，移时始醒。或醒后不能复原，脉弦长有力者。

【方解】本方证为肝肾阴虚，肝阳上亢，肝风内动，气血逆乱所致。以肝肾阴亏为本，阳亢风动为标。方中重用怀牛膝引血下行，折其亢阳，亦能补养肝肾，为君药。生赭石、生龙骨、生牡蛎重镇降逆，平肝潜阳；生龟甲、生白芍、玄参、天冬滋阴柔肝息风，均为臣药。肝喜条达，过用重镇之品，必影响肝的升发条达之性，故用川楝子、生麦芽、茵陈清泻肝热，疏肝解郁，为佐药。甘草调和诸药，合麦芽和中益胃，防金石药物伤胃之弊，为使药。诸药合用，共奏镇肝息风，滋阴潜阳之功。

【应用】本方常用于治疗高血压、脑卒中、血管性头痛等属肝肾阴虚，肝阳上亢者。

天麻钩藤饮（《中医内科杂病证治新义》）

【组成】天麻 9 g，钩藤（后下）12 g，石决明（先煎）18 g，栀子 9 g，黄芩 9 g，川牛膝 12 g，杜仲 9 g，益母草 9 g，桑寄生 9 g，夜交藤 9 g，茯神 9 g。

【用法】水煎服。

【功用】平肝息风，清热安神。

【主治】肝阳偏亢，风阳上扰证。症见眩晕头痛，失眠多梦，心烦，腰膝酸软，或颜面潮红，舌红苔黄，脉弦。

【方解】本方证为肝肾不足，肝阳偏亢，火热上扰所致。方中天麻、钩藤平肝息风，通络止痛，共为君药。石决明平肝潜阳，清肝明目；川牛膝引血下行，直折阳亢，共为臣药。栀子、黄芩清热泻火；杜仲、桑寄生补益肝肾；益母草合川牛膝通利血脉；夜交藤、茯神安神定志，共为佐药。

【应用】常用于高血压，脑血栓形成，脑出血，脑梗死，更年期综合征，自主神经功能失调等病证属肝阳偏亢，肝风上扰者。

十三、治燥剂

桑杏汤（《温病条辨》）

【组成】桑叶 3 g，杏仁 4.5 g，沙参 6 g，贝母 3 g，豆豉 3 g，栀子皮 3 g，梨皮 3 g。

【用法】水煎服。

【功用】轻宣温燥，凉润止咳。

【主治】外感温燥证。症见头痛，身热不甚，口渴，咽干鼻燥，干咳无痰，或痰少而黏，舌质红，苔薄白而干，脉浮数。

【方解】本方证为温燥外袭，肺津受灼所致。方中桑叶轻宣温燥，杏仁宣肺利气止咳，共为君药。豆豉辛凉解表，助桑叶宣透肺热；贝母清热化痰；沙参润肺止咳，共为臣药。栀子皮轻泄上焦肺热；梨皮生津、润燥止咳，为佐使药。

【应用】常用于治疗上呼吸道感染，急性支气管炎，百日咳等病证属温燥伤肺者。

十四、祛湿剂

藿香正气散（《太平惠民和剂局方》）

【组成】藿香 9 g，紫苏叶 3 g，白术 6 g，白芷 3 g，茯苓 3 g，大腹皮 3 g，厚朴 6 g，半夏 6 g，陈皮 6 g，桔梗 6 g，甘草 6 g。

【用法】水煎服。成药有丸、胶囊、口服液等剂型。

【功用】芳香化湿，解表和中。

【主治】外感风寒，内伤湿滞证。症见恶寒，发热，头痛，胸闷，恶心呕吐，腹痛，腹泻，苔白腻，脉浮缓。

【方解】本方证为外感风寒，内伤湿滞，以致营卫不和，脾胃运化失常所致。方中藿香芳香化湿，解表散寒，理气和中，为君药。厚朴、半夏理气化痰，降逆止呕，宽胸除满，共为臣药。大腹皮燥湿，理气除满；陈皮行气健脾，和胃燥湿；白术、茯苓健脾渗湿；紫苏叶、白芷、桔梗理气解表，增强藿香解表散寒作用，共为佐药。甘草调和诸药，为使药。

【应用】常用于急性胃肠炎，夏日感冒、中暑的发热头痛、恶心呕吐、腹泻腹痛等病证属于本证者。

茵陈蒿汤（《伤寒论》）

【组成】茵陈蒿 18 g，栀子 12 g，大黄 6 g。

【用法】水煎服。

【功用】清热，利湿，退黄。

【主治】湿热黄疸证。症见一身面目俱黄，黄色鲜明，小便黄赤，腹微满，口渴，舌苔黄腻，脉沉数。

【方解】本方证为湿热内蕴脾胃，熏蒸肝胆，胆液外泄所致。方中茵陈蒿清热利湿退黄，为治湿热黄疸的要药，为君药。栀子清利三焦湿热，使湿热从小便而出，为臣药。大黄荡涤肠胃，泻热通便，使湿热从大便而下，为佐药。

【应用】本方常用于传染性黄疸型肝炎，胆囊炎，胆石症，胆管炎，钩端螺旋体病等病证属湿热内蕴者。

八正散（《太平惠民和剂局方》）

【组成】车前子、瞿麦、萹蓄、滑石、木通、甘草梢、栀子、煨大黄各9g。

【用法】散剂，每服6～10g，灯芯煎汤送服，或水煎服。

【功用】清热泻火，利水通淋。

【主治】湿热淋证。症见尿频尿急，尿时涩痛，淋沥不畅，小便黄赤，或癃闭不通，小腹急满，口燥咽干，舌苔黄腻，脉滑数。

【方解】本方证为湿热蕴结下焦所致。方中瞿麦、萹蓄、滑石、木通、车前子清热除湿，利水通淋，为君药。栀子、大黄苦寒泻火，能加强清泻湿热之力，为臣药。甘草和中解毒，以防苦寒伤胃，为佐药。灯心导热下行，为使药。

【应用】常用于膀胱炎，尿道炎，急性前列腺炎，泌尿系结石，急性肾炎，急性肾盂肾炎等病证属湿热蕴结下焦者。

五苓散（《伤寒论》）

【组成】泽泻15g，茯苓9g，猪苓9g，白术9g，桂枝6g。

【用法】水煎服。

【功用】利水渗湿，温阳化气。

【主治】水湿内停。症见小便不利，小腹胀满，水肿，泄泻，烦渴欲饮，甚则水入即吐；或脐下动悸，吐涎沫而头眩，舌苔白，脉浮或缓。

【方解】本方证为水湿停聚，膀胱气化不利所致。方中泽泻重用，利水渗湿，为君药。茯苓、猪苓淡渗利水，增强泽泻利水渗湿之力，为臣药。白术健脾运湿，使水湿不致停聚；桂枝辛温通阳，以助膀胱气化，气化则水自利，共为佐药。

【应用】本方常用于急、慢性肾炎，急、慢性肠炎，尿潴留，脑积水等病证属水湿内盛者。

独活寄生汤（《备急千金要方》）

【组成】独活9g，秦艽、防风、细辛、桂心、桑寄生、牛膝、杜仲、人参、茯苓、甘草、当归、芍药、干地黄、川芎各6g。

【用法】水煎服。

【功用】祛风湿，止痹痛，益肝肾，补气血。

【主治】痹证日久，肝肾不足，气血两虚。症见腰膝关节疼痛，屈伸不利，或麻木不仁，畏寒喜温，舌淡苔白，脉细弱。

【方解】本方证为肝肾不足，气血两虚，风寒、湿邪乘虚侵犯人体所致。方中独活、秦艽、防风、细辛祛风湿，止痹痛；桂心散寒止痛，温通血脉，可起宣痹止痛的作用，意在祛邪；桑寄生、牛膝、杜仲补肝肾，强筋骨，壮腰膝，兼能祛风湿；人参、茯苓、甘草、当归、芍药、干地黄、川芎为八珍汤去白术，有补益气血的作用，意在扶正。且当归、芍药、川芎又能活血祛风而止痹痛。全方祛邪与扶正并用，标本兼治，可使气血充足而风湿除，肝肾强壮而痹痛愈。

【应用】本方常用于慢性风湿性关节炎，骨质增生症，坐骨神经痛，腰肌劳损等病证属于本证者。

十五、祛痰剂

二陈汤（《太平惠民和剂局方》）

【组成】制半夏15g，陈皮15g，茯苓9g，炙甘草4.5g（原方尚有生姜、乌梅，而今多不用）。

【用法】水煎服。

【功用】燥湿化痰，理气和中。

【主治】湿痰咳嗽。症见咳嗽痰多，色白易咳出，胸膈痞满，恶心呕吐，舌苔白润，脉滑。

【方解】本方证为脾肺功能失调，停湿生痰，痰湿犯肺所致。方中半夏辛温性燥，能燥湿祛痰，降逆止呕，为君药。陈皮理气化痰，为臣药。茯苓健脾渗湿，为佐药。甘草补脾和中，调和药性，为使药。方中半夏、陈皮以陈久者为良，故方以"二陈"为名。

【应用】常用于慢性支气管炎，肺气肿，神经性呕吐，妊娠呕吐及慢性胃炎等病证属湿痰者。

半夏白术天麻汤（《医学心悟》）

【组成】半夏9g，天麻6g，茯苓6g，橘红6g，白术15g，甘草3g。

【用法】水煎服。

【功用】燥湿化痰，平肝息风。

【主治】风痰上扰证。症见眩晕头痛，胸闷呕恶，舌苔白腻，脉弦滑等。

【方解】本方证为脾虚生痰，肝风内动，风痰上扰所致。方中半夏燥湿化痰，降逆止呕，为治痰要药；天麻平肝息风，为治风要药，同为君药。白术健脾燥湿，茯苓健脾渗湿，共为臣药。橘红理气化痰，为佐药。甘草调和诸药，又能健脾胃；姜、枣调和脾胃，共为使药。

【应用】常用于耳源性、神经性眩晕，高血压，颈椎病等病证属风痰上扰者。

十六、消食剂

保和丸（《丹溪心法》）

【组成】山楂18g，神曲6g，莱菔子6g，半夏9g，陈皮6g，茯苓9g，连翘6g。

【用法】水煎服。或为丸剂，每次6～9g，每日2次，温开水送下。

【功用】消食和胃。

【主治】食积内停。症见胸脘痞闷或胀痛，嗳腐吞酸，厌食呕吐，大便稀溏，苔黄厚腻，脉滑等。

【方解】本方证是由饮食不节或暴饮暴食以致食积内停，气机受阻，胃失和降所致。方中重用山楂，为君药，能消一切饮食积滞，尤善消肉食油腻之积。神曲消食健胃，善化酒食陈腐之积；莱菔子消食下气除胀，长于消谷面痰气之积，共为臣药。半夏、陈皮行气化滞，和胃止呕；茯苓健脾祛湿；由于食积易化热，故以连翘清热散结，共为佐药。

【应用】常用于慢性胃炎，慢性肠炎，消化不良等病证属于本证者。

● 自测题 ●

一、单项选择题

1. 能引方中诸药直达病所的药物是
   A. 佐助药
   B. 佐制药
   C. 反佐药
   D. 引经药
   E. 调和药

2. 与君药性味相反而又能在治疗中起相

成作用的药物是
   A. 佐助药
   B. 佐制药
   C. 反佐药
   D. 引经药
   E. 调和药

3. 能消除或缓解君、臣药的毒性或烈性

的药物是

A．佐助药

B．佐制药

C．反佐药

D．引经药

E．调和药

4．在方剂中针对主病或主证起主要治疗作用的药物是

A．君药

B．臣药

C．佐药

D．使药

E．反佐药

5．张某，女，33岁，常感胃脘痞满不适，食后尤甚，时有恶心呕吐，肠鸣，大便干结，舌红苔微黄，脉沉实有力。该患者应用的治疗大法是

A．汗法

B．下法

C．吐法

D．补法

E．清法

6．症见恶寒发热，头痛身疼，无汗而喘，苔薄白，脉浮紧。治疗时应首选

A．麻黄汤

B．桂枝汤

C．杏苏散

D．人参败毒散

E．桑菊饮

7．具有疏风清热，宣肺止咳功用的方剂是

A．麻杏石甘汤

B．桑菊饮

C．银翘散

D．桑杏汤

E．麻黄汤

8．银翘散的组成不包括

A．荆芥、薄荷

B．银花、连翘、牛蒡子

C．桔梗、竹叶、甘草

D．菊花、杏仁、桑叶

E．淡豆豉

9．桑菊饮与银翘散主治的不同点是

A．发热微恶风寒

B．口渴

C．咳嗽为主

D．脉浮数

E．舌尖红

10．大承气汤的主证不包括

A．痞

B．满

C．吐

D．实

E．燥

11．逍遥散的主治为

A．肝气郁结

B．肝火犯肺

C．肝风内动

D．肝郁血虚

E．肝旺脾虚之痛泻

12．白虎汤的应用要点不包括

A．壮热

B．大汗

C．大渴

D．脉洪大

E．便秘

13．黄连解毒汤的功效是

A．清热生津

B．清热凉血

C．凉血解毒

D．泻火解毒

E．解毒消肿

14．龙胆泻肝汤的主证不包括

A．肝胆实火

B．肝胆湿热

C．胁痛、目赤

D．脉弦数

E．胃火牙痛

15．理中丸的组成药物中含有

A．附子

B．白术

C．生姜

D．大枣

E．饴糖

16．补中益气汤中最能体现补气升阳作用的药物配伍是

A．人参、升麻、柴胡

B．人参、黄芪、升麻

C．黄芪、升麻、柴胡

D．升麻、柴胡、白术

E．人参、黄芪、柴胡

17．补血剂中常配以补气药，其主要意义是

A．气血双补

B．制约补血药之滋腻

C．补气以生血

D．补气以摄血

E．补气以行血

18．妇人月经不调，证属营血虚滞，选用下列何首调经方

A．四物汤

B．八珍汤

C．生脉散

D．归脾汤

E．逍遥散

19．归脾汤的主治范围不包括

A．健脾养心

B．心悸健忘

C．食少体倦

D．湿热泻泄

E．脾虚便血

20．六味地黄丸中三味"泻药"是

A．茯苓、猪苓、泽泻

B．茯苓、丹皮、泽泻

C．猪苓、丹参、泽泻

D．茯苓、淮山、泽泻

E．淮山、猪苓、泽泻

二、问答题

1．请问"八法"是指什么?

2．简述白虎汤的组成、功用、主治。

3．四物汤的组成、功用与主治、配伍特点是什么?

（余琴华）

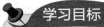

第十三章

实用中成药

第十三章数字资源

 学习目标

识记：
说出内科、妇科、儿科、外科各类常用中成药名称。
理解：
解释常用中成药的功效应用及注意事项。
运用：
能在临床实践中为患者提供合理的中成药用药建议。

案例导入

王某，女，48岁。近1年来月经先后不定期、量少，伴烦热出汗、眩晕耳鸣、手足心热、烦躁不安。舌红苔少，脉细数。

思考题：请为该患者选择合适的中成药。

第一节 内科用药

一、解表类药

解表类中成药以解表药为主组成，具有发汗、解肌、透疹等作用，用以解除表证，适用于外感六淫，邪留肌表所致的以恶寒、发热、苔白、脉浮为特征的表证，也可用于麻疹、疮疡、水肿、痹证等疾病初起而兼有表证者。临床应根据症状体征判断属风寒表证、风热表证或夹湿、食积或兼正虚等灵活辨证选用。

感冒清热颗粒

【药物组成】荆芥穗、薄荷、防风、柴胡、紫苏叶、葛根、桔梗、苦杏仁、白芷、苦地丁、芦根。

【剂型规格】颗粒剂。12克/袋、6克/袋（无蔗糖）；3克/袋（含乳糖）。

【功效应用】疏风散寒，解表清热。用于风寒感冒证，症见头痛发热、恶寒身痛、鼻流清涕、咳嗽咽干等。

【用量用法】开水冲服，一次1袋，一日2次。

【注意事项】风热感冒者不适用；与环孢素A同用，可以引起环孢素A血药浓度升高。

> 考点提示：感冒清热颗粒的功效应用、注意事项。

九味羌活丸

【药物组成】羌活、防风、苍术、细辛、川芎、白芷、黄芩、甘草、地黄。

【剂型规格】丸剂，1.8 克 /10 丸，9 克 / 袋。

【功效应用】疏风解表，散寒除湿。用于外感风寒夹湿证之感冒，症见恶寒发热、无汗、头痛而重、肢体酸痛、口苦而渴等。

【用量用法】口服，姜葱汤或温开水送服，一次 9 g，一日 2 次，小儿酌减。

【注意事项】风热感冒及阴虚内热者不适用；肾病患者、孕妇、新生儿禁用。

午时茶颗粒

【药物组成】苍术、柴胡、羌活、防风、白芷、川芎、广藿香、前胡、连翘、陈皮、山楂、枳实、麦芽（炒）、甘草、桔梗、六神曲（炒）、紫苏叶、厚朴、红茶。

【剂型规格】颗粒剂，6 克 / 袋。

【功效应用】祛风解表，化湿和中。用于外感风寒、内伤食积证之感冒，症见恶寒发热、头痛身楚、胸脘满闷、恶心呕吐、腹痛腹泻等。

【用量用法】开水冲服，一次 6 g，一日 1 ~ 2 次。

荆防颗粒

【药物组成】荆芥、防风、羌活、独活、柴胡、前胡、川芎、枳壳、茯苓、桔梗、甘草。

【剂型规格】颗粒剂，15 克 / 袋。

【功效应用】发汗解表，散风祛湿。用于风寒感冒证，症见头痛身痛、恶寒无汗、鼻塞清涕、咳嗽白痰等。

【用量用法】开水冲服，一次 15 g，一日 3 次。

【注意事项】风热感冒或湿热证忌用。

银翘解毒片

【药物组成】金银花、连翘、薄荷、荆芥、淡豆豉、牛蒡子（炒）、桔梗、淡竹叶、甘草。

【剂型规格】片剂，素片，0.3 克 / 片；薄膜衣片，0.52 克 / 片。

【功效应用】疏风解表，清热解毒。用于风热感冒，症见发热头痛、咳嗽口干、咽喉疼痛等。

【用量用法】口服。一次 4 片，一日 2 ~ 3 次。

【注意事项】风寒感冒者不适用。

参 苏 丸

【药物组成】党参、紫苏叶、葛根、前胡、茯苓、陈皮、半夏（制）、枳壳（炒）、桔梗、甘草、木香。

【剂型规格】丸剂，水丸，6 克 / 袋。

【功效应用】益气解表，疏风散寒，祛痰止咳。用于体弱、感受风寒所致的感冒，症见恶寒发热、头痛鼻塞、咳嗽痰多、胸闷呕逆、乏力气短、脉浮而弱等。

【用量用法】口服，一次 6 ~ 9 g，一日 2 ~ 3 次。

【注意事项】风热感冒者不适用。

防风通圣丸

【药物组成】防风、荆芥穗、薄荷、麻黄、大黄、芒硝、栀子、滑石、桔梗、石膏、川芎、当归、白芍、黄芩、连翘、甘草、白术（炒）。

【剂型规格】丸剂。水丸，1 克 / 20 丸，6 克 / 袋。

【功效应用】解表通里，清热解毒。用于外寒内热，表里俱实，恶寒壮热，头痛咽干，小便短赤，大便秘结，初起瘰疬，风疹湿疮。

【用法用量】口服。一次 6 g，一日 2 次。

【注意事项】孕妇及脾虚便溏者慎用。

> 考点提示：防风通圣丸的功效应用、注意事项。

玉屏风口服液

【药物组成】黄芪、白术（炒）、防风。

【剂型规格】口服液，10 毫升 / 支。

【功效应用】益气，固表，止汗。用于气虚外感证，症见自汗恶风，面色㿠白，或体虚易感风邪者。

【用量用法】口服，一次 10 ml，一日 3 次。

【注意事项】感冒发热患者不宜服用。

二、清热类药

清热类中成药以清热药为主要组成，具有清热泻火、凉血解毒、清退虚热等作用，用以治疗目赤胀痛，口干，口苦，口臭，鼻塞流脓涕，牙龈肿痛，口舌生疮，或伴有大便秘结、小便短赤或夜热早凉、舌红少苔等主要症状的里热证。

一清颗粒（胶囊）

【药物组成】黄连、大黄、黄芩。

【剂型规格】颗粒剂，7.5 克 / 袋；胶囊剂，0.5 克 / 粒。

【功效应用】清热泻火解毒，化瘀凉血止血。用于火毒血热所致的身热烦躁、目赤口疮、咽喉牙龈肿痛、大便秘结、吐血、咯血、衄血、痔血；咽炎、扁桃体炎、牙龈炎见上述证候者。

【用法用量】口服。胶囊剂，一次 2 粒，一日 3 次；颗粒剂，一次 7.5 g，一日 3 ～ 4 次，开水冲服。

【注意事项】阴虚火旺、脾胃虚寒及孕妇慎用。

牛黄解毒片

【药物组成】人工牛黄、雄黄、石膏、大黄、黄芩、桔梗、甘草、冰片。

【剂型规格】片剂，0.27 克 / 片。

【功效应用】清热解毒，用于火热内盛，咽喉肿痛，牙龈肿痛，口舌生疮，目赤肿痛。

【用法用量】口服，一次 3 片，一日 2 ～ 3 次。

【注意事项】本品不宜久服。

板蓝根颗粒

【药物组成】板蓝根。

【剂型规格】颗粒剂，5 克 / 袋（相当于饮片 7 g）。

【功效应用】清热解毒，凉血利咽。用于肺胃热盛所致的咽喉肿痛、口咽干燥、腮部肿胀；急性扁桃体炎、腮腺炎见上述证候者。

【用法用量】开水冲服。一次 5 ～ 10 g，一日 3 ～ 4 次。

【注意事项】风寒感冒，阴虚火旺之喉痹、乳蛾者不宜用；忌烟酒及辛辣、生冷、油腻食物。

银黄口服液

【药物组成】金银花提取物、黄芩提取物。

【剂型规格】口服液，10 毫升 / 支。

【功效应用】清热疏风，利咽解毒。用于外感风热、肺胃热盛所致的咽干、咽痛、喉核肿大、口渴、发热；急慢性扁桃体炎、急慢性咽炎、上呼吸道感染见上述证候者。

【用法用量】口服，一次 10 ～ 20 ml，一日 3 次。小儿酌减。

【注意事项】外感风寒者禁用。

双黄连口服液

【药物组成】金银花、黄芩、连翘。

【剂型规格】口服液，① 10 毫升 / 支（每毫升相当于原生药材 1.5 g），② 20 毫升 / 支（每毫升相当于原生药材 1.5 g），③ 10 毫升 / 支（每毫升相当于原生药材 3 g）。。

【功效应用】疏风解表，清热解毒。用于外感风热证之感冒，症见发热、咳嗽、咽痛等。

【用量用法】口服，一次 20 ml（规格①②），一次 10 ml（规格③），一日 3 次，小儿酌减或遵医嘱。

【注意事项】风寒感冒者不适用。

茵栀黄颗粒

【药物组成】茵陈提取物、栀子提取物、黄芩提取物、金银花提取物。

【剂型规格】颗粒剂，3 克 / 袋。

【功效应用】清热解毒，利湿退黄。用于肝胆湿热所致的黄疸，症见面目悉黄、胸胁胀痛、恶心呕吐、小便黄赤；急、慢性肝炎见上述证候者。

【用法用量】开水冲服。一次 2 袋，一日 3 次。

【注意事项】妊娠及哺乳期妇女慎用。

复方黄连素片

【药物组成】盐酸小檗碱、木香、吴茱萸、白芍。

【剂型规格】片剂，每片含盐酸小檗碱 30 mg。

【功效应用】清热燥湿，行气止痛，止痢止泻。用于大肠湿热，赤白下痢，里急后重或暴注下泻，肛门灼热；肠炎、痢疾见上述证候者。

【用法用量】口服。一次 4 片，一日 3 次。

【注意事项】虚寒性泻痢者、妊娠期妇女慎用；不宜与含鞣质的中药合用。

连花清瘟颗粒

【药物组成】连翘、金银花、炙麻黄、炒苦杏仁、石膏、板蓝根、绵马贯众、鱼腥草、广藿香、大黄、红景天、薄荷脑、甘草。

【剂型规格】颗粒剂，6 克 / 袋。

【功效应用】清瘟解毒，宣肺泄热。用于治疗流行性感冒属热毒袭肺证，症见：发热或高热，恶寒，肌肉酸痛，塞流涕，咳嗽，头痛，咽干咽痛，舌偏红，苔黄或黄腻等。

【用量用法】开水冲服，一次 1 袋，一日 3 次，小儿酌减或遵医嘱。

【注意事项】风寒感冒者不适用。

龙胆泻肝丸

【药物组成】龙胆草、柴胡、黄芩、栀子（炒）、泽泻、木通、盐车前子、生地、酒当归、炙甘草。

【剂型规格】蜜丸，小丸 20 克 /100 丸，大丸，6 克 / 丸。

【功效应用】清肝胆，利湿热。用于肝胆湿热，头晕目赤，耳鸣耳聋，耳肿疼痛，胁痛口苦，尿赤涩痛，湿热带下。

【用法用量】口服，小蜜丸一次 6 ～ 12 g，大蜜丸一次 1 ～ 2 丸，一日 2 次。

【注意事项】孕妇、肾功能不全者慎用；脾胃虚弱者不宜久服。

青蒿鳖甲片

【药物组成】青蒿、鳖甲胶、地黄、知母、牡丹皮。

【剂型规格】片剂，0.45 克 / 片。

【功效应用】养阴清热。用于温病后期，症见夜热早凉、阴虚低热、热退无汗。

【用法用量】口服，一次 4 ～ 6 片，一日 3 次。

【注意事项】脾胃虚寒者，不宜久服。

三、温里类药

温里类中成药以温热药为主要组成，具有温里助阳、散寒通脉等作用，用以治疗里寒证，症见脘腹胀痛、手足不温、尿清便溏、口淡不渴、血脉不利、脉沉迟等为主要症状的里寒证。

附子理中丸

【药物组成】附子（制）、干姜、党参、白术（炒）、甘草。

【剂型规格】丸剂。水蜜丸每 8 丸相当于原生药 3 g；大蜜丸，9 克 / 丸。

【功效应用】温中健脾。用于脾胃虚寒证，症见：脘腹冷痛，呕吐泄泻，手足不温。

【用量用法】口服，大蜜丸一次 1 丸，水蜜丸一次 8 ～ 12 丸，一日 2 ～ 3 次。

【注意事项】阴虚火旺者、孕妇慎用；感冒发热患者不适用。

香砂养胃丸

【药物组成】木香、砂仁、白术、陈皮、半夏（制）、茯苓、醋香附、枳实（炒）、豆蔻（去壳）、广藿香、姜厚朴、甘草、生姜、红枣。

【剂型规格】丸剂。水丸，9 克 / 袋。

【功效应用】温中和胃。用于胃阳不足、湿阻气滞所致的胃痛、痞满，症见：胃痛隐隐，胃脘满闷不舒，呕吐酸水，嘈杂不适，不思饮食，四肢倦怠。

【用量用法】口服，一次 9 g，一日 2 次。

【注意事项】胃阴虚者不宜服用；孕妇禁用。

小建中合剂

【药物组成】桂枝、白芍、炙甘草、生姜、大枣。

【剂型规格】合剂，10 毫升 / 支。

【功效应用】温中补虚，缓急止痛。用于脾胃虚寒，脘腹疼痛，喜温喜按，嘈杂吞酸，食少，胃及十二指肠溃疡见上述证候者。

【用量用法】口服，一次 20 ～ 30 ml，一日 3 次，用时摇匀。

【注意事项】阴虚内热胃痛者忌用；外感风热表证未清患者、脾胃湿热或明显胃肠道出血症状者不宜服用。

四、理气类药

理气类中成药以理气药为主要组成，具有行气或降气作用，用以治疗脘腹胀满、大便失常、胸胁胀痛、咳喘、呕逆等气滞或气逆病证。

逍 遥 丸

【药物组成】柴胡、白芍、茯苓、当归、炒白术、炙甘草、薄荷。

【剂型规格】浓缩丸，每瓶装 200 g。

【功效应用】疏肝健脾，养血调经。用于肝郁脾虚所致的郁闷不舒、胸胁胀痛、头晕目眩、食欲减退、月经不调等。

【用法用量】口服。一次 8 丸，一日 3 次。

【注意事项】外感表证，胁痛属湿热毒瘀所致，肝肾阴虚，久而化火者不宜用。

护 肝 片

【药物组成】柴胡、茵陈、板蓝根、五味子、猪胆粉、绿豆。

【剂型规格】薄膜衣片，0.36 克 / 片。

【功效应用】清热退黄，疏肝解郁，具有降低转氨酶作用。用于慢性肝炎及早期肝硬化。

【注意事项】脾胃虚寒者，重症肝炎、肝衰竭及肝硬化失代偿期患者不宜用；服药期间注意观察肝功能及相应体征；需停用本药品时应递减剂量，不宜骤停；服药期间应绝对戒酒。

气滞胃痛颗粒

【药物组成】柴胡、醋延胡索、枳壳、醋香附、白芍、炙甘草。

【剂型规格】颗粒剂，5 克 / 袋。

【功效应用】舒肝理气，和胃止痛。用于肝郁气滞证之胃痛，症见：胸痞胀满，胃脘胀痛等。

【用量用法】开水冲服，一次 5 g，一日 3 次。

【注意事项】肝胃郁火、胃阴不足所致胃痛者慎用；孕妇慎用。

元胡止痛片

【药物组成】延胡索（醋制）、白芷。

【剂型规格】薄膜衣片，0.26 克 / 片；糖衣片（片芯重 0.25 g）。

【功效应用】理气，活血，止痛。用于气滞血瘀的胃痛，胁痛，头痛及痛经等。

【用法用量】口服，一次 4 ～ 6 片，一日 3 次，或遵医嘱。

【注意事项】本品性燥，阴虚火旺者慎服；孕妇慎服；不宜用于虚证痛经。

五、理血类药

理血类中成药以理血类药为主要组成，具有活血化瘀或止血作用，用以治疗局部疼痛包块固定不移，或痛经、产后恶露不行，舌暗青紫，脉涩等瘀血证或血热迫血妄行的出血证。

血栓通胶囊

【药物组成】三七总皂苷。

【剂型规格】硬胶囊，0.18 克 / 粒（含三七总皂苷 100 mg）。

【功效应用】活血祛瘀，通脉活络。用于脑络瘀阻引起的中风偏瘫，心脉瘀阻引起的胸痹心痛；脑梗死，冠心病心绞痛见上述证候者。

【用法用量】口服。一次 1 ~ 2 粒，一日 3 次。

【注意事项】人参和三七过敏者禁用，对本品过敏者禁用。

丹参注射液

【药物组成】丹参。

【剂型规格】注射剂。

【功效应用】活血化瘀，通脉养心。用于冠心病胸闷、心绞痛。

【用法用量】①肌内注射一次 2 ~ 4 ml，一日 1 ~ 2 次；②静脉注射一次 4 ml（用 50% 葡萄糖注射液 20 ml 稀释后使用），一日 1 ~ 2 次；③静脉滴注一次 10 ~ 20 m（用 5% 葡萄糖注射液 100 ~ 500 ml 稀释后使用），一日 1 次。或遵医嘱。

【注意事项】不宜在同一容器中与其他药物混用；对本类药物有过敏或严重不良反应病史患者禁用。

复方丹参滴丸

【药物组成】丹参、三七、冰片。

【剂型规格】滴丸，每丸重 25 mg；薄膜衣滴丸，每丸重 27 mg。

【功效应用】活血化瘀，理气止痛。用于气滞血瘀所致的胸痹，症见胸闷、心前区刺痛；冠心病心绞痛见上述证候者。

【用法用量】吞服或舌下含服，一次 10 丸，一日 3 次，28 天为 1 个疗程；或遵医嘱。

【注意事项】孕妇慎用。

速效救心丸

【药物组成】川芎、冰片。

【剂型规格】丸剂，40 毫克 / 丸。

【功效应用】行气活血，祛瘀止痛，增加冠脉血流量，缓解心绞痛。用于气滞血瘀型冠心病，心绞痛。

【用法用量】含服，一次 4 ~ 6 丸，一日 3 次；急性发作时，一次 10 ~ 15 丸。

【注意事项】孕妇禁用。寒凝血瘀、阴虚血瘀胸痹心痛不宜单用。有过敏史者慎用。伴有中重度心力衰竭的心肌缺血者慎用。在治疗期间，心绞痛持续发作，宜加用硝酸酯类药。

 知识链接

速效救心丸服药方法

临床上冠心病患者常随身携带速效救心丸，出现心绞痛症状时，及时拿出小药盒，采取舌下含服的方法进行服药。需要提醒的是，当患者出现胸闷、心前区不适、左肩酸沉等先兆症状时，即应迅速含服速效救心丸，切不可等典型的心绞痛发作后再含服。开始剂量宜小，一般 4 粒，含服后 5 min 起效。药效产生时，舌下应有苦辣味和清心透凉感。如果 10 min 后不缓解，可酌情再服用 4 ~ 6 粒，如连用 2 ~ 3 次仍不能奏效，应立即去医院诊治。

麝香保心丸

【药物组成】人工麝香、人参提取物、人工牛黄、肉桂、苏合香、蟾酥、冰片。

【剂型规格】水丸，22.5 毫克 / 丸。

【功效应用】芳香温通，益气强心。用于气滞血瘀所致的胸痹，症见心前区疼痛、固定不移；心肌缺血所致的心绞痛、心肌梗死见上述证候者。

【用法用量】口服，一次 1 ~ 2 丸，一日 3 次；或症状发作时服用。

【注意事项】孕妇禁用。运动员慎用。

地奥心血康胶囊

【药物组成】黄山药或穿龙薯蓣根茎的提取物。

【剂型规格】胶囊剂，甾体总皂苷 100 毫克 / 粒。

【功效应用】活血化瘀，行气止痛，扩张冠脉血管，改善心肌缺血。用于预防和治疗冠心病、心绞痛及瘀血内阻之胸痹、眩晕、气短、心悸、胸闷或痛等症。

【用法用量】口服，一次 1 ~ 2 粒，一日 3 次，饭后服用，或遵医嘱。

【注意事项】月经量多者慎用。

华佗再造丸

【药物组成】川芎、吴茱萸、冰片等。

【剂型规格】丸剂，水蜜丸，80 克 / 瓶。

【功效应用】活血化瘀，化痰通络，行气止痛。用于痰瘀阻络之中风恢复期和后遗症，症见半身不遂、拘挛麻木、口眼歪斜、言语不清。

【用法用量】口服，一次 4 ~ 8 g，一日 2 ~ 3 次；重症一次 8 ~ 16 g；或遵医嘱。

【注意事项】中风痰热壅盛证，表现为面红目赤、大便秘结者不宜用。平素大便干燥者慎服。服药期间，忌辛辣、生冷、油腻食物。

血府逐瘀口服液

【药物组成】桃仁、红花、当归、川芎、地黄、赤芍、牛膝、柴胡、麸炒枳壳、桔梗、甘草。

【剂型规格】口服液，10 毫升 / 支。

【功效应用】活血化瘀，行气止痛。用于瘀血内阻，头痛或胸痛，内热瞀闷，失眠多梦，心悸怔忡，急躁善怒。

【用法用量】口服。一次 10 ml，一日 3 次，或遵医嘱。

【注意事项】孕妇忌服。

六、化痰止咳平喘类药

化痰止咳平喘类中成药是指以化痰、止咳、平喘药为主组成，具有祛痰、止咳、平喘作用的一类中成药，主要用于痰多咳嗽、痰饮喘息以及与痰浊有关的瘿瘤、瘰疬等证。

通宣理肺丸

【药物组成】紫苏叶、前胡、桔梗、苦杏仁、麻黄、甘草、陈皮、半夏（制）、茯苓、枳壳（炒）、黄芩。

【剂型规格】丸剂。水蜜丸，10 克 /100 丸；大蜜丸，6 克 / 丸。

【功效应用】解表散寒，宣肺止嗽。用于风寒束表、肺气不宣证之感冒咳嗽，症见发热、恶寒、咳嗽、鼻塞流涕、头痛、无汗、肢体酸痛等。

【用量用法】口服。大蜜丸，一次 2 丸，一日 2 ~ 3 次；水蜜丸，一次 7 g，一日 2 ~ 3 次。

【注意事项】风热感冒、痰热咳嗽及阴虚干咳者忌用；孕妇禁用。

橘 红 丸

【药物组成】化橘红、陈皮、半夏（制）、茯苓、甘草、桔梗、苦杏仁、紫苏子（炒）、紫菀、款冬花、瓜蒌皮、浙贝母、地黄、麦冬、石膏。

【剂型规格】丸剂。水蜜丸，10 克 /100 丸；大蜜丸 3 克 / 丸或 6 克 / 丸。

【功效应用】清肺，化痰，止咳。用于痰热咳嗽证，症见：咳嗽痰多，色黄黏稠，痰不易咳出，胸闷口干；急、慢性支气管炎、哮喘见上述证候者。

【用量用法】口服，大蜜丸，一次 12 g，一日 2 次；水蜜丸，一次 7.2 g，一日 2 次。

【注意事项】气虚咳喘及阴虚燥咳忌用。

急支糖浆

【药物组成】鱼腥草、金荞麦、四季青、麻黄、紫菀、前胡、枳壳、甘草。

【剂型规格】糖浆剂，100 毫升 / 瓶、200 毫升 / 瓶。

【功效应用】清热化痰、宣肺止咳。用于外感风热所致之咳嗽，症见：发热，恶寒，胸膈满闷，咳嗽咽痛；及急性支气管炎、慢性支气管炎急性发作见上述证候者。

【用量用法】口服，一次 20 ~ 30 ml，一日 3 ~ 4 次；儿童 1 岁以内一次 5 ml，1 ~ 3 岁一次 7 ml，3 ~ 7 岁一次 10 ml，7 岁以上一次 15 ml，一日 3 ~ 4 次。

【注意事项】孕妇及风寒咳喘者忌服。

养阴清肺丸

【药物组成】地黄、麦冬、玄参、川贝母、白芍、牡丹皮、薄荷、甘草。

【剂型规格】丸剂，水蜜丸 10 克 /100 粒，大蜜丸 9 克 / 丸。

【功效应用】养阴润燥，清肺利咽。用于阴虚肺燥，咽喉干痛，干咳少痰或痰中带血。

【用法用量】口服。水蜜丸一次 6 g，大蜜丸一次 1 丸，一日 2 次。

【注意事项】孕妇、过敏体质者慎用；糖尿病患者、痰湿壅盛者禁服；忌烟、酒及辛辣、生冷、油腻性食物。

 案例讨论

刘某，女，56 岁。以咳嗽痰少，痰中偶带血丝 8 天为主诉就诊。自诉发病前熬夜疲劳后咳嗽，咽喉干燥，并伴有午后潮热，神疲。察其体偏瘦，两颧嫩红，诊其脉细数，舌红少苔。

请分析该患者可选用何种中成药。

桂龙咳喘宁胶囊

【药物组成】桂枝、龙骨、白芍、生姜、大枣、炙甘草、牡蛎、黄连、法半夏、瓜蒌皮、苦杏仁（炒）。

【剂型规格】胶囊剂，0.3 克 / 粒。

【功效应用】止咳化痰，降气平喘。用于外感风寒、痰湿阻肺证，症见：咳嗽，气喘，痰涎壅盛；急、慢性支气管炎见上述证候者。

【用量用法】口服，一次 5 粒，一日 3 次。

【注意事项】阴虚燥热型咳喘不适用。

小青龙合剂

【药物组成】麻黄、桂枝、白芍、干姜、细辛、炙甘草、法半夏、五味子。

【剂型规格】合剂，10 毫升 / 支，100 毫升 / 瓶、120 毫升 / 瓶。

【功效应用】解表化饮，止咳平喘。用于风寒水饮证，症见：恶寒发热，头身疼痛，无汗，咳喘，痰涎清稀量多，或呈泡沫痰。

【用量用法】口服，一次 10 ～ 20 ml，一日 3 次，用时摇匀。

【注意事项】内热咳喘及虚喘者不适用。

苏子降气丸

【药物组成】紫苏子（炒）、厚朴、前胡、甘草、姜半夏、陈皮、沉香、当归。

【剂型规格】丸剂，水丸。1 克 /13 粒。

【功效应用】降气化痰，温肾纳气。用于气逆痰壅，咳嗽喘息，胸膈痞塞。

【用法用量】口服。一次 6 g，一日 1 ～ 2 次。

【注意事项】阴虚，舌红无苔者忌服。因性偏于温燥，对肺肾两虚之喘咳、肺热痰喘等证均不适宜。

止嗽定喘口服液

【药物组成】麻黄、苦杏仁、甘草、石膏。

【剂型规格】口服液，10 毫升 / 支。

【功效应用】辛凉宣泄，清肺平喘。用于表寒里热证，症见：身热口渴，咳嗽痰盛，喘促气逆，胸膈满闷；急、慢性支气管炎见上述证候者。

【用量用法】口服，一次 10 ml，一日 2 ～ 3 次，儿童酌减。

【注意事项】虚喘者忌用，其表现为咳声低弱，动则气喘气短，自汗怕风。

蛤蚧定喘胶囊

【药物组成】蛤蚧、紫苏子（炒）、瓜蒌子、苦杏仁（炒）、麻黄、石膏、甘草、紫菀、黄芩、鳖甲（醋制）、麦冬、黄连、百合、石膏（煅）。

【剂型规格】胶囊剂，0.5 克 / 粒。

【功效应用】滋阴清肺，止咳平喘。用于肺肾两虚证、痰浊阻肺证，症见：虚痨久咳，动则气短，胸满郁闷，五心烦热，自汗盗汗，咽干口燥。

【用量用法】口服，一次 3 粒，一日 2 次。

【注意事项】咳嗽新发者忌用。

七、泻下类药

泻下类中成药是指以泻下药为主组成，具有通导大便、排除胃肠积滞、荡涤实热、攻逐水饮等作用，用于治疗胃肠积滞和阳明腑实之大便燥结，温热病邪热内结或内火上炎，水肿、胸腹积水、痰饮喘满等里实证的一类中成药。

➢ 考点提示：泻下类中成药的功效及应用。

当归龙荟丸

【药物组成】酒当归、龙胆（酒炙）、栀子、酒黄连、盐黄柏、酒黄芩、芦荟、青黛、酒大黄、木香、人工麝香。

【剂型规格】丸剂，3 克 /20 粒，6 克 / 袋。

【功效应用】泻火通便。用于肝胆火旺，心烦不宁，头晕目眩，耳鸣耳聋，胁肋疼痛，脘腹胀痛，大便秘结。

【用法用量】口服，一次 6 g，一日 2 次。

【注意事项】孕妇禁用。

清 宁 丸

【药物组成】大黄、绿豆、车前草、白术（炒）、黑豆、半夏（制）、香附（醋制）、桑叶、桃枝、牛乳、厚朴（姜制）、麦芽、陈皮、侧柏叶。

【剂型规格】丸剂。大蜜丸，9 克 / 丸；水蜜丸，6 克 / 丸，6 克 / 袋。

【功效应用】清热泻火，消肿通便。用于火毒内蕴所致的咽喉肿痛、口舌生疮、头晕耳鸣、目赤牙痛、腹中胀满、大便秘结。

【用法用量】口服。大蜜丸一次 1 丸，水蜜丸一次 6 g，一日 1 ～ 2 次。

【注意事项】不适用于阴虚火旺者；孕妇忌服；儿童、年老体弱者、素体脾胃虚寒者慎用。

苁蓉通便口服液

【药物组成】肉苁蓉、何首乌、枳实（麸炒）、蜂蜜。

【剂型规格】口服液，10 毫升 / 支。

【功效应用】润肠通便。用于老年便秘，产后便秘。

【用法用量】口服。一次 10 ～ 20 ml，一日 1 次，睡前或清晨服用。

【注意事项】实热积滞，大便燥结者不宜用。

麻仁润肠丸

【药物组成】火麻仁、炒苦杏仁、大黄、木香、陈皮、白芍。

【剂型规格】大蜜丸，6 克 / 丸。

【功效应用】润肠通便。用于肠胃积热，胸腹胀满，大便秘结。

【用法用量】口服。一次 1 ～ 2 丸，一日 2 次。

【注意事项】孕妇忌服。

八、祛湿类药

　　祛湿中成药是指以祛湿药物为主组成，具有化湿利水、通淋泄浊作用，治疗水湿病证的一类中成药。临床湿邪为病，有外湿和内湿之分。外湿为邪从外侵，常伤及肌表、经络，症见恶寒发热，头胀身重，肢节酸痛，或面目浮肿等。内湿为湿从内生，多伤及脏腑，临床症见脘腹胀满，呕恶泻利，水肿淋浊，黄疸，痿痹等。

保 济 丸

【药物组成】钩藤、菊花、蒺藜、厚朴、木香、苍术、天花粉、广藿香、葛根、化橘红、白芷、薏苡仁、稻芽、薄荷、茯苓、广东神曲。

【剂型规格】丸剂，1.85 克 / 瓶或 3.7 克 / 瓶。

【功效应用】解表，祛湿，和中。用于暑湿感冒，症见：发热头痛，腹痛腹泻，噎食嗳酸，恶心呕吐，胃肠不适，消化不良；亦可用于晕车晕船。

【用量用法】口服，一次 1.85 ～ 3.7 g，一日 3 次。

【注意事项】外感燥热者不适用。

藿香正气水

【药物组成】苍术、陈皮、厚朴（姜制）、白芷、茯苓、大腹皮、生半夏、甘草浸膏、广藿香油、紫苏叶油。

【剂型规格】酊剂，10 毫升 / 支。

【功效应用】解表化湿，理气和中。用于外感风寒、内伤湿滞或夏伤暑湿所致的感冒，症见：发热恶寒，头痛昏重，胸膈痞闷，脘腹胀痛，呕吐泄泻；胃肠型感冒见上述证候者。

【用量用法】口服，一次 5 ~ 10 ml，一日 2 次，用时摇匀。

【注意事项】阴虚火旺者忌用；本品含乙醇（酒精）40% ~ 50%，服药后不得驾驶机、车、船，从事高空作业、机械作业及操作精密仪器。

清暑益气丸

【药物组成】人参、黄芪（蜜炙）、白术（麸炒）、苍术（米泔炙）、麦冬、五味子（醋炙）、当归、黄柏、葛根、泽泻、升麻、青皮（醋炙）、陈皮、六神曲（麸炒）、甘草

【剂型规格】丸剂，大蜜丸，9 克 / 丸。

【功效应用】祛暑利湿，补气生津。用于中暑受热，气津两伤证，症见：头晕身热，四肢倦怠，自汗心烦，咽干口渴，尿赤等。

【用量用法】姜汤或温开水送服，一次 1 丸，一日 2 次。

【注意事项】不宜与藜芦、五灵脂、皂角及其制剂同服；忌茶和白萝卜。

风湿骨痛胶囊

【药物组成】制川乌、制草乌、红花、甘草、木瓜、乌梅、麻黄。

【剂型规格】胶囊剂，0.3 克 / 粒。

【功效应用】温经散寒，通络止痛。用于风寒湿痹所致的风湿性关节炎。

【用法用量】口服，一次 2 ~ 4 粒，一日 2 次。

【注意事项】本品为含毒性药，不可多服，孕妇忌服。

尪痹颗粒

【药物组成】地黄、熟地黄、续断、附片（黑顺片）、独活、骨碎补、桂枝、淫羊藿、防风、威灵仙、皂角刺、羊骨、白芍、狗脊（制）、知母、伸筋草、红花。

【剂型规格】颗粒剂，10 克 / 袋

【功效应用】补肝肾，强筋骨，祛风湿，通经络。用于肝肾不足、风湿阻络所致的尪痹，症见肌肉、关节疼痛，局部肿大，僵硬畸形，屈伸不利，腰膝酸软，畏寒乏力；类风湿关节炎见上述证候者。

【用法用量】开水冲服。一次 6 g，一日 3 次。

【注意事项】孕妇禁用；湿热实证慎用；服药期间忌生冷、油腻食物。

五 苓 散

【药物组成】茯苓、泽泻、猪苓、肉桂、炒白术。

【剂型规格】散剂。6 克 / 袋，9 克 / 袋。

【功效应用】温阳化气，利湿行水。用于阳不化气、水湿内停所致的水肿，症见小便不利、水肿腹胀、呕逆泄泻、渴不思饮。

【用法用量】口服。一次 6 ~ 9 g，一日 2 次。

【注意事项】湿热者忌用。本方不宜久服。

甘露消毒丸

【药物组成】藿香、石菖蒲、白豆蔻、连翘、黄芩、木通、滑石、茵陈、川贝母、射干、薄荷。

【剂型规格】水丸剂。每 50 粒约重 3 g。

【功效应用】利湿化浊，清热解毒。用于湿温时疫、邪在气分。症见发热、倦怠、胸闷、腹胀、肢酸、咽肿、身黄、颈肿、口渴、小便短赤或淋浊，舌苔淡白或厚或干黄者。

【用量用法】口服。成人一次 6 ~ 9 g，一日 3 次。7 岁以上儿童服成人 1/2 量；3 ~ 7 岁儿童服成人 1/3 量。

【注意事项】忌食生冷、油腻之品。

消炎利胆片

【药物组成】穿心莲、溪黄草、苦木。

【剂型规格】薄膜衣片，0.26 克 / 片。

【功效应用】清热，祛湿，利胆。用于肝胆湿热所致的胁痛、口苦；急性胆囊炎、胆管炎见上述证候者。

【用法用量】口服。一次 6 片，一日 3 次。

【注意事项】忌烟酒及油腻厚味食物；孕妇慎用；慢性胆囊炎及胆石症不属急性发作期慎用；脾胃虚寒者慎用；不宜过量、久服。

排石颗粒

【药物组成】连钱草、木通、石韦、滑石、茼麻子、盐车前子、徐长卿、忍冬藤、瞿麦、甘草。

【剂型规格】颗粒剂。① 20 克 / 袋，② 5 克 / 袋（无蔗糖）。

【功效应用】清热利水，通淋排石。用于下焦湿热所致的石淋，症见腰腹疼痛、排尿不畅或伴有血尿；泌尿系结石见上述证候者。

【用法用量】开水冲服。一次 1 袋，一日 3 次；或遵医嘱。

【注意事项】孕妇忌服，体虚者慎用；服药期间应多饮水并适当活动，忌油腻食物。

癃 清 片

【药物组成】泽泻、车前子、败酱草、金银花、牡丹皮、白花蛇舌草、赤芍、仙鹤草、黄连、黄柏。

【剂型规格】片剂，每片重 0.6 g。

【功效应用】清热解毒，凉血通淋。用于下焦湿热所致的热淋，症见尿频、尿急、尿痛、腰痛、小腹坠胀；亦用于慢性前列腺炎湿热蕴结兼瘀血证，症见小便频急，尿后余沥不尽，尿道灼热，会阴少腹腰骶部疼痛或不适等。

【用法用量】口服。一次 6 片，一日 2 次；重症：一次 8 片，一日 3 次。

【注意事项】体虚胃寒者不宜服用；忌烟酒及辛辣油腻食品。

利胆排石片

【药物组成】金钱草、茵陈、黄芩、木香、郁金、大黄、槟榔、枳实（麸炒）、芒硝、厚朴（姜炙）。

【剂型规格】片剂，每片重 0.25 g。

【功效应用】清热利湿，利胆排石。用于湿热蕴毒、腑气不通所致的胁痛、胆胀，症见胁肋胀痛、发热、尿黄、大便不通；胆囊炎、胆石症见上述证候者。

【用量用法】口服。排石：一次 6 ~ 10 片，一日 2 次；炎症：一次 4 ~ 6 片，一日 2 次。

【注意事项】忌食辛辣、油腻等刺激性食物；阴虚者禁用。

八正合剂

【药物组成】瞿麦、车前子（炒）、萹蓄、大黄、滑石、川木通、栀子、甘草、灯心草。

【剂型规格】口服液，100 毫升 / 瓶。

【功效应用】清热，利尿，通淋。用于湿热下注，小便短赤，淋沥涩痛，口燥咽干。

【用法用量】口服，一次 15 ~ 20 ml，一日 3 次。

【注意事项】孕妇禁服；小儿、年老体弱者、哺乳期妇女及高血压、心脏病、肝病、肾病、糖尿病等慢性病严重者应遵医嘱服用；忌烟、酒及辛辣、生冷、鱼腥、油腻食物。

九、祛风类药

祛风类中成药是指以辛散祛风或息风止痉药为主组成，具有疏散外风或平息内风等作用，治疗风病的一类中成药。外风主要表现为头痛、恶风、肌肤瘙痒、肢体麻木、筋骨挛痛、屈伸不利，或口眼㖞斜，甚者角弓反张等。内风的主要表现为眩晕、震颤、四肢抽搐、语言謇涩、足废不用，严重者出现猝然昏倒、不省人事、口角㖞斜、半身不遂等症。

川芎茶调丸

【药物组成】川芎、白芷、羌活、细辛、防风、薄荷、荆芥、甘草。

【剂型规格】水丸剂，1 克 /20 粒。

【功效应用】疏风止痛。用于外感风邪所致的头痛，或有恶寒、发热、鼻塞。

【用法用量】口服。丸剂，一次 3 ~ 6 g，一日 2 次，饭后清茶冲服。

【注意事项】久病气虚、血虚，或肝肾不足、阳气亢盛所致的头痛不宜用。

正 天 丸

【药物组成】羌活、川芎、钩藤、细辛、麻黄、独活、当归、桃仁、红花、地黄、白芍、防风、白芷、黑顺片、鸡血藤。

【剂型规格】丸剂，6 克 / 袋。

【功效应用】疏风活血，通络止痛。用于外感风邪、瘀血阻络引起的头痛、神经性头痛。

【用法用量】口服。一次 6 g，一日 2 ~ 3 次，饭后服用，15 日为一疗程。

【注意事项】婴幼儿、孕妇、哺乳期妇女及肝肾功能不全者禁服。

养血清脑颗粒

【药物组成】当归、川芎、白芍、钩藤、鸡血藤、夏枯草、珍珠母、细辛、熟地黄、延胡索、决明子。

【剂型规格】颗粒剂，4 克 / 袋。

【功效应用】养血平肝，活血通络。用于血虚肝亢所致的头痛、眩晕眼花、心烦易怒、失眠多梦。

【用法用量】口服，一次 4 g，一日 3 次，开水冲服。

【注意事项】儿童、孕妇、哺乳期妇女及肝肾功能不全者禁服。外感或湿痰阻络所致头痛眩晕者、年老体弱者、脾虚便溏者、低血压及糖尿病患者均慎服。

小活络丸

【药物组成】胆南星、制川乌、制草乌、地龙、乳香（制）、没药（制）。

【剂型规格】丸剂，3 克 / 丸。

【功效应用】祛风散寒，化痰除湿，活血止痛。用于风寒湿邪闭阻、痰瘀阻络所致的痹病，症见肢体关节疼痛，或冷痛，或刺痛，或疼痛夜甚、关节屈伸不利、麻木拘挛。

【用法用量】黄酒或温开水送服，一次 1 丸，一日 2 次。

【注意事项】孕妇禁用。

独活寄生丸

【药物组成】白芍、川芎、酒当归、党参、独活、盐杜仲、防风、茯苓、甘草、牛膝、秦艽、肉桂、桑寄生、熟地黄、细辛。

【剂型规格】水蜜丸，6 克 / 袋；大蜜丸，9 克 / 丸。

【功效应用】祛风湿，散寒邪，养肝肾，补气血，止痹痛。用于肝肾两亏、气血不足之风湿久痹、腰膝冷痛、关节不利等症。现多用于风湿性关节炎、类风湿关节炎、坐骨神经痛、腰椎骨质增生、腰肌劳损等。

【用法用量】口服。水蜜丸一次 6 g，大蜜丸一次 1 丸，一日 2 次。

【注意事项】孕妇慎用。

清　眩　片

【药物组成】川芎、白芷、薄荷、荆芥穗、石膏。

【剂型规格】片剂，0.55 克 / 片。

【功效应用】散风解热。用于风热头晕目眩，偏正头痛，鼻塞牙痛。

【用法用量】口服。一次 4 片，一日 2 次。

【注意事项】阴虚阳亢者不宜服用。

天麻钩藤颗粒

【药物组成】天麻、钩藤、石决明、栀子、黄芩、牛膝、杜仲（盐制）、益母草、桑寄生、首乌藤、茯苓。

【剂型规格】颗粒剂，每袋 10 g。

【功效应用】平肝息风，清热安神。用于肝阳上亢、高血压等所引起的头痛、眩晕、耳鸣、眼花、震颤、失眠。

【用法用量】开水冲服。一次 10 g，一日 3 次；或遵医嘱。

【注意事项】肝经实火或湿热所致的头痛，不宜使用本方。

牛黄清心丸（局方）

【药物组成】牛黄、当归、川芎、甘草、山药、黄芩、炒苦杏仁、大豆黄卷、大枣、炒白术、茯苓、桔梗、防风、柴胡、阿胶、干姜、白芍、人参、六神曲（炒）、肉桂、麦冬、白蔹、蒲黄（炒）、麝香或人工麝香、冰片、水牛角浓缩粉、羚羊角、朱砂、雄黄。

【剂型规格】水丸，1.6 克 /20 粒；大蜜丸，3 克 / 丸。

【功效应用】清心化痰，镇惊祛风。用于风痰阻窍所致的头晕目眩、痰涎壅盛、神志混乱、言语不清及惊风抽搐、癫痫。

【用法用量】口服。大蜜丸一次 1 丸，水丸一次 1.6 g，一日 1 次。

【注意事项】孕妇慎用。

十、安神类药

安神类中成药以安神药为主要组成，具有安神定志的功效，主要用于治疗心神不安的病证，症见惊恐不安、喜怒不定、烦躁不宁或惊悸、健忘、虚烦不寐等。

枣仁安神颗粒

【药物组成】酸枣仁（炒）、丹参、五味子（醋炙）。

【剂型规格】颗粒，5 克 / 袋。

【功效应用】补心安神。用于失眠，头晕，健忘。

【用法用量】口服。一次 5 g。临睡前开水冲服。

【注意事项】肝火内扰，心火炽盛，痰瘀壅滞所致不寐、心悸者忌用。

天王补心丹

【药物组成】生地黄、五味子、当归身、天冬、麦冬、柏子仁、酸枣仁、人参、玄参、丹参、白茯苓、远志、桔梗。

【剂型规格】丸剂，9 克 / 丸。

【功效应用】滋阴，养血，补心安神。用于心阴不足，心悸健忘，失眠多梦，大便干燥。现常应用于治疗神经衰弱、精神分裂症、心脏病、甲状腺功能亢进及复发性口腔炎、荨麻疹等属本证候者。

【用法用量】口服，一次 8 丸，一日 3 次。

【注意事项】忌胡荽、大蒜、萝卜、鱼腥、烧酒；本品处方中含朱砂，不宜过量久服，肝肾功能不全者慎用。

柏子养心丸

【药物组成】柏子仁、党参、炙黄芪、川芎、当归、茯苓、远志（制）、酸枣仁、肉桂、醋五味子、半夏曲、炙甘草、朱砂。

【剂型规格】丸剂。大蜜丸，9 克 / 丸；小蜜丸，9 克 / 袋；水蜜丸 6 克 / 袋。

【功效应用】补气，养血，安神。用于心气虚寒，心悸易惊，失眠多梦，健忘。

【用法用量】口服，水蜜丸一次 6 g，小蜜丸一次 9 g，大蜜丸一次 1 丸，一日 2 次。

【注意事项】阴虚火旺或肝阳上亢者禁用；本品处方中含朱砂，不可过服、久服；不可与溴化物、碘化物药物同服。

十一、补益类药

补益类中成药是指以补益药为主组成，具有滋养、补益人体气血阴阳作用，用以治疗各种虚证的一类成药。补益类中成药是为治疗虚证而设。虚证的临床表现比较复杂，概括起来，不外乎气虚、血虚、阴虚、阳虚、气血两虚等。在使用本类药物时要注意针对人体气、血、阴、阳不足辨证施补。

补中益气丸

【药物组成】炙黄芪、党参、炙甘草、白术（炒）、当归、升麻、柴胡、陈皮、生姜、大枣。

【剂型规格】丸剂，水丸，6 克 /100 粒。

【功效应用】补中益气，升阳举陷。用于脾胃虚弱、中气下陷所致的泄泻、脱肛、阴挺，症见体倦乏力、食少腹胀、便溏久泻、肛门下坠或脱肛、子宫脱垂。

【用法用量】口服。一次 6 g，一日 2 ~ 3 次。

【注意事项】高血压患者慎服。

参苓白术散

【药物组成】人参、茯苓、白术（炒）、山药、白扁豆（炒）、莲子、薏苡仁（炒）、砂仁、桔梗、甘草

【剂型规格】散剂，12 克 / 袋。

【功效应用】补脾胃，益肺气。用于脾胃虚弱，食少便溏，气短咳嗽，肢倦乏力。

【用量用法】口服，一次 6 ~ 9 g，一日 2 ~ 3 次。

【**注意事项**】阴虚火旺者慎用；感冒发热患者不宜服用。

香砂六君丸

【**药物组成**】木香、砂仁、党参、白术（炒）、茯苓、炙甘草、陈皮、半夏（制）、生姜、大枣。

【**剂型规格**】丸剂，水丸，6 克 / 袋。

【**功效应用**】益气健脾，和胃。用于脾虚气滞证，症见：消化不良，嗳气食少，脘腹胀满，大便溏泄。

【**用量用法**】口服。一次 6 ～ 9 g，一日 2 ～ 3 次。

【**注意事项**】不适用于急性肠胃炎患者；孕妇忌服。

生 脉 饮

【**药物组成**】红参、麦冬、五味子。

【**剂型规格**】口服液，10 毫升 / 支。

【**功效应用**】益气复脉，养阴生津。用于气阴两亏，心悸气短，脉微自汗。

【**用法用量**】口服。一次 10 ml，一日 3 次。

【**注意事项**】热邪尚盛、表证未解者忌用；不宜与藜芦、五灵脂、皂角及其制剂同用；忌茶和白萝卜。

➢ *考点提示：生脉饮的组成、功效应用、使用注意。*

当归补血口服液

【**药物组成**】当归、黄芪。

【**剂型规格**】口服液，10 毫升 / 支。

【**功效应用**】补养气血。用于气血两虚证。

【**用法用量**】口服。口服液一次 10 ml，一日 2 次。

【**注意事项**】阴虚火旺者忌用；感冒及高血压患者慎用。

归 脾 丸

【**药物组成**】党参、炙黄芪、炒白术、茯苓、龙眼肉、制远志、炒酸枣仁、当归、木香、炙甘草、大枣（去核）。

【**剂型规格**】丸剂，大蜜丸，9 克 / 丸。

【**功效应用**】益气健脾，养血安神。用于心脾两虚，气短心悸，失眠多梦，头昏头晕，肢倦乏力，食欲不振，崩漏便血。

【**用法用量**】口服。一次 1 丸，一日 3 次，用温开水或生姜汤送服。

【**注意事项**】阴虚火旺者忌用。

六味地黄丸

【**药物组成**】熟地黄、酒萸肉、山药、牡丹皮、茯苓、泽泻。

【**剂型规格**】丸剂。大蜜丸，9 克 / 丸；水丸，5 克 / 袋。

【**功效应用**】滋阴补肾。用于肾阴亏损，头晕耳鸣，腰膝酸软，骨蒸潮热，遗精盗汗，消渴。

【**用法用量**】口服。水丸一次 5 g，水蜜丸一次 6 g，小蜜丸一次 9 g，大蜜丸一次 1 丸，一日 2 次。

【**注意事项**】体实及阳虚者忌服；感冒者慎用；脾虚、气滞、食少纳呆者慎用。

知柏地黄丸

【**药物组成**】知母、黄柏、熟地黄、酒萸肉、牡丹皮、山药、茯苓、泽泻。

【**剂型规格**】丸剂，大蜜丸，9克/丸；水蜜丸，60克/瓶。

【**功效应用**】滋阴降火。用于阴虚火旺，潮热盗汗，口干咽痛。耳鸣遗精，小便赤短。

【**用法用量**】口服。水蜜丸一次6g，小蜜丸一次9g，大蜜丸一次1丸，一日2次。宜空腹或饭前服用，开水或淡盐水送服。

【**注意事项**】气虚发热及实热者忌用；脾虚便溏、气滞中满者不宜使用；不适用于虚寒性病证患者；感冒者慎用。

杞菊地黄丸

【**药物组成**】枸杞子、菊花、熟地黄、酒萸肉、牡丹皮、山药、茯苓、泽泻。

【**剂型规格**】丸剂，大蜜丸，9克/丸。

【**功效应用**】滋肾养肝。用于肝肾阴亏引起的眩晕耳鸣，羞明畏光，迎风流泪，视物昏花。

【**用法用量**】口服。大蜜丸一次1丸，一日2次。

【**注意事项**】实火亢盛或脾虚便溏者慎用。

济生肾气丸

【**药物组成**】附子（制）、肉桂、熟地黄、山茱萸（制）、山药、茯苓、泽泻、牡丹皮、牛膝、车前子。

【**剂型规格**】丸剂，大蜜丸，9克/丸；水蜜丸，60克/瓶。

【**功效应用**】温肾化气，利水消肿。用于肾阳不足、水湿内停所致的肾虚水肿、腰膝酸重、小便不利、痰饮咳喘。

【**用法用量**】口服。水蜜丸一次6g，小蜜丸一次9g，大蜜丸一次1丸，一日2～3次。

【**注意事项**】湿热壅盛，风水泛溢水肿者不宜用；本品含附子，不可过服、久服；服药期间饮食宜清淡，宜低盐饮食。

消 渴 丸

【**药物组成**】葛根、黄芪、玉米须、山药、地黄、天花粉、南五味子、格列本脲。

【**剂型规格**】丸剂，2.5克/10丸（含格列本脲2.5mg）

【**功效应用**】滋肾养阴，益气生津。用于气阴两虚所致的消渴，症见多饮、多尿、多食、消瘦、体倦乏力、眠差、腰痛；2型糖尿病见上述证候者。

【**用法用量**】口服。一次5～10丸，一日2～3次。饭前用温开水送服，或遵医嘱。

【**注意事项**】本品含格列本脲，严格按处方药使用，并注意监测血糖。

十二、固涩类药

固涩类中成药是指由收敛固涩药为主组成，具有收敛固涩作用，用以治疗气血精津滑脱证的一类中成药，主要用于治疗自汗、盗汗、遗精滑泄、遗尿或小便失禁、久泻久痢和崩漏带下等滑脱证。

四 神 丸

【**药物组成**】肉豆蔻（煨）、补骨脂（盐炒）、五味子（醋制）、吴茱萸（制）、大枣（去核）。

【**剂型规格**】丸剂，水丸，27克/瓶。

【**功效应用**】温肾暖脾，涩肠止泻。用于肾阳不足之泄泻，症见：肠鸣腹胀、五更泄泻，食少不化，久泻不止，或腹痛，腰酸，面黄肢冷，神疲乏力，舌淡苔薄白，脉沉迟无力。

【用量用法】口服，一次 9 g，一日 1 ～ 2 次。

【注意事项】湿热泄泻、腹痛者禁用。

锁阳固精丸

【药物组成】锁阳、肉苁蓉（蒸）、巴戟天（制）、补骨脂（盐炒）、菟丝子、杜仲（炭）、八角茴香、韭菜子、芡实（炒）、莲子、莲须、牡蛎（煅）、龙骨（煅）、鹿角霜、熟地黄、山茱萸（制）、牡丹皮、山药、茯苓、泽泻、知母、黄柏、牛膝、大青盐。

【剂型规格】丸剂，大蜜丸，9 克 / 丸；水蜜丸，6 克 / 袋。

【功效应用】温肾固精。用于肾阳不足所致的肾虚滑精，腰膝酸软，眩晕耳鸣，四肢无力等症。

【用法用量】口服。水蜜丸一次 6 g，大蜜丸一次 1 丸。一日 2 次。

【注意事项】感冒发热患者不宜服用。

十三、消导类药

消导类中成药是指以消导药为主组成，具有消食健脾或化积导滞作用，用于治疗症见脘腹胀满、嗳气吞酸、恶心呕吐、大便失常、消化不良等的食积停滞证的一类中成药。

保 和 丸

【药物组成】山楂（焦）、六神曲（炒）、半夏（制）、茯苓、陈皮、连翘、莱菔子（炒）、麦芽（炒）。

【剂型规格】丸剂。小蜜丸，20 克 /100 丸；大蜜丸，9 克 / 丸。

【功效应用】消食，导滞，和胃。用于食积停滞证，症见：脘腹痞满胀痛，嗳腐吞酸，厌食呕逆，或大便泄泻，舌苔厚腻，脉滑。

【用量用法】口服。小蜜丸一次 9 ～ 18 g，大蜜丸一次 1 ～ 2 丸，一日 2 次；小儿酌减。

【注意事项】不适用于因肝病或心肾功能不全所致之饮食不消化，不欲饮食，脘腹胀满者；身体虚弱或老年人不宜长期服用。

四磨汤口服液

【药物组成】木香、枳壳、槟榔、乌药。

【剂型规格】口服液，每支 10 ml。

【功效应用】顺气降逆，消积止痛。用于婴幼儿乳食内滞证，食积证，症见：腹胀，腹痛，啼哭不安，厌食纳差，腹泻或便秘；中老年气滞、食积证，症见：脘腹胀满，腹痛，便秘；以及腹部手术后促进肠胃功能的恢复。

【用量用法】口服，成人一次 20 ml，一日 3 次，疗程 1 周；新生儿一次 3 ～ 5ml，一日 3 次，疗程 2 天；幼儿一次 10 ml，一日 3 次，疗程 3 ～ 5 天。

【注意事项】孕妇、肠梗阻、肠道肿瘤、消化道术后禁用。

十四、开窍类药

开窍类中成药是指以芳香开窍药为主组成，具有开窍醒神作用，用于治疗神志昏迷、牙关紧闭、握拳，或兼有高热、谵语、抽搐、脉数，或伴有面青、脉迟、苔白等神昏窍闭证的一类中成药。

安宫牛黄丸

【药物组成】牛黄、麝香或人工麝香、朱砂、黄连、栀子、冰片、水牛角浓缩粉、珍珠、雄黄、黄芩、郁金。

【剂型规格】丸剂，3 克／丸。

【功效应用】清热解毒，镇惊开窍。用于热病，邪入心包，高热惊厥，神昏谵语；中风昏迷及脑炎、脑膜炎、中毒性脑病、脑出血、败血症见上述证候者。

【用法用量】口服。一次 1 丸；小儿 3 岁以内一次 1/4 丸；4 ～ 6 岁一次 1/2 丸，一日 1 次；或遵医嘱。

【注意事项】孕妇慎用；本品含朱砂、雄黄，不宜过量久服；忌食辛辣油腻之品。

 知识链接

神昏之闭证与脱证

神志昏迷有虚实之分，闭证为实，治当开窍醒神，又有寒热之分，寒闭者面青身凉、苔白脉迟，当选用温开药；热闭者面赤身热、苔黄脉数，当选用凉开药。脱证为虚，以神昏四肢厥逆、汗出、目合、口开、鼾声、手撒、遗尿等为特征，治当回阳救逆、益气固脱。

清开灵口服液

【药物组成】胆酸、珍珠母、猪去氧胆酸、栀子、水牛角、板蓝根、黄芩苷、金银花。

【剂型规格】口服液，10 毫升／支。

【功效应用】清热解毒，镇静安神。用于外感风热时毒、火毒内盛所致高热不退、烦躁不安、咽喉肿痛、舌质红绛、苔黄、脉数者；上呼吸道感染、病毒性感冒、急性化脓性扁桃体炎、急性咽炎、急性气管炎、高热等病症属上述证候者。

【用法用量】口服，一次 20 ～ 30 ml，一日 2 次；儿童酌减。

【注意事项】久病体虚患者如出现腹泻时慎用；不宜与洋地黄药物同用。

苏合香丸

【药物组成】苏合香、冰片、人工麝香、沉香、香附、乳香（制）、白术、朱砂、安息香、水牛角浓缩粉、檀香、丁香、木香、荜茇、诃子肉。

【剂型规格】丸剂，水蜜丸，2.4 克／丸。

【功效应用】芳香开窍，行气止痛。用于中风，中暑，痰厥昏迷，心胃气痛。

【用法用量】口服，一次 1 丸，一日 1 ～ 2 次。

【注意事项】脱证、热闭证及孕妇忌服。忌气恼及辛辣食物。

第二节　妇科用药

益母草颗粒

【药物组成】益母草。

【剂型规格】颗粒剂，15 克／袋。

【功效应用】活血调经，用于血瘀所致的月经不调，症见经水量少、淋漓不净。

【用法用量】开水冲服。一次 1 袋，一日 2 次。

【注意事项】孕妇禁用。

女 金 丸

【药物组成】当归、白芍、川芎、熟地黄、党参、炒白术，茯苓、甘草、肉桂、益母草、牡丹皮、没药（制）、醋延胡索、藁本、白芷、黄芩、白薇、醋香附、砂仁、陈皮、煅赤石脂、鹿角霜、阿胶。

【剂型规格】丸剂。水蜜丸，2 克 /10 丸；小蜜丸，20 克 /100 丸；大蜜丸，9 克 / 丸。

【功效应用】益气养血，理气活血，止痛。用于气血两虚、气滞血瘀所致的月经不调，症见月经提前、月经错后、月经量多、神疲乏力、经水淋漓不净、行经腹痛。

【用法用量】口服。水蜜丸一次 5 g，小蜜丸一次 9 g（45 丸），大蜜丸一次 1 丸，一日 2 次。

【注意事项】对本品过敏者禁用，过敏体质者慎用；孕妇慎用；湿热蕴结者不宜使用；忌食辛辣、生冷食物；感冒时不宜服用；平素月经正常突然出现月经过少或经期错后，或阴道不规则出血者应去医院就诊；治疗痛经，宜在经前 3 ～ 5 天开始服药，连服 1 周；服药后痛经不减轻或重度痛经者，应到医院诊治。

定 坤 丹

【药物组成】红参、鹿茸、西红花、鸡血藤、三七、白芍、熟地、当归、白术、枸杞子、黄芩、香附、茺蔚子、川芎、鹿角霜、阿胶、延胡索等。

【剂型规格】丸剂，大蜜丸，10.8 克 / 丸。

【功效应用】滋补气血，调经舒郁。用于气血两虚，气滞血瘀所致月经不调或行经腹痛或崩漏下血，赤白带下，血晕血脱，产后诸虚，骨蒸潮热。

【用法用量】口服。一次半丸至一丸，一日 2 次。

【注意事项】感冒时不宜服用；不宜与藜芦、五灵脂、皂荚同服；服药期间忌茶和白萝卜。

乌鸡白凤丸

【药物组成】乌鸡（去毛爪肠）、鹿角胶、醋鳖甲、煅牡蛎、桑螵蛸、人参、黄芪、当归、白芍、醋香附、天冬、甘草、地黄、熟地黄、川芎、银柴胡、丹参、山药、芡实（炒）、鹿角霜。

【剂型规格】丸剂。水蜜丸，10 克 /100 丸，大蜜丸，9 克 / 丸。

【功效应用】补气养血，调经止带。用于气血两虚，症见形体瘦弱，腰膝酸软，月经不调，月经过多者。

【用法用量】口服。大蜜丸一次 1 丸，水蜜丸一次 6 g，一日 2 次。

【注意事项】气滞血瘀或血热实证引起的月经不调或崩漏不宜使用；感冒时不宜服用；不宜与藜芦、五灵脂、皂荚及其制剂同时服用；忌喝茶和吃白萝卜。

艾附暖宫丸

【药物组成】艾叶（炭）、醋香附、制吴茱萸、肉桂、当归、川芎、白芍（酒炒）、地黄、黄芪（蜜炙）、续断。

【剂型规格】丸剂，大蜜丸，9 克 / 丸。

【功效应用】理气养血，暖宫调经。用于血虚气滞、下焦虚寒所致的月经不调、痛经，症见经行后错，经量少、有血块，经行小腹冷痛喜热，腰膝酸痛。

【用法用量】口服。大蜜丸一次 1 丸，小蜜丸一次 9 g，一日 2 ～ 3 次。

【注意事项】热证、实证者忌用；不宜和感冒药同时服用。

更年安片

【药物组成】地黄、泽泻、麦冬、熟地黄、玄参、茯苓、仙茅、磁石、牡丹皮、珍珠母、五味子、首乌藤、制何首乌、浮小麦、钩藤。

【剂型规格】片剂。薄膜衣片，0.31 克 / 片；糖衣片，0.3 克 / 片。

【功效应用】滋阴清热，安神除烦。用于肾阴虚所致的绝经前后诸证，症见烘热出汗、眩晕耳鸣、手足心热、烦躁不安更年期综合征见上述证候者。

【用法用量】口服。一次 6 片，一日 2 ～ 3 次。

【注意事项】阳虚体质者忌用；脾胃虚弱者应遵医嘱服用；感冒者停用。

保胎灵胶囊

【药物组成】熟地黄、牡蛎（煅）、五味子、阿胶、槲寄生、巴戟天（去心）、白术（炒）、山药、白芍、龙骨（煅）、续断、枸杞子、杜仲（炭）、菟丝子。

【剂型规格】硬胶囊剂，0.5 克 / 粒。

【功效应用】补肾，固冲，安胎。用于先兆流产，习惯性流产及因流产引起的不孕症。

【用法用量】口服，一次 3 粒，一日 3 次。

【注意事项】未见本品对子代安全性研究资料，请在医生指导下用药；忌食辛辣刺激性食品。

桂枝茯苓丸

【药物组成】桂枝、茯苓、牡丹皮、赤芍、桃仁。

【剂型规格】丸剂，大蜜丸，6 克 / 丸。

【功效应用】活血，化瘀，消癥。用于妇人宿有癥块，或血瘀经闭，行经腹痛，产后恶露不尽。

【用法用量】口服。一次 1 丸，一日 1 ～ 2 次。

【注意事项】孕妇忌用，或遵医嘱；经期停服。

新生化颗粒

【药物组成】当归、川芎、桃仁、甘草（炙）、干姜（炭）、益母草、红花。

【剂型规格】颗粒剂，6 克 / 袋，相当于原药材 9 g。

【功效应用】活血、祛瘀、止痛。用于产后恶露不行，少腹疼痛，也可试用于上节育后引起的阴道流血，月经过多。

【用法用量】热水冲服，一次 2 袋，一日 2 ～ 3 次。

【注意事项】孕妇忌用，服用期间忌食生冷、辛辣食物。

妇科千金片

【药物组成】千斤拔、金樱根、穿心莲、功劳木、单面针、当归、鸡血藤、党参。

【剂型规格】片剂，0.32 克 / 片。

【功效应用】清热除湿，益气化瘀。用于湿热瘀阻所致的带下病、腹痛，症见带下量多、色黄质稠、臭秽，小腹疼痛，腰骶酸痛，神疲乏力；慢性盆腔炎、子宫内膜炎、慢性宫颈炎见上述症状者。

【用法用量】口服。一次 6 片，一日 3 次。

【注意事项】带下清稀者不宜选用；气滞血瘀或寒凝血瘀证者忌用。

花红片（颗粒）

【药物组成】一点红、白花蛇舌草、地桃花、桃金娘根、鸡血藤等。

【剂型规格】片剂。薄膜衣片，0.29 克 / 片；颗粒剂，15 克 / 袋。

【功效应用】清热解毒，燥湿止带，祛瘀止痛。用于湿热下注证，症见带下黄稠，月经不调，痛经等；子宫内膜炎、附件炎、盆腔炎见上述症状者。

【用法用量】口服。片剂，一次 4 ～ 5 片，一日 3 次；颗粒剂，一次 15 g，一日 3 次，开水冲服。

【注意事项】气血虚弱所致腹痛、带下者慎用；带下清稀者不宜选用。

第三节 儿科用药

小儿柴桂退热颗粒

【药物组成】柴胡、桂枝、葛根、浮萍、黄芩、白芍、蝉蜕。

【剂型规格】颗粒剂，5 克 / 袋。

【功效应用】发汗解表，清里退热。用于小儿外感发热，症见：发热，头身痛，流涕，口渴，咽红，溲黄，便干等。

【用法用量】开水冲服。1 岁以内，一次半袋；1 ～ 3 岁，一次 1 袋；4 ～ 6 岁，一次 1.5 袋；7 ～ 14 岁，一次 2 袋；一日 4 次，3 天为一个疗程。

小儿热速清口服液

【药物组成】柴胡、黄芩、板蓝根、葛根、金银花、水牛角、连翘、大黄。

【剂型规格】口服液，10 毫升 / 支。

【功效应用】清热解毒，泻火利咽。用于小儿外感风热感冒，症见高热、头痛、咽喉肿痛、鼻塞流黄涕、咳嗽、大便干结。

【用法用量】口服。1 岁以内一次 2.5 ～ 5 ml，1 ～ 3 岁一次 5 ～ 10 ml，3 ～ 7 岁一次 10 ～ 15 ml，7 ～ 12 岁一次 15 ～ 20 ml，一日 3 ～ 4 次。

【注意事项】风寒感冒、大便次数多者忌用。

七 珍 丸

【药物组成】炒僵蚕、全蝎、人工麝香、朱砂、雄黄、胆南星、天竺黄、巴豆霜、寒食曲。

【剂型规格】丸剂，水丸，3 克 /200 丸。

【功效应用】定惊豁痰，消积通便。用于小儿急惊风，身热，昏睡，气粗，烦躁，痰涎壅盛，停乳停食，大便秘结。

【用法用量】口服。3 ～ 4 个月的小儿一次 3 丸，5 ～ 6 个月的小儿一次 4 ～ 5 丸，1 岁的小儿一次 6 ～ 7 丸，一日 1 ～ 2 次；1 岁以上或者体实者可酌情增加用量，或遵医嘱。

【注意事项】体弱及泄泻者忌用。中病即止，不宜久服。

小儿咳喘灵颗粒（口服液）

【药物组成】麻黄、金银花、苦杏仁、板蓝根、石膏、甘草、瓜蒌。

【剂型规格】颗粒剂，2 克 / 袋；口服液，10 毫升 / 支。

【功效应用】宣肺，止咳，平喘。用于发热或不发热，咳嗽有痰，气促。

【用法用量】口服。颗粒剂，2 岁以内一次 1 g，3 ～ 4 岁一次 1.5 g，5 ～ 7 岁一次 2 g，一日 3 ～ 4 次，开水冲服；口服液，2 岁以内一次 5 ml，3 ～ 4 岁一次 7.5 ml，5 ～ 7 岁一次 10 ml，一日 3 ～ 4 次。

【注意事项】风寒感冒、阴虚肺热喘咳者不宜用。

小儿肺咳颗粒

【药物组成】人参、茯苓、白术、陈皮、鸡内金、酒大黄、鳖甲、地骨皮、北沙参、炙甘草、青蒿、麦冬、桂枝、干姜、淡附片、瓜蒌、桑白皮、款冬花、紫菀、黄芪、胆南星、枸杞子。

【剂型规格】颗粒剂，2克/袋，3克/袋，6克/袋。

【功效应用】健脾益肺，止咳平喘。用于肺脾不足，痰湿内壅所致咳嗽或痰多稠黄，咳吐不爽，气短，喘促，动辄汗出，食少纳呆，周身乏力，舌红苔厚；小儿支气管炎见上述证候者。

【用法用量】开水冲服，1岁以下一次2 g；1～4岁一次3 g，5～8岁一次6 g；一日3次。

【注意事项】高热咳嗽慎用。

小儿止嗽糖浆

【药物组成】玄参、麦冬、胆南星、杏仁水、焦槟榔、桔梗、竹茹、桑白皮、天花粉、川贝母、瓜蒌仁、甘草、炒紫苏子、知母、紫苏叶油。

【剂型规格】糖浆，100毫升/瓶、120毫升/瓶。

【功效应用】润肺清热，止嗽化痰。用于小儿痰热内蕴所致的发热、咳嗽、黄痰、咳吐不爽、口干舌燥、腹满便秘、久嗽痰盛。

【用法用量】口服。一次10 ml，一日2次；周岁以内酌减。

【注意事项】风寒咳嗽者不适用。

小儿化食丸

【药物组成】六神曲（炒焦）、焦山楂、焦麦芽、焦槟榔、醋莪术、三棱（制）、牵牛子（炒焦）、大黄。

【剂型规格】丸剂，1.5克/丸。

【功效应用】消食化滞，泻火通便。用于食滞化热所致的积滞。症见厌食、烦躁、恶心呕吐、口渴、脘腹胀满、大便干燥。

【用法用量】口服。周岁以内一次1丸，周岁以上一次2丸，一日2次。

【注意事项】忌食辛辣油腻。

健儿消食口服液

【药物组成】黄芪（炙）、白术（麸炒）、麦冬、陈皮、莱菔子（炒）、山楂（炒）、黄芩。

【剂型规格】口服液，10毫升/支。

【功效应用】健脾益胃，理气消食。用于小儿饮食不节，损伤脾胃引起的纳呆食少，脘胀腹满，手足心热，自汗乏力，大便不调，以及厌食等。

【用法用量】口服。3岁以内一次5～10 ml，3岁以上一次10～20 ml；一日2次，用时摇匀。

【注意事项】胃阴不足者慎用。

肥儿宝颗粒

【药物组成】使君子、党参、广山楂、稻芽（炒）、鸡内金、夜明砂、山药（炒）、莲子、海螵蛸、茯苓、叶下珠、甘草。

【剂型规格】颗粒剂，10克/袋。

【功效应用】利湿消积，驱虫助食，健脾益气。用于小儿疳积，暑热腹泻，纳呆自汗，烦躁不眠。

【用法用量】口服。5岁以下一次5 g，5岁以上一次10 g，一日2次。开水冲或咀嚼服。

【注意事项】感冒者不宜用。

小儿泻速停颗粒

【药物组成】地锦草、儿茶、乌梅、焦山楂、茯苓、白芍、甘草。

【剂型规格】颗粒剂，3 克 / 袋，5 克 / 袋，10 克 / 袋。

【功效应用】清热利湿，健脾止泻，缓急止痛。用于小儿湿热壅遏大肠所致的泄泻，症见大便稀薄如水样、腹痛、纳差；小儿秋季腹泻及迁延性、慢性腹泻见上述证候者。

【用法用量】口服。6 个月以下，一次 1.5 ~ 3 g，6 个月 ~ 1 岁以内，一次 3 ~ 6 g，1 ~ 3 岁，一次 6 ~ 9 g，3 ~ 7 岁，一次 10 ~ 15 g，7 ~ 12 岁，一次 15 ~ 20 g，一日 3 ~ 4 次；或遵医嘱。

【注意事项】服药期间忌食生冷油腻及不易消化食品；腹泻严重，有较明显脱水表现者应及时就医。

龙牡壮骨颗粒

【药物组成】党参、黄芪、麦冬、醋龟甲、炒白术、山药、醋南五味子、龙骨、煅牡蛎、茯苓、大枣、甘草、乳酸钙、炒鸡内金、维生素 D_2、葡萄糖酸钙。

【剂型规格】颗粒剂，5 克 / 袋，3 克 / 袋（无蔗糖）。

【功效应用】强筋壮骨，和胃健脾。用于治疗和预防小儿佝偻病、软骨病；对小儿多汗、夜惊、食欲不振、消化不良、发育迟缓等也有治疗作用。

【用法用量】开水冲服。2 岁以下一次 5 g 或 3 g（无蔗糖），2 ~ 7 岁一次 7.5 g 或 4.5 g（无蔗糖），7 岁以上一次 10 g 或 6 g（无蔗糖），一日 3 次。

【注意事项】实热证者慎用；患儿发热期间暂停服用；冲服时有微量不溶物，系有效成分，须搅匀服下。

第四节 外科用药

如意金黄散

【药物组成】姜黄、大黄、黄柏、苍术、厚朴、陈皮、甘草、生天南星、白芷、天花粉。

【剂型规格】散剂，50 克 / 袋。

【功效应用】清热解毒，消肿止痛。用于热毒瘀滞肌肤所致的疮疡肿痛，丹毒流注，症见肌肤红、肿、热、痛；亦用于跌打损伤。

【用法用量】外用。红肿、烦热、疼痛，用清茶调敷；漫肿无头，用醋或葱酒调敷；亦可用植物油或蜂蜜调敷；一日数次。

【注意事项】本品为外用药，禁止内服；疮疡阴证、化脓、破溃者忌用；孕妇慎用；外敷面积最好超出肿胀范围，干后可用原调药汁蘸湿。

京万红软膏

【药物组成】地榆、地黄、罂粟壳、当归、桃仁、黄连、木鳖子、血余炭、棕榈、半边莲、土鳖虫、白蔹、黄柏、紫草、金银花、红花、大黄、苦参、五倍子、槐米、木瓜、苍术、白芷、赤芍、黄芩、胡黄连、川芎、栀子、乌梅、冰片、血竭、乳香、没药。

【剂型规格】油膏剂，10 克 / 支、30 克 / 瓶、50 克 / 瓶。

【功效应用】活血解毒，消肿止痛，去腐生肌。用于轻度水、火烫伤，疮疡肿痛，创面溃烂。

【用法用量】外用。用生理盐水清理创面，涂敷本品或将本品涂于消毒纱布上，敷盖创面，消毒纱布包扎，每日换药 1 次。

【注意事项】本品为外用药，禁止内服；Ⅲ度烧伤及孕妇慎用；烫伤局部用药一定要注意创面的清洁干净，在清洁的环境下最好采用暴露疗法。

当归苦参丸

【药物组成】当归、苦参。

【剂型规格】丸剂，大蜜丸，9克/丸。

【功效应用】凉血，祛湿。用于血燥湿热引起的头面生疮，粉刺疙瘩，湿疹，酒糟鼻。

【用法用量】口服。一次1丸，一日2次。

【注意事项】孕妇、哺乳期妇女及脾胃虚寒者慎用。

金花消痤丸

【药物组成】金银花、栀子（炒）、大黄（酒炙）、黄芩（炒）、黄连、黄柏、薄荷、桔梗、甘草。

【剂型规格】丸剂，72克/瓶。

【功效应用】清热泻火，解毒消肿。用于肺胃热盛所致的痤疮（粉刺），口舌生疮，胃火牙痛，咽喉肿痛，目赤，便秘，尿黄赤等。

【用法用量】口服。一次4g，一日3次。

【注意事项】孕妇、哺乳期妇女及脾胃虚寒者慎用。

湿毒清胶囊

【药物组成】地黄、当归、丹参、苦参、蝉蜕、黄芩、白鲜皮、土茯苓、甘草。

【剂型规格】胶囊剂，0.5克/粒。

【功效应用】养血润肤，祛风止痒。用于血虚风燥所致的风瘙痒，症见皮肤干燥、脱屑、瘙痒，伴有抓痕、血痂、色素沉着；皮肤瘙痒症见上述证候者。

【用法用量】口服。一次3～4粒，一日3次。

【注意事项】孕妇及过敏体质者慎服；忌食辛辣、海鲜之品。

马应龙麝香痔疮膏

【药物组成】人工麝香、人工牛黄、珍珠、炉甘石（煅）、硼砂、冰片、琥珀。

【剂型规格】软膏剂，2.5克/支、10克/支。

【功效应用】清热解毒，活血消肿，去腐生肌。用于湿热瘀阻所致的各类痔疮、肛裂，症见大便出血，或疼痛、有下坠感；亦用于肛周湿疹。

【用法用量】外用。取适量涂搽患处。用于痔疮便血肿痛时，应将备用的注入管轻轻插入肛门内，挤入2g左右药膏；用于肛裂时，应把药膏敷于裂口内。

【注意事项】本品为外用药，禁止内服；孕妇慎用。

地榆槐角丸

【药物组成】地榆（炭）、槐角（蜜炙）、槐花（炒）、黄芩、大黄、地黄、当归、赤芍、红花、防风、荆芥穗、枳壳（麸炒）。

【剂型规格】丸剂，大蜜丸，9克/丸。

【功效应用】疏风润燥，凉血泻热。用于脏腑实热，大肠火盛所致的肠风便血，痔疮瘘疮，湿热便秘，肛门肿痛。

【用法用量】口服。一次1丸，一日2次。

【注意事项】孕妇忌服；失血过多、身体虚弱者禁用；脾胃虚寒者慎用。

第五节　其他用药

七 厘 散

【药物组成】血竭、乳香（制）、没药（制）、红花、儿茶、冰片、人工麝香、朱砂。

【剂型规格】散剂，1.5 克/瓶；3 克/瓶。

【功效应用】化瘀消肿，止痛止血。用于跌仆损伤，血瘀疼痛，外伤出血。

【用法用量】口服。一次 1～1.5 g，一日 1～3 次；外用，调敷患处。

【注意事项】孕妇禁用。

跌 打 丸

【药物组成】三七、当归、白芍、赤芍、桃仁、红花、血竭、北刘寄奴、骨碎补（烫）、续断、苏木、牡丹皮、乳香（制）、没药（制）、姜黄、三棱（醋制）、防风、甜瓜子、枳实（炒）、桔梗、甘草、关木通、自然铜（煅）、土鳖虫。

【剂型规格】丸剂，每丸重 3 g。

【功效应用】活血散瘀，消肿止痛。用于跌打损伤，筋断骨折，瘀血肿痛，闪腰岔气。

【用法用量】口服，一次 1 丸，一日 2 次。

【注意事项】孕妇禁用。

云南白药

【药物组成】保密方。

【剂型规格】散剂，为灰黄至浅棕黄的粉末。保险子为红色的球形或类球形水丸。每瓶装 4 g，保险子 1 粒。

【功效应用】化瘀止血，活血止痛，解毒消肿。用于跌打损伤，瘀血肿痛，吐血、咳血、便血、痔血、崩漏下血，手术出血，疮疡肿毒及软组织挫伤，闭合性骨折，支气管扩张及肺结核咳血，溃疡病出血，以及皮肤感染性疾病。

【用法用量】刀、枪、跌打诸伤，无论轻重，出血者用温开水送服；瘀血肿痛与未流血者用酒送服；妇科各症，用酒送服；但月经过多、红崩，用温水送服。毒疮初起，服 0.25 g，另取药粉，用酒调匀，敷患处，如已化脓，只需内服。其他内出血各症均可内服。口服。一次 0.25～0.5 g，一日 4 次（2～5 岁按 1/4 剂量服用；6～12 岁按 1/2 剂量服用）。凡遇较重的跌打损伤可先服保险子一粒，轻伤及其他病症不必服。

【注意事项】孕妇忌用；服药一日内，忌食蚕豆、鱼类及酸冷食物。

明目地黄丸

【药物组成】熟地黄、酒萸肉、牡丹皮、山药、茯苓、泽泻、枸杞子、菊花、当归、白芍、蒺藜、石决明（煅）。

【剂型规格】大蜜丸，9 克/丸。

【功效应用】滋肾，养肝，明目。用于肝肾阴虚，目涩畏光，视物模糊，迎风流泪。

【用法用量】口服。一次 1 丸，一日 2 次。

【注意事项】暴发火眼者忌用；肝经风热、肝火上扰者不宜使用；脾胃虚弱、肝胆湿热者慎用。

鼻炎康片

【药物组成】广藿香、苍耳子、鹅不食草、野菊花、黄芩、麻黄、当归、猪胆粉、薄荷油、马来酸氯苯那敏。

【剂型规格】片剂，每片重 0.37 g（含马来酸氯苯那敏 1 mg）。

【功效应用】清热解毒，宣肺通窍，消肿止痛。用于急、慢性鼻炎，过敏性鼻炎。

【用法用量】口服。一次 4 片，一日 3 次。

【注意事项】肺脾气虚或气滞血瘀者慎用；过敏性鼻炎属虚寒证者慎用；用药期间不宜驾驶车辆、操纵机器及高空作业等；建议饭后服用。

桂林西瓜霜

【药物组成】西瓜霜、煅硼砂、黄柏、黄连、山豆根、射干、浙贝母、青黛、冰片、无患子果（炭）、大黄、黄芩、甘草、薄荷脑。

【剂型规格】散剂，1 克 / 瓶，2 克 / 瓶，2.5 克 / 瓶，3 克 / 瓶。

【功效应用】清热解毒，消肿止痛。用于风热上攻、肺胃热盛所致的乳蛾、喉痹、口糜，症见咽喉肿痛、喉核肿大、口舌生疮、牙龈肿痛或出血；急、慢性咽炎，扁桃体炎，口腔炎，口腔溃疡，牙龈炎见上述症状者及轻度烫伤（表皮未破）者。

【用法用量】外用。喷、吹或敷于患处，一次适量，一日数次；重症者兼服，一次 1 ~ 2 g，一日 3 次。

【注意事项】孕妇、哺乳期妇女及皮肤破溃处禁用；阴虚火旺者忌用；属风寒感冒咽痛者慎用；老人、儿童及素体脾胃虚弱者慎用；外用时应首先清洗患部，取适量药物敷上；口腔内喷药或敷药时应暂停呼吸，以防药粉进入呼吸道而引起呛咳；用药后 1 h 内不得进食、饮水。

黄氏响声丸

【药物组成】薄荷、浙贝母、连翘、蝉蜕、胖大海、大黄（酒制）、川芎、儿茶、桔梗、诃子肉、甘草、薄荷脑。

【剂型规格】丸剂。①炭衣丸 0.1 克 / 丸，②炭衣丸 0.133 克 / 丸，③糖衣丸 400 丸 / 瓶。

【功效应用】疏风清热，化痰散结，利咽开音。用于风热外束、痰热内盛所致的急、慢性喉痹，症见声音嘶哑，咽喉肿痛，咽干灼热，咽中有痰，或寒热头痛，或便秘尿赤；急、慢性喉炎及声带小结、声带息肉初起见上述症状者。

【用法用量】口服。一次 8 丸（规格①）或一次 6 丸（规格②）或一次 20 丸（规格③），一日 3 次，饭后服用；儿童减半。

【注意事项】胃寒便溏者慎用。

口腔溃疡散

【药物组成】青黛、枯矾、冰片。

【剂型规格】散剂，3 克 / 瓶。

【功效应用】清热，消肿，止痛。用于火热内蕴所致的口舌生疮、黏膜破溃、红肿灼痛；复发性口疮、急性口炎见上述证候者。

【用法用量】外涂。一日 2 ~ 3 次，用消毒棉球蘸药搽患处。

【注意事项】老人、儿童、阴虚火旺及素体脾胃虚弱者慎用。

● 自测题 ●

一、单项选择题

1. 风热感冒患者宜选用的中成药是

  A. 桂枝合剂

  B. 正柴胡饮颗粒

  C. 双黄连合剂

  D. 葛根芩连丸

  E. 午时茶颗粒

2. 肝阳上亢所致的头痛宜用
 A. 脑立清丸
 B. 天麻钩藤颗粒
 C. 川芎茶调散
 D. 芎菊上清丸
 E. 正天丸

3. 藿香正气水适用于
 A. 风寒感冒挟湿
 B. 风热感冒
 C. 外感风寒，内伤湿滞
 D. 夏令感冒，表寒里热
 E. 外感风寒，乏力倦怠

4. 麻仁润肠丸的功效是
 A. 润肠通便，温肾益精
 B. 润肠泻热，行气通便
 C. 泻下寒积，温补脾阳
 D. 攻逐水饮
 E. 峻下热结

5. 气滞胃痛颗粒的功效是
 A. 舒肝理气，和胃止痛
 B. 理气解郁，宽中除满
 C. 健脾和胃，行气化湿
 D. 消炎止痛，理气健胃
 E. 柔肝理气，制酸止痛

6. 主治是外感风热时毒、火毒内盛的中成药是
 A. 安宫牛黄丸
 B. 清开灵口服液
 C. 局方至宝散
 D. 万氏牛黄清心丸
 E. 苏合香丸

7. 可用于治疗胃痛食滞胃脘证的中成药是
 A. 良附丸
 B. 温胃舒颗粒
 C. 胃苏颗粒
 D. 气滞胃痛颗粒
 E. 保和丸

8. 生脉饮的功效是
 A. 阴虚火旺
 B. 气血两虚，脾肺不足
 C. 肺肾两亏
 D. 肝肾阴亏

 E. 气阴两亏

9. 参苓白术散的功效是
 A. 益气健脾
 B. 益气健脾，渗湿止泻
 C. 补中益气，升阳举陷
 D. 益气固表止汗
 E. 益气生津，敛阴止汗

10. 附子理中丸的功效是
 A. 舒肝清热
 B. 活血调经
 C. 健脾益气
 D. 温中健脾
 E. 补肾益气

11. 六味地黄丸的主治是
 A. 肾阴亏损证
 B. 肾阳不足证
 C. 肝肾阴亏证
 D. 阴虚火旺证
 E. 肺肾两虚证

12. 具有健脾益胃，理气消食功效的中成药是
 A. 保和丸
 B. 麻仁润肠丸
 C. 健儿消食口服液
 D. 复方黄连素片
 E. 生脉饮

13. 乌鸡白凤丸不具有的功效是
 A. 补气
 B. 化瘀
 C. 养血
 D. 调经
 E. 止带

14. 既疏风清热，又化痰散结，利咽开音的常用中成药是
 A. 清音丸
 B. 黄氏响声丸
 C. 桂林西瓜霜
 D. 清咽滴丸
 E. 珠黄散

15. 杞菊地黄丸的主治是
 A. 阴虚火旺证
 B. 气血两虚，脾肺不足证
 C. 肺肾两亏证

D．肝肾阴亏证

E．气阴两亏证

16．下列药品，孕妇慎用的是

A．速效救心丸

B．复方丹参滴丸

C．血府逐瘀胶囊

D．麝香保心丸

E．苏合香丸

17．关于复方小活络丸的主治说法错误的是

A．肢节疼痛

B．麻木拘挛

C．半身不遂

D．行步艰难

E．风湿热痹

18．花红颗粒的主治证候不包括

A．带下量多

B．色黄质稠

C．小腹隐痛

D．经行腹痛

E．眩晕耳鸣

19．陈某，男，51岁。症见五更溏泄，伴肠鸣腹胀、食少不化、面黄肢冷。首选的中成药是

A．复方黄连素片

B．藿香正气水

C．四神丸

D．保和丸

E．参苓白术丸

20．李某，女，60岁。眩晕绵绵，动则加剧，劳累则发，面色少华，神疲懒言，失眠，舌淡，边有齿印，脉细。其首选中成药是

A．天麻钩藤颗粒

B．养血清脑颗粒

C．归脾丸

D．川芎茶调散

E．华佗再造丸

二、问答题

1．简述理气药类中成药的组成、功效及主治。

2．如何根据虚证的临床辨证分型选择中成药？

（蔡秋梅）

第十四章

常用中医治疗技术

第十四章数字资源

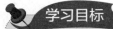

识记：

说出腧穴的作用、定位方法及十四经中重点腧穴的定位、主治。

理解：

理解毫针刺法的操作手法，针刺异常情况的处理；灸法的分类、作用、适应证及禁忌证；艾炷灸、温针灸的操作方法；常用的拔罐方法、临床应用及使用注意事项；常用推拿手法的操作与注意事项。

运用：

能运用常用中医治疗技术对临床常见病进行治疗。

 案例导入

王某，女，33 岁。自诉素体虚弱，纳减脘闷，近日不慎感寒作咳，误服凉药后咳甚，现症见咳嗽痰白，少气懒言，神疲乏力。查面色淡黄，睑微肿，舌淡苔薄白，脉濡滑。

思考题： 请对该患者疾病、证型进行诊断，并给出针灸治疗处方。

第一节　腧穴概述

一、腧穴的概念及命名

腧穴，俗称穴位，是人体脏腑经络之气输注于体表的部位，是针灸施术的特定部位。"腧"同"俞"与"输"，有转输、输注的含义；"穴"有"孔""隙"的意思。在历代文献中有"砭灸处""气穴""孔穴""穴道""穴位"等名称。

二、腧穴的分类

腧穴一般分为十四经穴、经外奇穴和阿是穴三类。

凡归属于十二经脉、任脉和督脉的腧穴，称为"十四经穴"，简称"经穴"。这些腧穴因分布在十四经循行路线上，所以与经脉关系密切，不仅具有主治本经病证的作用，而且能反映十四经及其所属脏腑的病证。

凡于经穴以外，具有固定名称、位置和主治等内容的腧穴称为经外奇穴，简称"奇穴"。

奇穴的分布虽然较为分散，但却与经络系统有着密切联系。奇穴的主治一般比较单纯，如安眠穴治疗失眠，牵正穴治疗面瘫等。

凡以病痛局部或与病痛有关的压痛（敏感）点作为腧穴，称为阿是穴。《黄帝内经》中称之为"以痛为腧"，在《扁鹊神应针灸玉龙经》称为"不定穴"，《医学纲目》称为"天应穴"。

 知识链接

阿是穴

根据唐代孙思邈《千金要方》里提及"有阿是之法，言人有病痛，即令捏其上，若里当其处，不问孔穴，即得便快成痛处，即云阿是。灸刺皆验，故曰阿是穴也"。

三、腧穴的作用

腧穴通过经络与脏腑密切相联，脏腑的生理、病理变化可以反映到腧穴，而腧穴的感应又可通过经络传与脏腑，因此，通过针灸刺激腧穴，以通其经脉，调其气血，从而使人体阴阳归于平衡，脏腑趋于和调，达到扶正祛邪、防治疾病的目的。

（一）近治作用

近治作用是指腧穴均具有治疗其所在部位局部及邻近组织、器官病证的作用。这是一切腧穴主治作用所具有的共同特点。如眼区及其周围的睛明、承泣、攒竹、瞳子髎等经穴均能治疗眼疾，胃脘部及其周围的中脘、建里、梁门等经穴均能治疗胃痛，阿是穴均可治疗所在部位局部的病痛等。

（二）远治作用

远治作用是指腧穴具有治疗其远隔部位的脏腑、组织器官病证的作用。腧穴不仅能治疗局部病证，而且还有远治作用。十四经穴，尤其是十二经脉中位于四肢肘膝关节以下的经穴，远治作用尤为突出，如合谷穴不仅能治疗手部的局部病证，还能治疗本经脉所过处的颈部和头面部病证。

（三）特殊作用

特殊作用是指有些腧穴具有双向的良性调整作用和相对的特异治疗作用。所谓双向良性调整作用，是指同一腧穴对机体不同的病理状态，可以起到两种相反而有效的治疗作用。如腹泻时针天枢穴可止泻，便秘时针天枢穴可以通便；内关穴可治心动过缓，又可治疗心动过速；针刺足三里穴既可使原来处于弛缓状态或处于较低兴奋状态的胃运动加强，又可使原来处于紧张或收缩亢进的胃运动减弱。此外，腧穴的治疗作用还具有相对的特异性，如大椎穴退热，至阴穴矫正胎位，阑尾穴治疗阑尾炎等。

四、腧穴的定位方法

在临床上，取穴位置准确与否可直接影响临床治疗效果。因此，正确地掌握取穴的方法十分重要。

> ➤ 考点提示：腧穴的定位方法包括体表解剖标志定位法、骨度分寸定位法、手指同身寸定位法和简便定位法。

（一）体表解剖标志定位法

体表解剖标志定位法是指以体表解剖学的各种体表标志为依据来确定腧穴位置的方法。体表解剖标志可分为固定标志和活动标志两种。

1．固定标志　指标志不受活动影响者。如五官、毛发、指（趾）甲、乳头、肚脐以及由骨节和肌肉所形成的突起或凹陷等作为取穴标志。如两眉之间取印堂，两乳之间取膻中，脐旁2寸取天枢，腓骨小头前下方取阳陵泉等。

2．活动标志　指必须采取相应的动作或姿势才能出现的标志，包括皮肤的皱襞、肌肉部的凹陷、肌腱的显露以及某些关节间隙等。如张口在耳屏前方凹陷处取听宫，屈肘在肘横纹头与肱骨外上髁之间定曲池等。

（二）骨度分寸定位法

骨度分寸定位法是指以体表骨节为主要标志，折量全身全部的长度和宽度，定出分寸，用于腧穴定位的方法，又称为"骨度折量定位法"。即将设定的两骨节点之间或皮肤横纹之间的长度折量为一定的等分，每一等分为1寸，作为定位的依据。此法是腧穴定位法的基本方法，无论任何年龄、体形、性别均可按照此法标准测量（表14-1）。

表 14-1　常用骨度分寸表

部位	起止点	骨度分寸	量法
头部	前发际至后发际	12寸	直量
	前额两鬓角之间	9寸	横量
	耳后两乳突之间	9寸	横量
胸腹	两乳头之间	8寸	横量
	胸剑联合至脐中	8寸	直量
	脐中至耻骨联合上缘	5寸	直量
腰背	肩峰缘至后正中线	8寸	横量
	肩胛骨脊柱缘与后正中线	3寸	横量
上肢	腋前纹头至肘横纹	9寸	直量
	肘横纹至腕横纹	12寸	直量
下肢	耻骨上缘至股骨内侧髁上缘	18寸	直量
	胫骨内侧髁下方至内踝尖	13寸	直量
	股骨大转子至腘横纹	19寸	直量
	腘横纹至外踝尖	16寸	直量
	外踝尖至足底	3寸	直量

（三）手指同身寸定位法

手指同身寸定位法是指依据患者本人手指所规定的分寸来量取腧穴的定位方法，又称"指寸法"。常用的手指同身寸有以下三种（图14-1）。

1．中指同身寸　以患者中指中节桡侧两端纹头（拇、中指屈曲成环形）之间的距离作为一寸。

2．拇指同身寸　以患者拇指的指间关节的宽度作为一寸。

3．横指同身寸　令患者将示指、中指、环指和小指并拢，以中指中节横纹为标准，其四指的宽度作为三寸。四指相并名曰"一夫"，用横指同身寸量取腧穴又名"一夫法"。

（四）简便定位法

简便定位法是临床中一种简便易行的腧穴定位方法。如立正姿势，手臂自然下垂，其中指端在下肢所触及处为风市；两手虎口自然平直交叉，一手示指压在另一手腕后高骨的上方，其示指尽端到达处取列缺等。此法是一种辅助取穴方法。

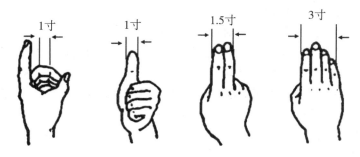

图 14-1　手指同身寸示意图

五、十四经脉循行及常用腧穴

　　"十四经穴"共有 361 个腧穴，十四经脉循行，常用腧穴的定位、功能、主治、操作分述如下。

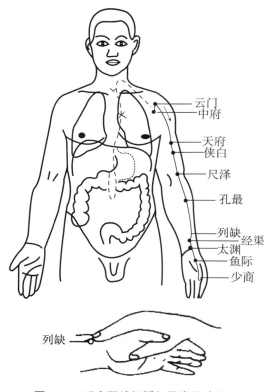

列缺

图 14-2　手太阴肺经循行及常用腧穴图

　　主治：头痛，项强，咳喘，咽喉肿痛，牙痛，口眼歪斜，手腕酸痛等。
　　操作：向上或向下斜刺 0.3 ~ 0.8 寸；可灸。

　　3．少商（Shàoshāng）
　　定位：手拇指桡侧端，距指甲角 0.1 寸（图 14-2）。
　　功能：清肺利咽，泻热醒神。
　　主治：咽喉肿痛，鼻衄，咳嗽，发热，癫狂，中风昏迷等。为急救穴之一。
　　操作：直刺 0.1 寸，或向腕平刺 0.2 ~ 0.3 寸，或点刺出血；可灸。

（一）手太阴肺经穴
　　【经脉循行】起于中焦，属肺，络大肠，联系胃及肺系；外行线起于侧胸上部，循行于上肢内侧前缘，止于拇指桡侧端；分支从腕后分出，止于示指桡侧端（图 14-2）。
　　【主治概要】本经主治胸、肺、喉部疾患，以及本经循行部位的病证。本经单侧 11 穴，首穴中府，末穴少商。
　　【常用腧穴】
　　1．尺泽（Chǐzé）
　　定位：仰掌微屈肘，肘横纹上，肱二头肌腱桡侧凹陷处（图 14-2）。
　　功能：调理肺气，清热和中。
　　主治：咳嗽，气喘，咳血，潮热，咽喉肿痛，胸部胀满，吐泻，乳痈，肘臂挛痛。
　　操作：直刺 0.8 ~ 1.2 寸，或点刺出血；可灸。
　　2．列缺（Lièquē）
　　定位：在桡骨茎突上方，腕横纹上 1.5 寸。简便定位法：两手虎口交叉，一手示指按在桡骨茎突上，指尖所至凹陷处（图 14-2）。
　　功能：宣肺疏风，通调任脉。

（二）手阳明大肠经穴

【经脉循行】起于示指桡侧端，循行于上肢外侧的前缘，上走肩，入缺盆，络肺属大肠；从缺盆上走颈，经颈部入下齿，过人中沟，止于对侧鼻旁（图 14-3）。

【主治概要】本经主治头面、五官、胃肠、发热等病证，以及本经脉循行部位的病变。本经单侧 20 穴，首穴商阳，末穴迎香。

【常用腧穴】

1. 商阳（Shāngyáng）

定位：在示指桡侧端，距指甲角 0.1 寸（图 14-3）。

功能：泻热消肿，开窍醒神。

主治：发热，咽喉肿痛，牙痛，鼻衄，中风昏迷，手指麻木等。

操作：浅刺 0.1 ~ 0.2 寸，或点刺出血；可灸。

2. 合谷（Hégǔ）

定位：在手背第一、二掌骨之间，当第二掌骨桡侧中点处。简便取穴法：以一手的拇指指间关节横纹，放在另一手的拇、示指之间的指蹼缘上，屈拇指，当拇指尖下是穴（图 14-3）。

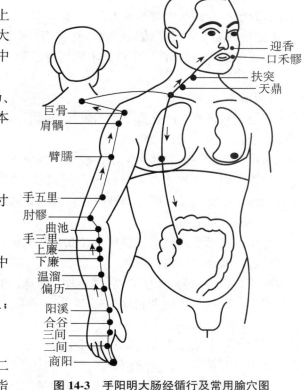

图 14-3 手阳明大肠经循行及常用腧穴图

功能：疏风解表，镇痛通络。

主治：头痛，目赤肿痛，咽喉肿痛，牙痛，失音，面肿，口眼㖞斜，牙关紧闭，半身不遂，热病无汗，多汗，疟疾，耳聋耳鸣，腹痛，经闭，滞产，痢疾，便秘，小儿惊风，风疹等。

操作：直刺 0.5 ~ 1 寸；可灸。孕妇不宜针。

➤ 考点提示：合谷的定位方法、功能及主治病证。

3. 曲池（Qūchí）

定位：屈肘 90°，在肘横纹桡侧端与肱骨外上髁连线的中点（图 14-3）。

功能：疏风清热，调和营卫。

主治：热病，咽喉肿痛，牙痛，目赤肿痛，头痛，眩晕，上肢不遂，肘臂肿痛，腹痛，吐泻，风疹，湿疹等。为强壮穴之一。

操作：直刺 1 ~ 1.5 寸；可灸。

4. 迎香（Yíngxiāng）

定位：在鼻翼外缘中点旁，当鼻唇沟中（图 14-3）。

功能：散风清热，宣通鼻窍。

主治：鼻塞，鼻渊，鼻衄，口㖞，面痒，面肿。

操作：直刺或向上斜刺 0.2 ~ 0.5 寸；禁灸。

（三）足阳明胃经穴

【经脉循行】起于鼻旁，上行鼻根，沿着鼻外侧（承泣）下行，入上齿，环绕口唇，交会承浆，循行过下颌、耳前，止头角；主干线从颈下胸，内行部分入缺盆，属胃络脾；外行部分循行于胸腹第二侧线，抵腹股沟处，下循下肢外侧前缘，止于第二趾外侧端；分支从膝下 3 寸和足背分出，分别到中趾和足大趾（图 14-4）。

【主治概要】本经主治胃肠病、神志病，头面、口鼻、目齿疾患，以及本经循行部位的病变。本经单侧 45 穴，首穴承泣，末穴厉兑。

【常用腧穴】

1．承泣（Chéngqì）

定位：目正视，瞳孔直下，当眼球与眶下缘之间（图 14-4）。

功能：散风泻火，镇痉明目。

主治：目赤肿痛，迎风流泪，夜盲，视物不清，口眼㖞斜，眼睑瞤动。

操作：以左手拇指将眼球轻推向上固定，然后紧靠眶下缘缓慢直刺 0.3 ～ 0.7 寸。行针时轻微捻转，不宜提插，以防刺破血管，引起眶内出血。不宜灸。

2．地仓（Dìcāng）

定位：在承泣穴直下，口角旁开 0.4 寸（图 14-4）。

功能：通经，活络，祛风。

主治：口角㖞斜，流涎，唇缓不收，牙痛，面痛，眼睑瞤动，流泪。

操作：向颊车方向平刺 0.5 ～ 1.5 寸；可灸。

3．颊车（Jiáchē）

定位：在下颌角前上方一横指（中指），当咀嚼时咬肌隆起，按之凹陷处（图 14-4）。

功能：开关活络，止痛消肿。

主治：口眼㖞斜，颊肿，牙痛，牙关紧闭，面肌抽搐，痄腮，面瘫等。

操作：直刺 0.3 ～ 0.5 寸，或向地仓平刺 1 ～ 1.5 寸；可灸。

4．下关（Xiàguān）

定位：在耳前方，颧弓与下颌切迹之间的凹陷中，合口有孔，张口即闭（图 14-4）。

功能：疏风清热，通关利窍。

主治：齿痛，面痛，下颌关节痛，牙关紧闭，口眼㖞斜，耳鸣耳聋，聤耳。

操作：直刺 0.5 ～ 1.2 寸；可灸。

5．天枢（Tiānshū）

定位：脐中旁开 2 寸处（图 14-4）。

功能：调肠腑，理气滞。

主治：腹痛，腹胀，肠鸣泄泻，痢疾，便秘，肠痈，月经不调，痛经，水肿。

操作：直刺 0.8 ～ 1.2 寸；可灸。

6．足三里（Zúsānlǐ）

定位：在小腿前外侧，犊鼻穴下 3 寸，距胫骨前嵴外侧一横指处（图 14-4）。

功能：调理脾胃，扶正培元，通经活络。

主治：胃痛，腹痛，腹胀，呕吐，肠鸣，消化不良，泄泻，便秘，痢疾，疳积，下肢痿痹，下肢不遂，癫狂，头晕，心悸，气短，虚劳羸瘦，水肿，脚气。本穴有强壮作用，为保健要穴。

操作：直刺 1 ～ 2 寸；可灸。

➤ 考点提示：足三里的定位方法、功能及主治病证。

7．解溪（Jiěxī）

定位：在足背与小腿交界处的横纹中央凹陷中，当拇长伸肌腱与趾长伸肌腱之间（图

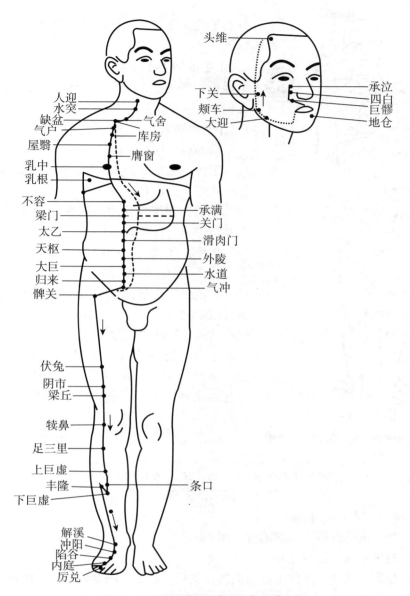

人迎
水突
缺盆
气户
屋翳
乳中
乳根
不容
梁门
太乙
天枢
大巨
归来
髀关
伏兔
阴市
梁丘
犊鼻
足三里
上巨虚
丰隆
下巨虚
解溪
冲阳
陷谷
内庭
厉兑

头维
下关
颊车
大迎
气舍
库房
膺窗
承满
关门
滑肉门
外陵
水道
气冲
条口

承泣
四白
巨髎
地仓

图 14-4 足阳明胃经循行及常用腧穴图

14-4）。

功能：清胃降逆，健脾化湿。

主治：头痛，眩晕，癫狂，目赤面肿，腹胀，便秘，下肢痿痹，踝关节疾患等。

操作：直刺 0.5 ～ 1 寸；可灸。

8．内庭（Nèitíng）

定位：在足背第 2、3 趾间缝纹端（图 14-4）。

功能：清胃止痛，通调腑气。

主治：齿痛，口㖞，喉痹，鼻衄，腹痛，腹胀，泄泻，痢疾，足背肿痛，热病，胃痛吐酸。

操作：直刺 0.3 ～ 0.5 寸；可灸。

（四）足太阴脾经穴

【经脉循行】起于足大趾，循行于小腿内侧的中间，至内踝上八寸后循行于小腿内侧的前缘，经膝股部内侧前缘，入腹属脾络胃，上膈，经过咽，止于舌；分支从胃注心中；另有一条

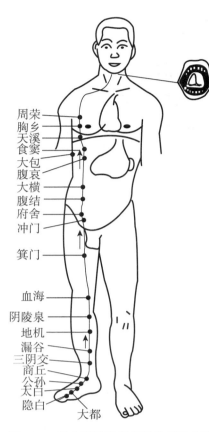

周荣
胸乡
天溪
食窦
大包
腹哀
大横
腹结
府舍
冲门
箕门
血海
阴陵泉
地机
漏谷
三阴交
商丘
公孙
太白
隐白
大都

图 14-5　足太阴脾经循行及常用腧穴图

分布于胸腹部第三侧线，经锁骨下，止于腋下大包穴（图14-5）。

【主治概要】本经主治脾胃、妇科及前阴病证，以及本经循行部位的病变。本经单侧21穴，首穴隐白，末穴大包。

【常用腧穴】

1. 隐白（Yǐnbái）

定位：在足大趾内侧端，距趾甲角0.1寸（图14-5）。

功能：摄血，宁神。

主治：腹胀，便血，尿血，月经过多，崩漏，癫狂，多梦，惊风，昏厥等。

操作：浅刺0.1～0.2寸；可灸。

2. 三阴交（Sānyīnjiāo）

定位：在小腿内侧，足内踝尖上3寸，胫骨内侧缘后方（图14-5）。

功能：调脾胃，益肝肾。

主治：肠鸣腹胀，泄泻，消化不良，月经不调，经闭，崩漏，带下，阴挺，不孕，难产，遗精，阳痿，阴茎痛，水肿，小便不利，遗尿，疝气，足痿痹痛，脚气，失眠。

操作：直刺1～1.5寸；可灸。孕妇禁针。

➤ 考点提示：三阴交的定位方法、功能及主治病证。

3. 阴陵泉（Yīnlíngquán）

定位：胫骨内侧髁后下方凹陷处（图14-5）。

功能：健脾利水，通利三焦。

主治：腹胀，水肿，小便不利或失禁，黄疸，膝肿，阴茎痛，妇人阴痛，遗精。

操作：直刺1～2寸；可灸。

4. 血海（Xuèhǎi）

定位：髌骨内缘上2寸。简便取穴法：患者屈膝，医者以左（右）手掌心按在患者右（左）膝髌骨上，二至五指向上伸直，拇指约呈45°斜置，拇指尖下是穴（图14-5）。

功能：舒筋活血，解毒止痒。

主治：月经不调，痛经，崩漏，闭经，瘾疹，湿疹，丹毒，膝股内侧痛。

操作：直刺1.0～1.5寸；可灸。

（五）手少阴心经穴

【经脉循行】起于心中，联系心系、肺、咽及目系，属心络小肠，浅出腋下，循行于上肢内侧后缘，止于小指桡侧端（图14-6）。

【主治概要】本经主治心、胸、神志病证，以及本经循行部位的病变。本经单侧9穴，首穴极泉，末穴少冲。

【常用腧穴】

1. 神门（Shénmén）

定位：在腕横纹尺侧端，当尺侧腕屈肌腱的桡侧凹陷中（图14-6）。

功能：宁心安神。

主治：心痛、心烦，失眠健忘，惊悸，怔忡，癫狂，胁痛，掌中热。

操作：直刺 0.2 ~ 0.5 寸；可灸。

2．少冲（Shàochōng）

定位：手小指末节桡侧，距指甲角 0.1 寸（图 14-6）。

功能：开窍泻热，宣通气血。

主治：心悸心痛，胸胁痛，癫狂，目赤肿痛，热病，中风，昏厥，为急救穴之一。

操作：浅刺 0.1 寸，或点刺出血；可灸。

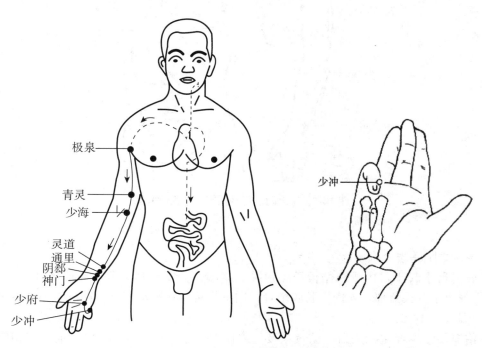

图 14-6　手少阴心经循行及常用腧穴图

（六）手太阳小肠经穴

【经脉循行】起于小指尺侧端，循行于上肢外侧的后缘，绕行肩胛部，内行从缺盆络心，属小肠，联系胃、咽；上行从缺盆至目外眦、耳，分支从面颊抵鼻，止于目内眦（图 14-7）。

【主治概要】本经主治头项、五官病证及热病、神志疾患，以及本经脉循行部位的病变。本经单侧 19 穴，首穴少泽，末穴听宫。

【常用腧穴】

1．后溪（Hòuxī）

定位：第五掌指关节尺侧后方，握拳横纹头赤白肉际处（图 14-7）。

功能：散风舒筋，通督脉。

主治：头项强痛，目赤，耳聋，癫狂，痫证，疟疾，热病，腰痛，肘臂及手指挛痛。

操作：直刺 0.5 ~ 1 寸；可灸。

2．听宫（Tīnggōng）

定位：耳屏前，下颌关节髁状突的后缘，张口呈凹陷处（图 14-7）。

功能：开窍聪耳。

主治：耳鸣，耳聋，聤耳，齿痛，癫痫，下颌关节肿痛。

操作：张口直刺 0.5 ~ 1 寸；可灸。

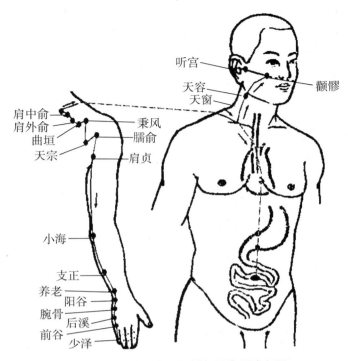

图 14-7　手太阴小肠经循行及常用腧穴图

（七）足太阳膀胱经穴

【经脉循行】起于目内眦，循行至头顶并入络脑；分支至耳上角，在枕部分出两支向下，分别循行分布于背腰臀部，入内属膀胱络肾，向下贯臀，在腘窝相合后循行于小腿后侧，止于小趾外侧端（图 14-8）。

【主治概要】本经主治头目、项背、腰腿、神志病证，和与背部的"背俞"穴相应的脏腑病证，以及本经循行部位的病变。本经单侧 67 穴，首穴睛明，末穴至阴。

【常用腧穴】

1．睛明（Jīngmíng）

定位：目内眦角上方 0.1 寸，眼眶骨内缘处（图 14-8）。

功能：祛风明目。

主治：目赤肿痛，迎风流泪，胬肉攀睛，目视不明，近视，夜盲，色盲。

操作：嘱患者闭目。医者左手轻推眼球向外侧固定，右手缓慢进针。紧靠眼眶边缘直刺 0.3 ～ 0.5 寸，不提插行针，出针后按压针孔 1 ～ 2 min，以防出血；不宜灸。

....

➤ 考点提示：睛明的定位方法、功能及主治病证。

....

2．攒竹（Cuánzhú）

定位：在眉毛内侧端，眶上切迹处（图 14-8）。

功能：清热明目。

主治：头痛目眩，眉棱骨痛，目赤肿痛，迎风流泪，视物不明，眼睑瞤动，面瘫。

操作：向下或向外平刺 0.5 ～ 0.8 寸；禁灸。

3．肺俞（Fèishū）

定位：在第三胸椎棘突下，旁开 1.5 寸（图 14-8）。

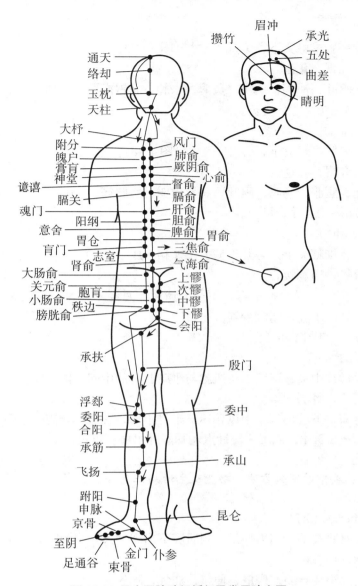

图 14-8　足太阴膀胱经循行及常用腧穴图

功能：宣肺，平喘，利气。

主治：咳嗽，气喘，咳血，背痛，胸闷，潮热，盗汗，鼻塞等。

操作：斜刺 0.5 ～ 0.8 寸；可灸。

4. 心俞（Xīnshū）

定位：在第五胸椎棘突下，旁开 1.5 寸（图 14-8）。

功能：宁心安神，调和营卫。

主治：心痛，惊悸，健忘，失眠，心烦，咳嗽，吐血，梦遗，胸背痛等。

操作：斜刺 0.5 ～ 0.8 寸；可灸。

5. 肝俞（Gānshū）

定位：在第九胸椎棘突下，旁开 1.5 寸（图 14-8）。

功能：疏肝，利胆，明目。

主治：黄疸，胁痛，吐血，鼻衄，目赤，眩晕，目视不明，夜盲，癫狂，痫证，背痛。

操作：斜刺 0.5 ～ 0.8 寸；可灸。

6．脾俞（Píshū）

定位：在第十一胸椎棘突下，旁开 1.5 寸（图 14-8）。

功能：健脾，和胃，化湿。

主治：腹胀，呕吐，泄泻，痢疾，黄疸，水肿，脾胃虚弱，背痛。

操作：斜刺 0.5 ～ 0.8 寸；可灸。

7．胃俞（Wèishū）

定位：在第十二胸椎棘突下，旁开 1.5 寸（图 14-8）。

功能：健脾，和胃，降逆。

主治：胃脘痛，腹胀，肠鸣，呕吐，脾胃虚弱，胸胁痛。

操作：斜刺 0.5 ～ 0.8 寸；可灸。

8．肾俞（Shènshū）

定位：在第二腰椎棘突下，旁开 1.5 寸（图 14-8）。

功能：调补肾气，通利腰脊。

主治：遗精，阳痿，早泄，不育，不孕，遗尿，月经不调，白带，腰背酸痛，头昏，耳鸣，耳聋，小便不利，水肿，喘咳少气。

操作：直刺 0.5 ～ 1 寸；可灸。

9．委中（Wěizhōng）

定位：在腘窝横纹中央，当股二头肌腱与半腱肌腱的中间（图 14-8）。

功能：凉血泻热，舒筋活络。

主治：腰背疼痛，下肢痿痹，中风昏迷，半身不遂，腹痛，吐泻，小便不利，遗尿。

操作：直刺 1 ～ 1.5 寸；或用三棱针点刺腘静脉出血；可灸。

> ➢ 考点提示：委中的定位方法、功能及主治病证。

10．承山（Chéngshān）

定位：在腓肠肌肌腹下，用力伸足，当肌腹下出现"人"字凹陷处（图 14-8）。

功能：舒筋脉，理肛疾。

主治：腰背痛，小腿转筋，痔疮，便秘，疝气，脚气。

操作：直刺 1 ～ 2 寸；可灸。

11．昆仑（Kūnlún）

定位：在外踝尖与跟腱之间的凹陷处（图 14-8）。

功能：清头明目，利腰催产。

主治：头痛，项强，目眩，鼻衄，腰痛，足跟痛，难产，惊痫。

操作：直刺 0.5 ～ 0.8 寸；可灸。孕妇禁针。

12．至阴（Zhìyīn）

定位：在足小趾外侧端，距趾甲角 0.1 寸（图 14-8）。

功能：上清头目，下调胎产。

主治：胎位不正，难产，胞衣不下，头痛，鼻塞，鼻衄，目痛。

操作：浅刺 0.1 寸；可灸。胎位不正用灸法。

（八）足少阴肾经穴

【经脉循行】起于足小趾之下，斜走足心，经舟骨粗隆下、内踝后侧，沿小腿、腘窝、大腿的内后侧上行，穿过脊柱，还出于前，向上行于腹部前正中线旁 0.5 寸，胸部前正中线旁 2 寸，止于锁骨下缘，络膀胱。肾部直行脉向上穿过肝、膈，进入肺中，再沿喉咙上行，止于舌根两旁；肺部支脉，联络于心，流注于胸中（图 14-9）。

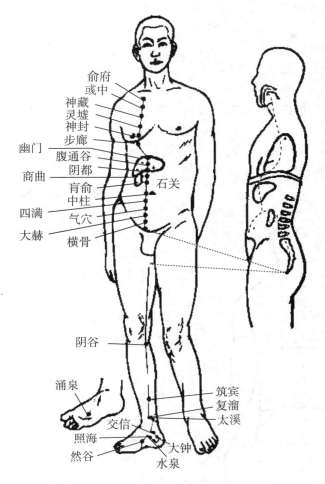

图 14-9　足少阴肾经循行及常用腧穴图

【主治概要】本经主治妇科、前阴、肾、肺、咽喉病证，以及本经循行部位的病变。本经单侧 27 穴，首穴涌泉，末穴俞府。

【常用腧穴】

1. 涌泉（Yǒngquán）

定位：在足底部，卷足时足底前凹陷中，当足底（去趾）正中线前 1/3 与后 2/3 交点处（图 14-9）。

功能：开窍，泻热，醒神。

主治：晕厥，中暑，小儿惊风，癫痫，癔病，小便不利，便秘，足心热痛，头痛，目眩。为急救穴之一。

操作：直刺 0.5～1 寸；可灸。

➤ 考点提示：涌泉的定位方法、功能及主治病证。

----

2. 太溪（Tàixī）

定位：在内踝尖与跟腱之间的凹陷处（图 14-9）。

功能：滋阴补肾，调理冲任。

主治：月经不调，遗精，阳痿，小便不利，咽痛，齿痛，耳鸣耳聋，头痛眩晕，咳喘，胸痛咯血，腰痛，足跟痛。

操作：直刺 0.5 ～ 1 寸；可灸。

3．照海（Zhàohǎi）

定位：内踝尖下方凹陷处（图 14-9）。

功能：滋阴补肾，利咽安神。

主治：咽喉干痛，梅核气，喑哑，癫痫，失眠，月经不调，赤白带下，阴挺，阴痒，小便频数，癃闭。

操作：直刺 0.5 ～ 0.8 寸；可灸。

（九）手厥阴心包经穴

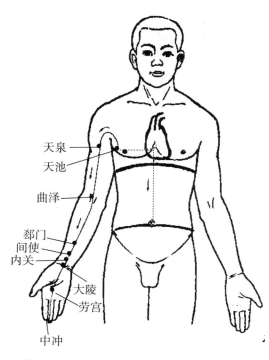

图 14-10　手厥阴心包经循行及常用腧穴图

【经脉循行】起于胸中，属心包，下膈，联络三焦；外行支出于侧胸上部，循行于上肢的中间部，入掌止于中指端；掌中分支止于环指末端（图 14-10）。

【主治概要】本经主治心、胸、胃、神志病证，以及本经循行部位的病变，本经单侧 9 穴，首穴天池，末穴中冲。

【常用腧穴】

1．曲泽（Qūzé）

定位：在肘横纹中，当肱二头肌腱的尺侧缘（图 14-10）。

功能：清热宁心，降逆止呕。

主治：心痛，心悸，胃痛，呕吐，泄泻，热病，肘臂疼痛。

操作：直刺 0.8 ～ 1 寸，或点刺出血；可灸。

2．内关（Nèiguān）

定位：仰掌，腕横纹上 2 寸，在桡侧腕屈肌腱与掌长肌腱之间（图 14-10）。

功能：宁心安神，理气止痛。

主治：心痛，心悸，胸闷，胸痛，胃痛，呕吐，呃逆，癫痫，热病，上肢痹痛，偏瘫，失眠，眩晕，偏头痛。

操作：直刺 0.5 ～ 1 寸；可灸。

> 考点提示：内关的定位方法、功能及主治病证。

（十）手少阳三焦经穴

【经脉循行】起于环指末端，循行于上肢外侧中间部，上肩，经颈部上行联系耳内及耳前后、面颊、目锐眦等部；体腔支从缺盆进入，联系心包、膻中、三焦等（图 14-11）。

【主治概要】本经主治头侧、耳目、咽喉、胸胁病证、热病，以及本经循行部位的病变。本经单侧 23 穴，首穴关冲，末穴丝竹空。

【常用腧穴】

1．中渚（Zhōngzhǔ）

定位：握拳，在手背第四、五掌骨小头后缘凹陷处（图 14-11）。

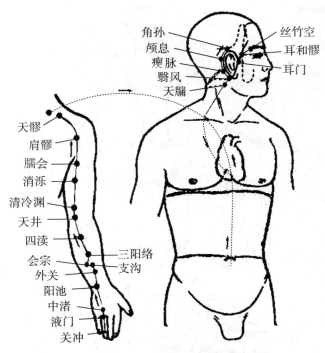

图 14-11 手少阳三焦经循行及常用腧穴图

功能：聪耳明目，清热止痛。

主治：头痛，目赤，耳鸣耳聋，咽喉肿痛，热病，手指不能屈伸。

操作：直刺 0.3 ～ 0.5 寸；可灸。

2. 外关（Wàiguān）

定位：在腕背横纹上 2 寸，当尺、桡骨之间（图 14-11）。

功能：清热消肿，通经止痛。

主治：热病，头痛，颊肿，耳鸣耳聋，目赤肿痛，胁痛，上肢痹痛。

操作：直刺 0.5 ～ 1 寸；可灸。

3. 翳风（Yìfēng）

定位：在耳垂后方，当乳突与下颌角之间的凹陷处（图 14-11）。

功能：散风活络，聪耳启闭。

主治：耳鸣，耳聋，口眼㖞斜，牙关紧闭，齿痛，颊肿，瘰疬。

操作：直刺 0.8 ～ 1.2 寸；可灸。

（十一）足少阳胆经穴

【经脉循行】起于目外眦，向上到达额角，向后行至耳后（风池），经颈、肩部后下入缺盆；耳部支脉从耳后进入耳中，出走耳前，到目外眦后方；外眦部支脉，从外眦部分出，下走大迎，上达目眶下，下行经颊车，由颈部向下会合前脉于缺盆；从缺盆部发出内行支进入胸中，通过横膈，联系肝胆，经胁肋内，下达腹股沟动脉部，再经过外阴毛际，横行入髋关节部（环跳）；从缺盆部发出的外行支，下经腋、侧胸、季胁部与前脉会合于髋关节部，再向下沿着大腿外侧、膝外侧、腓骨前、腓骨下段、外踝前至足背，沿足背下行止于第四趾外侧；足背分支止于足大趾（图 14-12）。

【主治概要】本经主治头颞、耳、目、胁肋部疾病，神志病，热病，以及本经循行部位的病变。本经单侧 44 穴，首穴瞳子髎，末穴足窍阴。

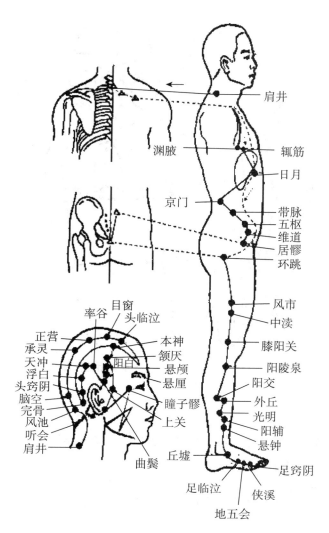

图 14-12   足少阳胆经循行及常用腧穴图

【常用腧穴】

1. 风池（Fēngchí）

定位：枕骨直下，当胸锁乳突肌与斜方肌上端之间的凹陷中（图 14-12）。

功能：祛风解表，清头明目。

主治：头项强痛，眩晕，目赤肿痛，感冒，鼻衄，鼻渊，耳鸣，中风口㖞，癫痫等。

操作：针尖微下，向鼻尖方向刺 0.5～1 寸，深部为延髓，必须严格掌握针刺角度与深度；可灸。

2. 环跳（Huántiào）

定位：侧卧屈股，在股骨大转子最高点与骶管裂孔连线的外 1/3 与内 2/3 交点处（图 14-12）。

功能：祛风湿，利腰腿。

主治：下肢风湿痹痛，瘫痪，腰胯痛，膝胫痛。

操作：直刺 2～3 寸；可灸。

➤ 考点提示：环跳的定位方法、功能及主治病证。

3．阳陵泉（Yánglíngquán）

定位：腓骨小头前下方凹陷处（图 14-12）。

功能：清肝利胆，舒筋活络。

主治：胁痛，口苦，呕吐，黄疸，半身不遂，下肢痿痹，膝肿痛，小儿惊风。

操作：直刺 1 ~ 1.5 寸；可灸。

4．悬钟（Xuánzhōng）（又名绝骨 Juégǔ）

定位：外踝尖上 3 寸，腓骨前缘处（图 14-12）。

功能：通经活络，强筋壮骨。

主治：半身不遂，颈项强痛，胸胁胀满，足痉挛痛，脚气。

操作：直刺 0.8 ~ 1 寸；可灸。

（十二）足厥阴肝经穴

【经脉循行】起于足大趾外侧，经足背、内踝前上行于大腿内侧，联系阴部，入体腔联系于胃、肝、胆、膈、胁肋，经咽喉上联目系，上行出于额部，与督脉交会于巅顶部。目系支脉下经颊里，环绕唇内。肝部支脉上膈，注于肺中（图 14-13）。

【主治概要】本经主治肝病、妇科、前阴疾患，以及本经循行部位的病变。本经单侧 14 穴，首穴大敦，末穴期门。

【常用腧穴】

1．太冲（Tàichōng）

定位：在足背，第一、二跖骨结合部前方凹陷处（图 14-13）。

功能：平肝镇惊，泄热理血。

主治：头痛，眩晕，目赤肿痛，口喎，胁痛，遗尿，疝气，崩漏，月经不调，癫痫，小儿惊风，下肢痿痹。

操作：直刺 0.5 ~ 0.8 寸；可灸。

2．曲泉（Qūquán）

定位：屈膝，在膝关节内侧纹头上方凹陷中（图 14-13）。

功能：清热利湿，调理下焦。

主治：腹痛，小便不利，遗精，阴痒，月经不调，痛经，带下，膝痛。

操作：直刺 1 ~ 1.5 寸；可灸。

（十三）任脉穴

【经脉循行】起于小腹内，下出会阴部，向前上行于阴毛部，在腹内沿前正中线上行，经关元等穴至咽喉部，再上行环绕口唇，经过面部，进入目眶下，联系于目（图 14-14）。

【主治概要】本经主治腹、胸、颈、头面及相应内脏的病证。本经为正中单穴，共 24 穴，首穴会阴，末穴承浆。

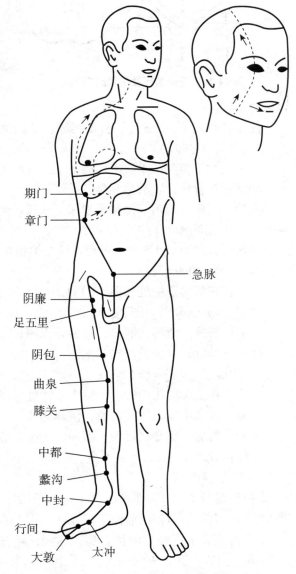

期门
章门
急脉
阴廉
足五里
阴包
曲泉
膝关
中都
蠡沟
中封
行间
大敦　太冲

图 14-13　足厥阴肝经循行及常用腧穴图

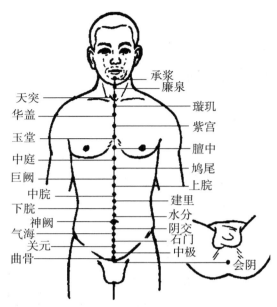

图 14-14　任脉循行及常用腧穴图

【常用腧穴】

1．中极（Zhōngjí）

定位：在下腹前正中线上，脐下 4 寸处（图 14-14）。

功能：补肾培元，清热利湿。

主治：小便不利，遗尿，疝气，遗精，阳痿，月经不调，崩漏，带下，阴挺，不孕。

操作：直刺 0.5 ～ 1 寸，孕妇不宜针，针前排尿；可灸。

2．关元（Guānyuán）

定位：在下腹前正中线上，脐下 3 寸处（图 14-14）。

功能：补肾培元，清热利湿。

主治：遗尿，小便频数，尿闭，遗精，阳痿，疝气，月经不调，带下，不孕，泄泻，腹痛，中风脱证，虚劳羸瘦等。本穴有强壮作用，为保健要穴。

操作：直刺 1 ～ 1.5 寸，针前排尿。孕妇慎用。可灸。

3．气海（Qìhǎi）

定位：在下腹前正中线上，脐下 1.5 寸处（图 14-14）。

功能：补肾培元，清热利湿。

主治：腹痛，泄泻，便秘，遗尿，疝气，遗精，阳痿，月经不调，经闭，崩漏，虚脱，形体羸瘦。本穴有强壮作用，为保健要穴。

操作：直刺 1 ～ 1.5 寸；可灸。孕妇慎用。

4．神阙（Shénquè）

定位：在脐窝正中处（图 14-14）。

功能：培元固本，开窍复苏。

主治：腹痛，泄泻，脱肛，水肿，虚脱。

操作：禁针；可灸，严禁起泡。

5．中脘（Zhōngwǎn）

定位：在上腹前正中线上，脐上 4 寸处（图 14-14）。

功能：调理中焦，行气活血，清热化滞。

主治：胃痛，呕吐，吞酸，呃逆，腹胀，泄泻，黄疸，癫狂。

操作：直刺 1 ～ 1.5 寸；可灸。

（十四）督脉穴

【经脉循行】起于小腹内，下出于会阴部，向后、向上行于脊柱的内部，上达项后风府，进入脑内，上行巅顶，沿前额下行鼻柱，止于上唇内龈交穴（图 14-15）。

【主治概要】本经主治神志病，热病，腰背、头项及相应内脏的病证。本经为正中单穴，共 28 穴，首穴长强，末穴龈交。

【常用腧穴】

1．腰阳关（Yāoyángguān）

定位：在后正中线上，第四腰椎棘突下（图 14-15）。

功能：壮腰补肾，疏利关节。

主治：月经不调，遗精，阳痿，腰骶痛，下肢痿痹。

操作：向上斜刺 0.5 ～ 1 寸；可灸。

2．命门（Mìngmén）

定位：在后正中线上，第二腰椎棘突下（图 14-15）。

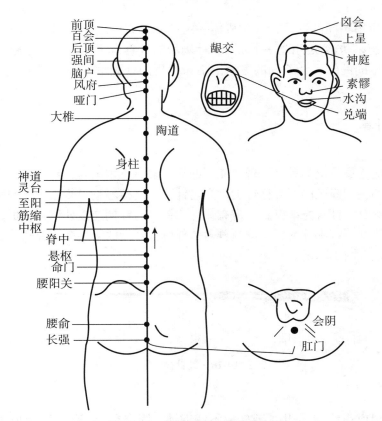

图 14-15　督脉循行及常用腧穴图

功能：培元固本，强健腰膝。

主治：阳痿，遗精，带下，月经不调，泄泻，腰脊强痛，手足逆冷。

操作：向上斜刺 0.5 ～ 1 寸；可灸。

3．大椎（Dàzhuī）

定位：在后正中线上，第七颈椎棘突下（图 14-15）。

功能：疏风解表，清热通里。

主治：热病，疟疾，咳喘，骨蒸盗汗，癫痫，头痛项强，肩背痛，腰脊强痛。

操作：向上斜刺 0.5 ～ 1 寸；可灸。

4．百会（Bǎihuì）

定位：在头部，当前发际正中直上 5 寸，或两耳尖连线的中点处（图 14-15）。

功能：开窍醒脑，回阳固脱。

主治：头痛，眩晕，中风失语，癫狂，脱肛，泄泻，阴挺，健忘，不寐。

操作：平刺 0.5 ～ 0.8 寸；可灸。

5．水沟（Shuǐgōu）

定位：在鼻下人中沟上 1/3 与下 2/3 交点处（图 14-15）。

功能：清热开窍，回阳救逆。

主治：昏迷，晕厥，癫狂，痫证，小儿惊风，口角㖞斜，牙关紧闭，腰脊强痛等。为急救要穴。

操作：向上斜刺 0.3 ～ 0.5 寸，或用指甲按掐。

第二节　针　刺　法

针刺法是指应用不同的针具，针刺机体一定的腧穴，并运用不同的手法，以激发经络之气，调整机体平衡，防治疾病的一种方法。针刺用的针具有多种，可根据施术部位的不同和病情需要，选用不同的针具和不同的方法。临床常用的针刺法有毫针刺法、皮肤针法、三棱针法等。

一、常用针具

（一）毫针

毫针是临床应用最广泛的针具，现在使用的毫针多以不锈钢为材料制成。毫针的结构可分为五个部分：针的尖端锋锐的部分称针尖，亦名针芒，是接触腧穴刺入机体的前锋；针尖与针柄之间部分称为针身，针身光滑挺直，富有弹性；针身与针柄连接处称为针根；以铜丝或铝丝呈螺旋形紧密缠绕的一端称针柄，是持针着力的部位；针柄的末端多缠成圆筒状称针尾，是温针装置艾绒的部位（图 14-16）。

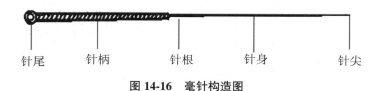

针尾　　针柄　　　针根　　　针身　　　　针尖

图 14-16　毫针构造图

（二）皮肤针

皮肤针又称"梅花针"，是用 5 或 7 枚不锈钢针，固定在针柄的一端而成（图 14-17），用它在一定部位的皮肤上进行叩刺。临床多用于失眠、头痛、斑秃、中风后遗症、胃肠病、皮肤病等病证。

（三）三棱针

三棱针由不锈钢制成，长 2 ～ 3 寸，是一种柄粗而圆，针身呈三棱形，针尖锋利的针具（图 14-18）。一般应用于点刺或点刺放血，临床适用于实证、热证、瘀血病证等。点刺出血时手法宜轻、宜浅、宜快，出血不宜过多。注意无菌操作，以防感染。

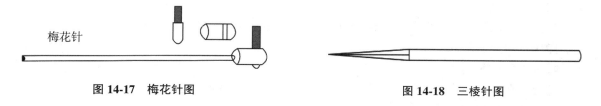

梅花针

图 14-17　梅花针图

图 14-18　三棱针图

二、针刺前的准备

（一）选择针具

针刺前，根据患者的性别、年龄、形体胖瘦、体质强弱、病情虚实、病变部位的表里浅深和所选腧穴的具体部位，选择长短、粗细适宜的针具。如男性、形胖、体壮且病位较深者，可选稍粗、稍长的毫针；若为女性、形瘦、体弱而病位较浅者，就应选择较细、较短的针具。毫针应以针柄无松动，针身挺直、光滑、坚韧而富有弹性，针尖锐利者为好。如针身有缺损或伤痕明显者，应剔除不用。

（二）选择体位

针刺时，患者体位是否合适，对于能否正确取穴和进行针刺操作有一定的影响。选择正确体位对防止针刺意外情况的发生也是一个有利的措施。因此，选择体位应以医生能正确取穴，便于操作，患者体位舒适并能持久为原则。可以根据选穴不同而取仰卧、俯卧、侧卧和仰靠坐、伏俯坐、侧伏坐等体位，尽可能采取卧位，以防止发生晕针和其他意外。

（三）消毒

针刺前必须做好消毒工作，包括针具消毒、医生手指和施术部位的消毒。针具可采用高压或煮沸消毒法，亦可放在 75% 的乙醇内浸泡 30 min 取出擦干备用。医生的手指和施术部位用 75% 酒精棉球擦拭消毒。

（四）医生态度

医生对初诊患者应耐心介绍针刺的常识，以消除其恐惧心理，取得患者的主动配合，更好地发挥针灸的治疗作用。

三、毫针刺法

（一）进针法

进针法是把针刺入肌肤内的操作方法，进针时，一般多为双手协作、相互配合。大多以右手持针（称为刺手），用拇、示两指挟持针柄，用中指抵住针身，运用指力使针尖快速透入皮肤，再捻转刺向深层。同时运用左手辅助（称为押手），以固定穴位，扶托针身，减少进针疼痛。临床常用的进针方法有以下几种：

1. 指切进针法　用左手拇指或示指端切按在穴位旁，右手持针，紧靠指甲面刺入皮肤，适用于短针的进针（图 14-19）。

2. 挟持进针法　用左手拇、示两指持捏消毒干棉球，夹住针身下端，露出针尖，将针固定在穴位上，右手持针柄，使针垂直，进针时右手用力下压，左手拇指和示指同时用力，协助右手将针刺入腧穴。此法是双手同时用力，适用于长针的进针（图 14-20）。

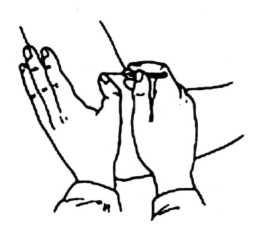

图 14-19　指切进针法

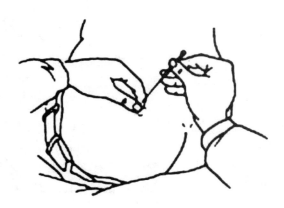

图 14-20　挟持进针法

3. 提捏进针法　左手拇、示两指将针刺部位的皮肤捏起，右手持针从捏起部的上端刺入，适用于皮肉浅薄部位的进针（图 14-21）。

4. 舒张进针法　左手拇、示两指将针刺部位的皮肤向两侧撑开，使之绷紧，右手将针刺入，适用于皮肤松弛或有皱纹部位的进针（图 14-22）。

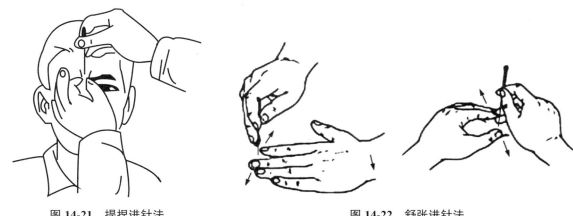

图 14-21　提捏进针法　　　　　　　　图 14-22　舒张进针法

（二）针刺的角度和深度

正确掌握针刺的角度和深度，是获得针感、提高疗效、防止针刺意外事故发生的重要环节。临床上所取腧穴的针刺角度和深度，要根据施术部位、病情需要以及患者的体质强弱、体形胖瘦、年龄大小等具体情况而定。

1．针刺的角度　针刺的角度是指进针时针身与皮肤表面所构成的夹角。其角度的大小主要根据腧穴所在部位的解剖特点和治疗要求而定。一般分直刺、斜刺、平刺三种（图 14-23）。

（1）直刺：即针身与皮肤表面呈 90° 角垂直刺入。常用于肌肉较丰厚的腰、臀、腹、四肢等部位的腧穴。

（2）斜刺：即针身与皮肤表面呈 45° 角左右倾斜刺入。适用于肌肉浅薄处或内有重要脏器的部位，如胸、背及某些关节部的腧穴。

（3）平刺：又称"沿皮刺""横刺"。即针身与皮肤表面呈 15° 角左右沿皮刺入。适用于肌肉特别浅薄处，如头面部、胸骨部的腧穴，有时在透穴刺法时也用平刺。

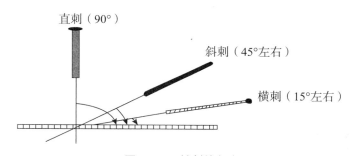

直刺（90°）

斜刺（45°左右）

横刺（15°左右）

图 14-23　针刺的角度

2．针刺的深度　针刺的深度是指针身刺入皮肉内的深度。一般以既有针感又不伤及脏器为原则。临床应用时，应根据患者的年龄、体质、部位、病情灵活掌握。年老体弱或小儿宜浅刺，年青体壮者可深刺；体瘦者宜浅刺；体胖者宜深刺；头面及胸背部宜浅刺，四肢及臀腹部可深刺；病在表、阳证、新病者宜浅刺，病在里、阴证、久病者宜深刺。

（三）行针与得气

1．行针　指将针刺入腧穴后，为了取得针感、调节针感和进行补泻而施行的各种针刺手法，又称运针。行针手法很多，常用的一般分为基本手法和辅助手法两类。

（1）基本手法：基本手法是针刺的基本动作。

1）提插法：指针刺进一定深度后，以右手拇、示指捏住针柄，中指协同，将针在腧穴内进行反复上下提插的操作方法（图 14-24）。提插幅度的大小、频率的快慢以及操作时间的长

短，应根据患者的体质、病情和腧穴的部位及医者要达到的目的灵活掌握。一般提插幅度以
1～1.5 cm 为宜。此法多适用于四肢的腧穴。

2）捻转法：即将针刺入一定深度后，以右手拇、示指捏住针柄，来回捻动（图 14-25）。
捻转的幅度一般掌握在 180°～360°。

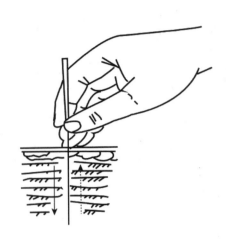
图 14-24　提插法

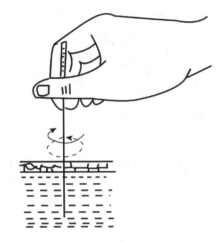
图 14-25　捻转法

➤ 考点提示：针刺的基本动作主要包括提插法和捻转法。

（2）辅助手法：是在行针基本手法基础上，辅佐施术的方法。

1）刮柄法：是将针刺入腧穴一定深度后，用拇指指腹抵住针尾，以示指或中指指甲轻刮
针柄（图 14-26）。此法可加强针感和促使针感的扩散。

2）弹柄法：是将针刺入腧穴一定深度后，用手指轻弹针尾，使针体轻微震动，以增强针
感（图 14-27）。

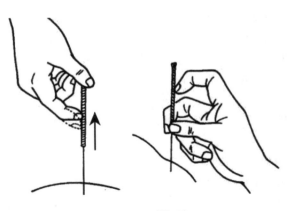
图 14-26　刮柄法

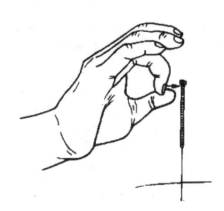
图 14-27　弹柄法

3）震颤法：将针刺入腧穴一定深度后，用右手拇、示、中指捏住针柄，作小幅度、快频
率的提插捻转动作，使针身发生轻微震颤，以增强针感。

2. 得气　行针后，针刺部位产生的经气感应，称为"得气"，也称"针感"，即患者在针
刺部位产生酸、麻、胀、重的感觉，医生指下亦有沉紧的反应。针刺得气与否是治疗效果的关

键，一般得气迅速，疗效好；得气缓慢，疗效差；如不得气，则可能无效。因此，在针刺过程中如得气较慢或不得气时，应及时检查针刺的角度、深度和取穴是否准确，手法是否恰当，并及时予以调整，或采用行针催气、留针候气等方法促使针下得气。

（四）针刺补泻

针刺补泻是根据"实则泻之，虚则补之"的理论而确立的两种不同的治疗原则和方法。凡能鼓舞人体正气，使低下的功能恢复旺盛的方法称补法；凡能疏泻病邪，使亢进的功能恢复正常的称泻法。运用适当的针刺手法刺激腧穴，激发经气以补虚泻实，从而调整人体脏腑经络功能，促使阴阳平衡协调而恢复健康。

1. 提插补泻　针下得气后，先浅后深，重插轻提，幅度小，频率慢，时间短，为补法；先深后浅，轻插重提，幅度大，频率快，时间长，为泻法。

2. 捻转补泻　针下得气后，捻转幅度小，用力轻，频率慢，时间短，为补法；捻转幅度大，用力重，频率快，时间长，为泻法。

3. 疾徐补泻　进针慢，少捻转，出针快，为补法；进针快，多捻转，出针慢，为泻法。

4. 呼吸补泻　呼气时进针，吸气时出针，为补法；吸气时进针，呼气时出针，为泻法。

5. 平补平泻　针刺得气后均匀地提插、捻转后即可出针。

（五）留针与出针

1. 留针　行针施术后，将针留置于穴内称为留针。其目的是便于间歇行针或持续行针。一般病证，针刺得气并施以适当的补泻手法后，即可出针，或酌情留针 15 ~ 30 min。但对一些慢性、顽固性、疼痛性、痉挛性病证，可适当延长留针时间，以便在留针过程中间歇行针，以增强疗效。

2. 出针　行针施术完毕或留针后，将针拔出。出针时，以左手持消毒棉球按压针孔周围皮肤，右手持针轻微捻转，将针退到皮下，迅速出针，再用消毒棉球按压针孔，防止出血。出针后检查针数，防止漏针。

（六）针刺意外及其处理

1. 晕针　在针刺过程中，患者突然出现头晕目眩，胸闷心慌，面色苍白，身出冷汗，甚则晕厥，称为晕针。多因患者精神紧张，或体质虚弱，或饥饿疲劳，或体位不当，或医生手法过重所致。出现晕针时，应立即停止针刺，并将针取出，让患者平卧，头部放低，注意保暖。轻者静卧片刻，并给予温开水或糖开水后即可恢复。重者用拇指掐或针刺人中、合谷、足三里、内关，灸百会、关元等穴，必要时配合其他急救措施。

晕针应注重于预防。首先消除患者的思想顾虑和精神紧张，勿于患者饥饿和疲劳的情况下针刺，针刺时手法宜轻，选穴宜少。针刺过程中，医生应随时注意观察患者的表情、面色，询问感觉，以便及时发现，及时处理。

2. 滞针　行针时医者感觉针下紧涩，提插、捻转、出针困难，且患者感觉局部疼痛剧烈，称为滞针。多因患者精神紧张，局部肌肉强烈收缩，或行针手法不当，向单一方向捻针太过，使肌纤维缠绕针身所致。出现滞针应根据不同原因予以处理。因肌肉强烈收缩而致者，可在局部按摩，或在针刺附近再刺一针，以缓解痉挛；若因行针不当而致者，可向相反方向将针捻回，待针松动后即可出针。

预防滞针，应对初诊患者针前做好解释工作，同时针刺手法要轻巧，捻转幅度不要太大，更不宜单向捻转。

3. 弯针　是指针身在体内形成弯曲。多由于患者在留针过程中移动了体位，或医生进针手法不熟练用力过猛所致。出现弯针时，可见到针柄改变了原来的刺入方向或角度，此时不得再行提插捻转，应顺着弯曲的方向，慢慢将针取出，如因体位改变而致，应先慢慢恢复原来体位，待局部肌肉放松后再缓缓退针。切忌强行拔针，以免将针断入体内。医者施术手法熟练、轻巧，患者体位舒适，留针时注意不改变体位，可避免弯针的发生。

4. 血肿　是指针刺部位出现的皮下出血而引起的肿痛。其原因是针尖弯曲带钩刺破血管所致。血肿较轻者一般不必处理，可自行消退。若肿痛较重，青紫面积较大，可先做冷敷止血后，再做热敷，促使局部瘀血消散。为预防血肿，针前应仔细检查针具，避开血管进针，切忌用力捣针，出针时立即用消毒干棉球按压针孔。

> ➢ 考点提示：针刺意外及意外发生时的处理。

四、皮肤针法

（一）概述

皮肤针的治疗是着眼于经络皮部，而不局限于穴位，十二皮部与经络脏腑有密切联系，《素问·皮部论》曰："凡十二经络脉者，皮之部也。是故百病之始生也，必先于皮毛。"故运用皮肤针叩击皮部，可以通过皮肤-孙络-络脉和经脉，起到调整脏腑虚实，调和气血，通经活络，促使肌体功能恢复正常，从而达到防治疾病的目的。

（二）操作方法

1. 持针方法　右手握住针柄，以环指和小指将针柄末端固定于手掌小鱼际处，针柄末端露出 2～3 cm，再以中指和拇指挟持针柄，食指按于针柄中段上面。这样可以充分、灵活运用手腕的弹力。

2. 叩刺部位　皮肤针的叩刺部位分为循经叩刺、穴位叩刺和局部叩刺三种。

（1）循经叩刺：是指循着经脉进行叩刺的一种方法，常用于项背腰骶部的督脉和足太阳膀胱经；其次是四肢肘膝以下经络，可治疗各相应脏腑经络的疾病。

（2）穴位叩刺：是指在穴位上进行叩刺的一种方法，主要是根据穴位的主治作用，选择适当的穴位予以叩刺治疗，临床常用的是各种特定穴、华佗夹脊穴、阿是穴等。

（3）局部叩刺：是指在患部进行叩刺的一种方法，如扭伤后局部的瘀肿疼痛及顽癣等，可在局部进行围刺或散刺。

3. 刺激强度与疗程　刺激的强度，是根据刺激的部位、患者的体质和病情的不同而决定的，一般分轻、中、重三种。叩刺治疗，每日或隔日 1 次，10 次为 1 疗程，疗程间可间隔3～5 日。

（1）轻刺激：腕力轻，针体低抬，节奏轻快，被叩刺局部皮肤略有潮红。轻刺法适用于头面部、老人、儿童、身体虚弱及对疼痛敏感者。

（2）中刺激：介于轻、重刺激之间，被叩刺的局部皮肤发红，但无出血。中等度刺法适应于一般疾病和多数患者，除头面等肌肉浅薄处外，大部分均可用此法。

（3）重刺激：腕力重，针体高抬，节奏较慢，被叩刺的局部皮肤明显发红和微量出血。重刺法适用于胸背、四肢、壮年体强、实证患者及痛觉不灵敏者。

（三）适应范围

皮肤针的适应范围较广，可用于头痛、肋痛、背腰痛、皮肤麻木、神经性皮炎、斑秃、顽癣、近视、胃肠病、高血压、失眠、痛经、遗尿、阳痿、遗精等多种疾病。

（四）注意事项

（1）注意检查针具，当发现针尖钩曲或缺损、针锋参差不齐者，须及时修理。

（2）叩刺时针尖必须垂直而下，避免斜、钩、挑，以减少疼痛。

（3）针具及叩刺部位应注意消毒，重刺后如有出血者应再用酒精棉球擦拭并保持局部清洁，防止感染。局部皮肤有溃疡或破损处不宜使用皮肤针叩刺。

五、三棱针法

（一）概述

用三棱针刺破人体的一定部位，放出少量血液，达到治疗疾病目的的方法，称为三棱针法。古人称之为"刺络法"，现代称为"放血疗法"。

（二）操作方法

三棱针的针刺方法一般分为点刺法、散刺法、刺络法、挑刺法四种。

1．点刺法（速刺法）　针刺前，在预定针刺部位上下用左手拇食指向针刺处推按，使血液积聚于针刺部位，继之用 2% 碘酒棉球消毒，再用 75% 酒精棉球脱碘，针刺时左手拇、示、中三指捏紧被刺部位，右手持针，用拇、示两指捏住针柄，中指指腹紧靠针身下端，针尖露出 3 ～ 5 mm。对准已消毒的部位，刺入 3 ～ 5 mm 深，随即将针迅速退出，轻轻挤压针孔周围，使出血少许，然后用消毒棉球按压针孔（图 14-28）。此法多用于指、趾末端的十宣、十二井穴和耳尖及头面部的攒竹、太阳等穴。

2．散刺法　又称豹纹刺，是对病变局部周围进行点刺的一种方法。根据病变部位大小的不同，可刺 10 ～ 20 针以上，由病变外缘环形向中心点刺，以促使瘀血或水肿得以排除，达到祛瘀生新、通经活络的目的。此法多用于局部瘀血、血肿或水肿、顽癣等（图 14-29）。

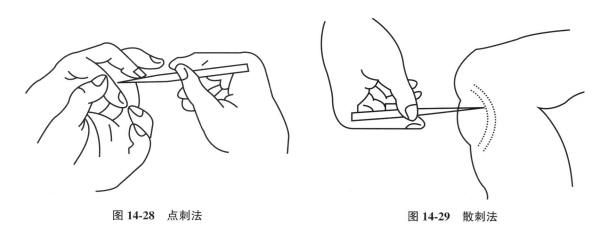

图 14-28　点刺法　　　　　　　　　　　　图 14-29　散刺法

3．刺络法　先用带子或橡皮管，结扎在针刺部位上端（近心端），然后迅速消毒。针刺时左手拇指压在被针刺部位下端，右手持三棱针对准针刺部位的静脉，刺入脉中 2 ～ 3 mm，立即将针退出，使其流出少量血液，出血停后，再用消毒棉球按压针孔。当出血时，也可轻轻按压静脉上端，以助瘀血外出，毒邪得泻。此法多用于曲泽、委中等穴，治疗急性吐泻、中暑、发热等（图 14-30）。

4．挑刺法　用左手按压施术部位两侧，或捏起皮肤，使皮肤固定，右手持针迅速刺入皮肤 1 ～ 2 mm，随即将针身倾斜挑破皮肤，使之出少量血液或少量黏液。也有再刺入 5 mm 左右深，将针身倾斜并使针尖轻轻挑起，挑断皮下部分纤维组织，然后出针，覆盖敷料。此法常用于肩周炎、胃痛、颈椎病、失眠、支气管哮喘、血管神经性头痛等（图 14-31）。

（三）适应范围

三棱针放血疗法具有通经活络、开窍泻热、消肿止痛等作用。其适应范围较为广泛，凡各种实证、热证、瘀血、疼痛等均可应用。较常用于某些急症和慢性病，如昏厥、高热、中暑、中风闭证、咽喉肿痛、目赤肿痛、顽癣、疔痈初起，扭挫伤、痄证、痔疮、顽痹、头痛、丹毒指（趾）麻木等。

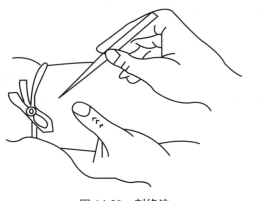

图 14-30　刺络法

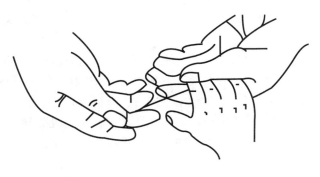

图 14-31　挑刺法

（四）注意事项

（1）对患者要做必要的解释工作，以消除其思想顾虑。

（2）严格消毒，防止感染。

（3）点刺时手法宜轻、稳、准、快，不可用力过猛，防止刺入过深，创伤过大，损害其他组织。一般出血不宜过多，切勿伤及动脉。

（4）体质虚弱者、孕妇、产后及有出血倾向者，均不宜使用本法。注意患者体位要舒适，谨防晕针。

第三节　灸　法

灸法是用艾绒或其他药物放置在体表的腧穴或部位上烧灼、温熨，借灸火的热力和药物的作用，通过经络的传导，达到治病防病目的的一种方法。施灸的原材料主要是艾，用干燥的艾叶捣成艾绒，然后做成艾条或艾炷使用。艾绒气味芳香，辛温易燃，火力温和、持久，易于深透肌肉，而发挥治疗作用。

一、灸法的作用及适应证

灸法是一种温热刺激，对虚寒证效果好。其作用及适应证如下：

1. 温经散寒，舒筋活络　适用于寒湿痹证所致的肢体麻木酸痛。

2. 升提中气，扶阳固脱　适用于中气下陷所致的胃下垂、子宫脱垂、久泻脱肛以及阳气虚脱所致的昏厥、休克等。

3. 温养气血，扶羸补虚　适用于体质虚弱所致的头昏、乏力、乳少、经闭、阳痿等症。

4. 温中散寒，消瘀散结　适用于寒邪所致的胃痛、腹痛、吐泻以及外科皮下阴性肿块、痰核、瘘管等。

5. 预防疾病，保健强身　常灸关元、气海、足三里、中脘等穴，能鼓舞人体正气，增强抗病能力，起到防病保健作用。

➤ 考点提示：灸法的作用及适应证。

二、常用灸法

（一）艾炷灸

将艾绒放在平板上，用拇、示、中三指捏成上小下大的圆锥状。大者如半个枣核，小者如麦粒。燃烧一个艾炷称为一壮。艾炷灸可分为直接灸和间接灸两种。

1．直接灸　将艾炷直接放在腧穴上点燃施灸（图14-32）。直接灸又分为瘢痕灸和无瘢痕灸。

（1）瘢痕灸：又称化脓灸。用大蒜捣汁涂敷施灸部，上置艾炷点燃，待艾炷燃尽，除去灰烬，继续加炷再灸。一般灸5～10壮，使局部皮肤灼伤，起泡化脓，4～5周后灸疮自愈，留下瘢痕。此法一般用于慢性、顽固性病症，施灸前必须征得患者同意。

（2）无瘢痕灸：又称非化脓灸。施灸处先涂以少量凡士林，上置艾炷点燃，待患者感到灼痛时，即移去未燃尽的艾炷，更换艾炷再灸。一般灸3～5壮，以局部皮肤充血、红润为度。

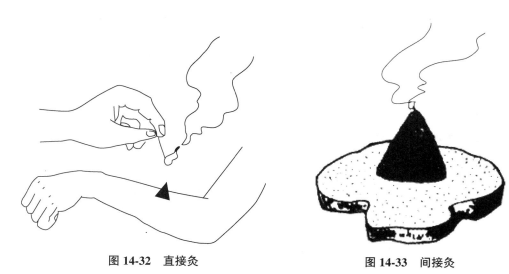

图 14-32　直接灸　　　　　　　　　图 14-33　间接灸

2．间接灸　即在艾炷与皮肤之间加一层间隔物，常用的间隔物有姜、蒜、盐、药饼等（图14-33），艾炷的热力通过间隔物作用于施灸部位，以此增强疗效。

（1）隔姜灸：将鲜姜切成约0.3 cm厚的薄片，中间用针刺数孔后置于施术部位，上面放艾炷点燃灸之，当患者感觉灼痛时，换炷再灸，一般灸3～7壮，以局部皮肤红润为度（图14-34）。适用于虚寒性疾患。

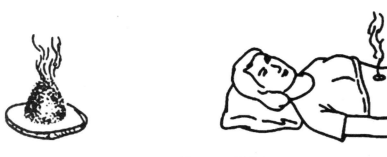

图 14-34　隔姜灸

（2）隔蒜灸：将鲜大蒜切成约0.3 cm的薄片，灸法同上。适用于痈疽初起、毒虫咬伤、肺痨等。

（3）隔盐灸：用纯净的细食盐填平肚脐，上置艾炷施灸。此法有回阳救逆之功，适用于中风脱证、急性腹痛、吐泻、四肢厥冷等症。

（4）隔饼灸：用附子研粉，以黄酒调和成饼为施灸的衬垫物。此法适用于肾阳虚衰的寒冷痼疾。

（二）艾条灸

用桑皮纸将艾绒卷成圆柱形的艾卷，点燃一端，在距离穴位 1 寸左右的高度进行熏烤，灸至局部灼热红晕为度。一般每穴灸 3 ~ 5 min，此法称温和灸（图 14-35）。如将点燃的艾条像鸟雀啄食一样，一上一下移动熏灸，称为雀啄灸（图 14-36）。若将点燃的艾条做左右方向的移动或反复的旋转施灸，称为回旋灸（图 14-37）。

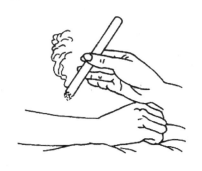

图 14-35 温和灸

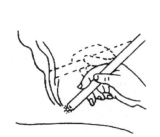

图 14-36 雀啄灸

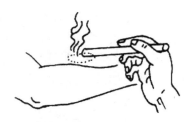

图 14-37 回旋灸

（三）温针灸

温针灸是针刺和艾灸结合使用的一种方法。针刺得气后留针时，将一小团艾绒捏在针柄上，或用一小段艾条穿孔套在针柄上，点燃施灸，使热力通过针身传入穴位深处，适用于既需留针又需艾灸的病证，如寒湿痹证等（图 14-38）。

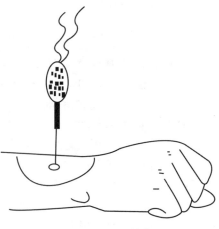

图 14-38 温针灸

> 考点提示：艾炷灸的内容，艾条灸的内容，温针灸的内容。

三、灸法的禁忌及灸治注意事项

（一）灸法的禁忌

（1）内有实热、阴虚发热者，孕妇腹部、腰骶部，皮肤破损处，禁灸穴应禁灸。

（2）颜面、五官和浅表大血管部位，肌腱所在部位，不宜采用瘢痕灸。

（二）灸法注意事项

（1）体位：灸治体位与针刺体位相同，以舒适自然而能持久为原则，以体位平直便于施灸为宜，不能移动，防止艾炷脱落。

（2）施灸顺序：一般是先上后下，先阳后阴。壮数是先少而后多，艾炷是先小而后大。

（3）艾绒和艾条燃尽后应立即除去灰烬，防止烫伤皮肤和烧坏衣物。用过的艾条、残余艾炷等，应装入小口玻璃瓶或铁筒内，以防复燃。

（4）施灸后局部皮肤出现微红灼热，属正常情况，无须处理。若灸后局部起泡，小泡可自行吸收，水泡较大者，可用消毒毫针刺破基底部，放出水液，或用消毒注射器抽取水液，涂以甲紫，用消毒纱布覆盖，防止感染。

> 考点提示：灸法的使用禁忌及注意事项。

第四节　拔　罐

拔罐法，古称角法或角吸法，又称吸筒法，民间俗称拔火罐。是一种以罐作工具，借助热力排除其中的空气，造成负压，使之吸附于腧穴或应拔部位的体表，产生温热刺激并造成瘀血现象的一种疗法。

一、拔罐法的作用及适应范围

拔罐法具有温经通络、祛湿逐寒、行气活血及消肿止痛等作用。此法的适应范围较为广泛，一般适用于风湿痹痛，各种神经麻痹，以及一些急慢性痛，如腹痛、背腰痛、痛经、头痛等均可应用，还可用于感冒、咳嗽、哮喘、消化不良、胃脘痛、眩晕等脏腑功能紊乱方面的病证。此外，如丹毒、红丝疔、毒蛇咬伤、疮疡初起未溃等外科疾病亦可用拔罐法。

二、拔罐方法及应用

拔罐的方法有多种，可依其排除罐内的空气，而分为火罐法、水罐法、抽气罐法。

（一）操作方法

1．火罐法

（1）闪火法：用镊子或止血钳挟住燃烧的酒精棉球，在火罐内壁中段绕一圈后，迅速退出，然后将罐罩在施术部位（图14-39）。此法较安全，不受体位限制，节约棉球，是常用的拔罐方法。但须注意的是，点燃的酒精棉球切勿将罐口烧热以免烫伤皮肤。

（2）投火法：将酒精棉球或纸片点燃后，投入罐内，然后速将火罐罩在施术部位（图14-40）。此法适于侧面横拔，否则会因燃物下落而烧伤皮肤。

（3）贴棉法：用一小方块棉花，略浸酒精压平贴在罐内壁中、下段或罐底，用火柴点燃后，将火罐迅速叩在选定的部位上即可拔住。这种方法须注意棉花浸酒精不易过多，否则燃烧的酒精滴下时，容易烫伤皮肤。

（4）架火法：用一不易燃烧的物体，直径约2～3 cm，放在应拔的部位上，上置小块酒精棉球，点燃后将火罐叩上，这种方法的吸附力也较强。

（5）滴酒法：在火罐内滴入酒精1～3滴，翻倒之使其均匀地布于罐壁，然后点火燃着，迅速将火罐罩在应拔的部位上。这种方法须注意滴入酒精要适量，如过少不易燃着，若过多往

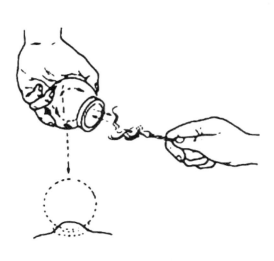

图14-39　闪火法

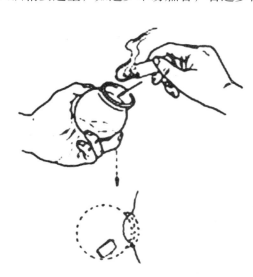

图14-40　投火法

往滴下会灼伤皮肤。

2．水罐法　水罐法一般选用竹罐，也称竹罐疗法。即将竹罐倒置在沸水或药液之中，煮沸 1 ~ 3 min，然后用镊子换住罐底，颠倒提出液面，甩去水液，乘热按在皮肤上，即能吸住。这种方法所用的药液，可根据病情决定，为此也可称煮药拔罐法。

（二）留罐的时间及起罐的方法

1．留罐的时间　上述各种方法，一般留罐 10 ~ 15 min，待拔罐范围部位的皮肤充血、瘀血时，将罐取下。若罐大而吸拔力强时，可适当缩短留罐时间，以免起泡。

2．起罐的方法　起罐时一般先用右手夹住罐体，左手拇指或示指从罐口旁边按压皮肤、使气体进入罐内，即可将罐取下。起罐时的手法一定要轻缓。若罐吸附过强时，切不可硬行上提或旋转生拔，以免损伤皮肤。

（三）各种拔罐法的运用

临床拔罐时，可根据不同的病情，选用不同的拔罐法，常用的有留罐、多罐、闪罐、单罐、推罐、针罐、刺血（刺络）拔罐和药罐等。

1．留罐　留罐又称坐罐，即拔罐后将罐子吸拔留置于施术部位 10 ~ 15 min，然后将罐起下。此法是常用的一种方法。一般疾病均可应用，而且单罐、多罐皆可应用。

2．多罐　多罐适用于病变范围比较广泛的疾病，可根据病情、病位，酌量吸拔数个乃至十几个火罐。如果以成行排列拔罐的，又称排罐法。如在背部背俞穴，常以排罐法吸拔。临床也有按肌肉或脏器的解剖位置的范围。在相应体表部位纵横并列吸拔几个火罐。

3．闪罐　闪罐是将火罐拔住后，又立即取下，再迅速拔上，如此反复多次的拔上取下，取下再拔，直至皮肤潮红为度。这种方法多用于皮肤麻木，疼痛或功能减退等疾病。

4．单罐　单罐用于病变范围较小的疾病。可按病变部位的大小，选用适当口径的火罐，如胃脘痛可在中脘穴处拔罐，臂部痛可在其痛点处拔罐。也就是单独取一处拔罐的方法。

5．推罐　推罐又称为走罐，一般用于面积较大，肌肉丰厚的部位，如腰背部、大腿部等。可选用口径较大的罐，最好用玻璃罐，罐口要平滑，先在罐口或欲拔部位涂一些润滑油或凡士林等。再将罐拔住，然后医者用右手握住火罐，慢慢地向前后左右推移。若向前推动时，罐口后半边着力，前半边略抬起；若向后推动时则前半边着力，后半边略抬起。左手辅助按压于罐子后边皮肤上。这样在皮肤表面左右来回地推动数次，至皮肤潮红为为止。

6．针罐　针罐是将针刺与拔罐相结合应用的一种方法，又称留针拔罐。即先在一定部位上，用毫针针刺，待得气后将针留置于原处，再以针为中心点，将火罐拔上，留置 10 ~ 15 min，然后起罐起针。

7．刺血（刺络）拔罐　刺血（刺络）拔罐也是一种将针刺和拔罐相结合的方法。即在应拔罐部位的皮肤消毒后，先用三棱针点刺出血或用皮肤针叩刺，然后将点燃的火罐吸拔于点刺的部位上，使之出血，以加强刺血（刺络）治疗的作用。刺血的器具亦可用陶瓷片、粗毫针、小针刀、滚刺桶等，依病变部位的大小和出血要求施术。一般针后拔罐留置 10 ~ 15 min，亦可稍长，然后将罐起下，擦净血迹。

8．药罐　药罐是先在抽气罐内盛贮一些药液，约为罐子的1/3 ~ 1/2，常用的如生姜液、辣椒液、两面针酊、风湿酒等，或根据需要配制，然后按抽气罐操作法，抽去空气，使罐吸附在皮肤上。另一种是将配制成的药料装入布袋内扎紧袋口，放入清水煮至适当浓度，再把竹罐投入药液内煮 15 min，使用时按水罐法吸拔在需要的部位上，此法又称煮药拔罐。

三、注意事项

（1）患者要有舒适的体位，应根据不同部位选择不同口径的火罐。注意选择肌肉丰满，富有弹性，无毛发和骨骼凹凸的部位，以防掉罐。拔罐动作要做到稳、准、快。

（2）皮肤有溃疡、水肿及大血管的部位不宜拔罐；高热抽搐者，不宜拔罐；孕妇的腹部和腰骶部也不宜拔罐。

（3）常有自发性出血和损伤性出血不止的患者，不宜使用拔罐法。

（4）如出现烫伤，小水泡可不必处理，任其自然吸收；如水泡较大或皮肤有破损，应先用消毒针刺破水泡，放出水液，或用注射器抽出水液，然后涂以甲紫，并以纱包敷，保护创口。

第五节 推 拿

推拿疗法是运用医护人员的双手，在病员身上推穴道，循经络，并结合有关部位进行按摩，使机体内部产生发散、宣通、补泻等作用，从而达到散寒止痛、健脾与胃、消积导滞、疏通经络、滑利关节、强筋壮骨、扶正祛邪等的目的。治疗发热畏寒头痛、咳嗽气喘、腹胀泄泻、脘痛纳呆、痿证、痹证、跌打损伤、筋骨不利等病症。

一、常用推拿手法

（一）摆动类手法

以指或掌、腕关节做协调的连续摆动的手法，称为摆动类手法。该类手法包括一指禅推法、滚法、揉法等。

1．一指禅推法

（1）定义：以拇指指端、罗纹面或偏峰着力于人体的一定部位或穴位上，以肘为支点，以前臂摆动带动腕部、拇指关节作屈伸动作的一种推拿手法（图14-41）。

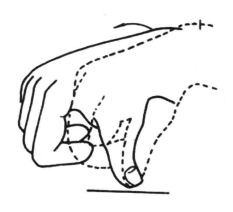 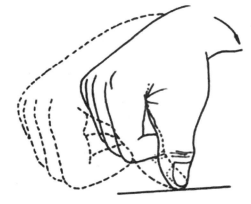

腕部向外摆动　　　　　　　　　　　　　　　　　腕部向内摆动

图14-41　一指禅推法

（2）动作要领：一指禅推法动作要领可归纳为"沉肩、垂肘、悬腕、指实、掌虚"十字诀；吸定部位是拇指指端、罗纹面或偏峰；操作技能是：术者手握空拳，拇指自然伸直，并盖住拳眼（使拇指对着示指第二节处），用拇指端或罗纹面着力于治疗部位，肘关节低于腕关节，肘为支点，前臂摆动带动腕关节和拇指关节屈伸动作，摆动时前臂尺侧要低于桡侧。频率每分钟120～160次；压力轻重要适宜，摆动时幅度要均匀，动作要灵活，紧推慢移。

2．滚法

（1）定义：以小鱼际侧部或掌指关节部附着于人体的一定部位上，通过腕关节的屈伸动作及前臂的旋转运动，连续往返活动的一种推拿手法（图14-42）。

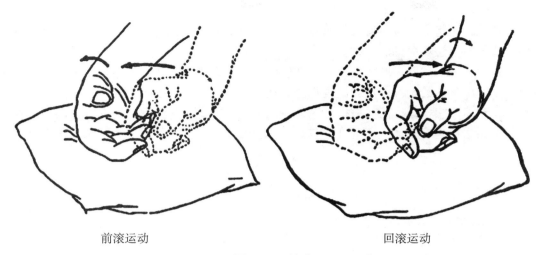

前滚运动　　　　　　　　　　回滚运动

图 14-42　滚法

（2）动作要领：肩臂及腕关节放松，沉肩、垂肘，腕关节微屈 120°；吸定部位是以小指掌指关节背侧即 4、5 掌指关节背侧或小鱼际侧面为吸定点。腕关节的屈伸和前臂的旋转结合而成；两个轴是 2～4 掌指关节背侧为轴；手背的尺侧为轴；小鱼际及手背尺侧紧贴皮肤，不要来回拖擦滑动；动作要快，移动要慢，移动幅度要小，即紧滚慢移；出手方向与胸前呈 45°夹角，手腕要放松，五指要微屈；频率为每分钟 120～160 次。

3．揉法

（1）定义：以手掌大鱼际、掌根或手指罗纹面吸定于一定部位或穴位，前臂做主动摆动，以带动该处的皮下组织做轻快柔和的环行回旋运动，称为揉法。用指端揉的，称为指揉法；用掌根揉的，称掌根揉法；用大鱼际揉的，称大鱼际揉法。

（2）动作要领：操作时动作轻快柔和、均匀深透，带动深层组织运动，但不要在皮肤上摩擦、移动，即吸定"肉动皮不动"；肩关节、腕关节放松，腕关节连同前臂做小幅度的回旋摆动；紧揉慢移，压力均匀，速度一致；频率为每分钟 120～160 次。

（二）摩擦类手法

以掌、指或肘贴附于体表做直线或环旋移动，称为摩擦类手法。包括摩法、擦法、推法、搓法、抹法等。

1．摩法

（1）定义：以手掌掌面或指腹着力于一定的部位或穴位，以腕关节为中心，连同前臂做均匀而有节奏的环旋运动，称为摩法。用手指指面操作的，称指摩法；用手掌掌面操作的，称掌摩法。

（2）动作要领：腕关节放松，肘关节微屈，指、掌自然伸直，动作缓和而协调；手法轻柔，紧贴皮肤，不能带动皮下组织，即"皮动肉不动"；频率慢（缓摩为补、急摩为泻），一般为每分钟 120 次；腹部顺时针为泻，逆时针为补（频率缓）。

2．擦法

（1）定义：以手掌掌面、大鱼际或小鱼际着力于体表一定部位，做直线来回推擦，称擦法，又称平推法。

（2）动作要领：操作时腕关节伸直，手指自然伸开，以肩关节为支点，上臂主动带动手掌做前后或上下往返移动；掌下压力不宜过大，推动幅度宜大，做直线来回摩擦，不可歪斜；用力宜稳，动作均匀，呼吸自然，不宜憋气；操作时可在施术部位涂抹介质（如红花油等），避免擦破皮肤；频率每分钟 100～120 次。

3．推法

（1）定义：用指、掌或肘着力于机体的特定部位，向下按压向前呈单方向的直线移动。推法有指推法、掌推法和肘推法三种。

（2）动作要领：肩及上肢放松，着力部位要紧贴体表的治疗部位；推进时向下的压力应均匀稳健适中，以不使治疗部位皮肤出现折叠为宜。可在施术部位涂抹少许介质，使皮肤有一定的润滑度，利于手法操作，防止破损；用力深沉平稳，要沿直线推进，不可歪斜；推动速度要缓慢均匀，力量要由轻到重，可浮于皮肤，可深及筋骨脏腑，动作要协调一致。每分钟 50 次左右。

4．搓法

（1）定义：用双手掌面夹住患者肢体的一定的部位，相对用力做快速搓揉，同时做上下往返移动，成为搓法。

（2）动作要领：双手相对用力作快速搓揉，同时做上下往返移动；双手用力要对称，用力不宜过重，搓动要快，移动要慢。

5．抹法

（1）定义：用单手或双手拇指罗纹面紧贴皮肤，做上下或左右往返移动，称为抹法。

（2）动作要领：压力应均匀，动作宜和缓；用力宜轻而不浮，重而不滞。不可太重以免动作涩滞损伤皮肤，为防止抹破皮肤，在施术时可涂润滑剂；力度轻，应用指腹（罗纹面）；做移动时不要停留太长时间，要快，一带而过；不要过度摩擦，不能产热。使用该手法后，力求感觉深透，瞬间酸胀，尔后感到舒服神爽。

（三）挤压类手法

用指、掌或肢体其他部分按压或对称性挤压体表，称为挤压类手法。本类手法包括按法、点法、捏法、拿法、捻法等。

1．按法

（1）定义：用手指指腹、掌或肘着力于患者体表一定的部位或穴位上，沿体表垂直方向向深部逐渐用力，按而留之，称为按法。以手指按压体表，称指按法；用单掌或双掌按压体表，称掌按法；用肘尖按压的，称肘按法（图 14-43）。

（2）动作要领：着力部位要紧贴皮肤，不可移动；按压方向要垂直，用力由轻到重，稳而持续，使刺激充分透达组织深部，不宜暴力突然按压；在胸腹部操作时，施术手掌应随患者呼吸而起伏，即呼气时徐徐按下，吸气时缓缓放松，胸胁部操作时禁用暴力，用力过大可致肋骨骨折。

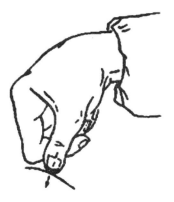
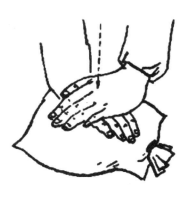
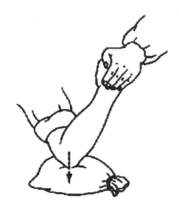

指按法　　　　　　　　　叠掌按法　　　　　　　　　肘按法

图 14-43　按法

临床上常与揉法结合使用，组成"按揉"复合手法。

2．点法

（1）定义：以手指指端或指间关节突起部着力于一定的部位或穴位上向下点压，称为点法。用拇指端点的称拇指点法；屈指点的称屈指点法。点法动作要点基本与按法类似，但与按法又有区别，点法作用面积小，刺激量更大。

（2）动作要领："点"用拇指端、指间关节；着力点固定，向下按压时不可移动。力度由轻到重，再逐渐减力；垂直用力，禁用暴力；点而留之，要停留一定时间。

3．捏法

（1）定义：以拇指和其他手指在操作部位作对称性的挤压动作。

（2）动作要领：捏法接触部位用指腹（三指、五指指腹）。三指捏是用拇指与示、中两指夹住肢体，相对用力挤压；五指捏是用拇指与其余四指夹住肢体，相对用力挤压。肩肘关节放松；做对称性的用力挤压动作（一松一紧的挤压动作），用力均匀适宜，动作要轻快柔和，有连贯性，速度可快可慢；移动时要连贯而有节律性，不可呆滞；施术时间不宜过长，遍数不宜过多，常以温热红润为度。

4．拿法

（1）定义：捏而提起谓之拿。用拇指和示、中二指，或用拇指与其余四指相对用力，在一定穴位或部位上进行节律性地提捏，称为拿法。

（2）动作要领：以指腹面着力，提拿方向与肌肉垂直，在拿起肌肉组织后应稍待片刻再松手；力度由轻到重，不可突然用力。以局部酸胀、微痛或放松感觉舒适为度，动作应连绵不断；对称性相对挤压的同时，做提拿的动作。

5．捻法

（1）定义：用拇指、示指罗纹面或拇指与示指桡侧缘捏住一定部位，做对称性的相对搓揉动作。

（2）动作要领：肩、肘、腕关节放松；捻动时要灵活快速，用力均匀，不可呆滞，又不可浮动，状如捻线；移动时要缓慢而有连贯性；为避免损伤皮肤，可使用介质。

（四）振动类手法

以较高频率的节律性轻重交替刺激，持续作用于人体，称振动类手法。本类手法包括抖法、振法等。

1．抖法

（1）定义：用双手握住患者的上肢或下肢远端，稍用力做小幅度的上下连续的颤动，使关节有松动感，称抖法（图14-44）。

（2）动作要领：用双手握住患肢的上肢或下肢远端，用力做连续的小幅度的上下颤动。振幅小，用于放松；振幅大，用于松解粘连。操作者肩关节要放松，肘关节微屈，动作要有连续性，具有节奏感。

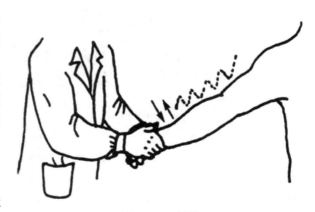

图14-44　抖法

2．振法

（1）定义：用手指或掌面按压在人体的穴位或一定部位上，做连续不断的快速颤动，使被治疗部位产生振动感，称为振法。用手指着力称为指振法；用手掌着力称为掌振法。

（2）动作要领：用手指或手掌着力在体表，前臂和手部的肌肉强力地静止性用力，产生振颤动作。操作时力量要集中于指端或手掌上。振动的频率较高则着力稍重；向下按（点）加水平方向振动；用力柔和，促使力均匀分布于治疗层面。

（五）叩击类手法

用手掌、拳背、手指、掌侧面等扣打体表，称叩击类手法。

1．拍法

（1）定义：五指并拢，用虚掌平稳而有节奏地拍打体表，称为拍法。

（2）动作要领：手指自然并拢，掌指关节微屈，使掌成虚掌；腕关节自然屈伸动作，手腕发力，用力时轻巧而有弹力，平稳而有节奏地拍打体表；动作协调灵活，每分钟频率 80 ～ 160 次。

2．击法

（1）定义：用拳、指尖、手掌侧面，掌根或桑枝棒击打一定部位或穴位上，称为击法。

（2）分类：拳背击法、掌根击法、侧击法、指尖击法和桑枝棒击法等（图 14-45）。①拳背击法是握拳，腕关节稍背屈，不可屈伸，前臂外旋，通过肘关节的屈伸使拳背有节律地平击在施治部位；②掌根击法以五指微屈，手指自然分开，背伸腕关节，以掌根着力，通过肘关节的屈伸使掌根有节律地击打在施治部位；③侧击法是五指自然并拢，掌指部伸直，腕关节伸直稍桡偏，通过肘关节的屈伸使单手或双手小鱼际部有节律地击打在施治部位；④指尖击法用拇指伸直，其余四指自然分开屈曲，腕关节放松，通过前臂的主动运动带动腕关节的屈伸，以使四指尖有节律地击打在施治部位；⑤桑枝棒击法是手握桑枝棒一端，通过前臂的主动运动，带动腕关节的反复屈伸，使棒有节律地击打在施治部位。

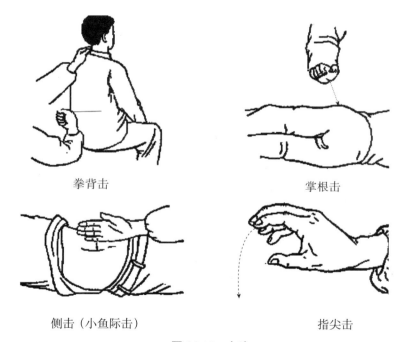

拳背击　　　　　　　　　　　　掌根击

侧击（小鱼际击）　　　　　　　　指尖击

图 14-45　击法

（3）动作要领：击打时用力要稳，含力蓄劲，收发灵活；击打时着力短暂而迅速，要有反弹感，即一击到体表就迅速收回，不可有停顿和拖拉；操作时肩、肘、腕放松，用力均匀，动作连续而有节奏感；击打的速度快慢适中，击打的力量应因人、因病、因部位而异。

3．弹法

（1）定义：用一手指的指腹紧压住另一手的指甲，用力弹出，连续弹击治疗部位。

（2）动作要领：操作时弹击力要均匀，每分钟弹击 120 ～ 160 次。

（六）运动关节类手法

运动关节类手法是对关节做被动性活动的一类手法称为运动类手法。包括摇法、扳法、拔伸法。

1. 摇法

（1）定义：用一手握住关节近端的肢体，另一手握住关节远端的肢体，使关节做被动的环转活动，称摇法。

（2）分类：颈项部摇法、肩关节摇法、髋关节摇法、踝关节摇法、摇前臂法和摇腕法。①颈项部摇法是患者坐位，医者立于侧后方，一手托住其下颌部，另一手扶住枕后部，双手相反方向用力，做前后左右的环转摇动。②肩关节摇法是托肘摇肩法，术者一手扶住患肢肩关节上方，一手托住肘部，沿顺时针方向或逆时针方向环转摇动肩关节。肩关节摇法可用握手摇肩法和握腕摇肩法。握手摇肩法是术者一手扶住患肢肩关节上方，另一手握住患者的手，沿顺时针方向或逆时针方向环转摇动肩关节。握腕摇肩法是术者一手扶住患肢肩关节上方，另一手握住腕关节上方，在拔伸牵引下从前下至前上至后上至后下方的大幅度环转摇动肩关节。③髋关节摇法是患者仰卧位，髋膝屈曲，医者一手托住患者足跟，另一手扶住膝部，做髋关节环转摇动。④踝关节摇法是一手托住足跟或跖骨部，另一手握住大拇指部，作踝关节环转摇动。⑤摇前臂法是取坐位，一手握肘（屈肘位下）一手握腕，以握腕之手为定位，握腕之手向前向后旋转摇法。⑥摇腕法是一手握住前臂远端，另一手握掌指关节，以近端之手为定点，远端之手旋转摇动，顺时针交替。

（3）动作要领：用一手握住或按住患者某一关节近端的肢体，另一手握住关节远端的肢体，做缓和回旋转动；动作要和缓，手力宜适度，不可用力过猛，活动范围的大小须在各关节生理功能许可的范围内；逐渐加大旋转范围，由小到大，由轻到重，自慢而快。

2. 扳法

（1）定义：医者用双手同时用力做相反方向或同一方向用力扳动，称为扳法。

（2）分类：颈项部扳法和腰部扳法。①颈项部扳法是患者坐位，头部略前倾，医者立于其身后，一手扶住头顶后部，一手托住对侧下颌部，当旋转至最大限度稍有阻力感时，双手同时用力做相反方向的小幅度快速扳动，后迅速松手，施术时有时可有弹响声。②腰部扳法有腰部斜扳法和腰部旋转扳法。腰部斜扳法是患者侧卧，上面下肢屈髋屈膝，下面下肢自然伸直，医者面对患者而立，一手抵住肩部（或前或后），另一手按臀部或髂前上棘部，先缓缓地做相反方向的摇动，达到最大限度时，突然用力向相反方向扳动，可听到弹响声。腰部旋转扳法是患者俯卧位，医者一手托住两膝上部，另一手按住腰部患侧，使腰部后伸至最大限度，两手用力做相反方向扳动。

（3）动作要领：操作时用力要稳，动作宜快速，双手配合要协调；扳动因人、因部而宜，扳动幅度宜由小到大，并在关节的生理活动范围内；扳法是一个有控制的、有限制的被动运动，必须分阶段、有目的地进行扳动；扳之前必须先舒筋；医者动作轻巧准确，用力稳妥着实，不可硬扳，更不可施以暴力。要干脆、利落，利用巧力，用力快、收力快（稳、准、巧）。

3. 拔伸法

（1）定义：医者以一手或双手固定肢体或关节的一端，沿肢体纵轴牵拉另一端，称为拔伸法。

（2）分类：肩关节拔伸法、腕关节拔伸法和指间关节拔伸法。①肩关节拔伸法是患者坐位，一手握住腕上部或肘部，另一手扶住肩部或助手帮助固定患者身体，对抗牵引；②腕关节拔伸法是医者一手握住患者前臂下端，另一手握住手部，两手对抗牵引，同时配合腕关节的背伸、掌屈、左右侧屈；③指间关节拔伸法为一手握住被拔伸的关节的近侧端，另一手握住远端，两手对抗牵引，配合关节的屈伸。

（3）动作要领：拔伸力量应循序渐进，以患者能忍受为度；用力要均匀而持久，动作要和缓，勿突然拔伸，突然放松。

二、注意事项

（1）根据患者的年龄、性别、病情、病位，选定施术的部位，采用合适的体位和手法。

（2）施术前应剪修指甲，将手洗净，避免损伤患者皮肤。

（3）为减少阻力或提高疗效，术者手上可蘸水、滑石粉、石蜡油，姜汁、酒等。

（4）在腰、腹部施术前，应先嘱患者排尿。

（5）治疗中要随时遮盖不需暴露的部位，防止受凉。

（6）手法应熟练，并要求柔和、有力、持久、均匀，运力能达组织部，时间一般每次15 ～ 30 min。

（7）严重心脏病、结核病、出血性疾病、癌症、急性炎症及急性传染病者，以及皮肤破损部位均禁止按摩。孕妇的腰腹部禁止按摩。

第六节 刮 痧

一、刮痧概述

（一）刮痧概念

刮痧是以中医经络腧穴理论为指导，通过特制的刮痧器具和相应的手法，蘸取一定的介质，在体表进行反复刮动、摩擦，使皮肤局部出现红色粟粒状，或暗红色出血点等"出痧"变化，从而达到活血透痧的作用。因其简、便、廉、效的特点，临床应用广泛。还可配合针灸、拔罐、刺络放血等疗法使用，加强活血化瘀、驱邪排毒的效果。

（二）刮痧用具

常用的刮痧用具包括刮痧板和刮痧油。

1．刮痧板

（1）牛角类：牛角类刮痧板临床上尤以使用水牛角为多。水牛角味辛、咸、寒，辛可发散行气、活血消肿，咸能软坚润下，寒能清热解毒、凉血定惊；且质地坚韧、光滑耐用、原料丰富、加工简便。牛角类刮痧板忌热水长时间浸泡、火烤或电烤；刮痧后需立即把刮板擦干，涂上橄榄油，并存放于刮板套内。

（2）玉石类：玉石类刮痧板具有润肤生肌、清热解毒、镇静安神、辟邪散浊等作用。其质地温润光滑，便于持握；因其触感舒适，适宜面部刮痧。玉石类刮痧板用完后要注意清洁，避免碰撞，避免与化学试剂接触。

（3）砭石类：砭石采用的材质是泗滨浮石，含有多种微量元素，红外辐射频带极宽，可以疏通经络、清热排毒、软坚散结，并能使人体局部皮肤增温。用于刮痧的砭石刮痧板边厚小于3 mm；因砭石可能含有有害物质，购买时需认真辨别真伪，购买经国家权威部门检测不含有害物质的砭石。

2．刮痧油

（1）液体类：主要有凉开水、植物油（如芝麻油、茶籽油、菜籽油、豆油、花生油、橄榄油）、药油（如红花油、跌打损伤油、风湿油）等，不仅可防止刮痧板划伤皮肤，还可起到滋润皮肤、开泄毛孔，活血行气的作用。另外，还可以选用具有清热解毒、活血化瘀、通络止痛等作用的中草药，煎成药液，根据病情选用。注意避火使用和保存；皮肤过敏者禁用，外伤、溃疡、瘢痕、恶性肿瘤局部禁用。

（2）乳膏类：可选用质地细腻的膏状物质，如凡士林、润肤霜、蛇油、双氯芬酸二乙胺乳胶剂（扶他林乳膏）等；亦可将具有活血化瘀、通络止痛、芳香开窍等作用的中药提取物制备成乳膏剂使用。宜根据病情需要选择适当的刮痧介质，如扶他林乳膏有镇痛、抗炎作用，用于风湿性关节疾病疗效较好；注意避光，阴凉干燥处保存。

二、操作方法

充分暴露刮拭部位，在皮肤上均匀涂上刮痧油等介质；刮拭次序为先头面后手足，先胸腹后腰背，先上肢后下肢。刮痧要点为"五度一方向"：角度是刮痧时刮板与刮拭方向保持在45°～90°；长度是刮痧部位刮拭时应尽量拉长；力度是利用腕力和臂力带动刮板，力量适中均匀；速度指适中速度；程度指每个部位刮痧时间 3～5 min，或一个部位刮拭 20 次左右，以痧痕为度。刮痧后嘱患者饮用温开水，以助机体排毒驱邪。

 案例讨论 ‧

张某，女，55 岁，因左侧面部肌肉弛缓两周来诊。刻下：神清，精神可，轻度抑郁，查体配合，自诉针灸干预三次，效果不显，仍吞咽不利，伴乏力，畏寒。双目神差，精神可，形体中等，左侧面部下垂。语音含糊，喜热饮，纳差，畏风，寐可，二便调，讲话右侧上唇上扬 20° 左右，面唇白，舌淡胖，少苔，脉细。

请对该患者进行辨证分析，并给出刮痧治疗处方。

三、注意事项

（1）刮痧后 1～2 天局部出现轻微疼痛、痒感等属正常现象；出痧后 30 min 忌洗凉水澡；夏季出痧部位忌风扇或空调直吹；冬季应注意保暖。

（2）刮痧疗法具有严格的方向、时间、手法、强度和适应证、禁忌证等要求，如操作不当易出现不适反应，甚至病情加重，故应严格遵循操作规范或遵医嘱，不应自行在家中随意操作。

（3）有出血倾向、皮肤高度敏感、极度虚弱、严重心力衰竭的患者均应禁刮或慎刮。

四、异常情况及处理

刮痧过程中询问患者有无不适，如果出现头晕、恶心，甚至晕厥等现象称为晕刮。出现晕刮的原因多为患者对治疗刮痧缺乏了解，精神过度紧张或对疼痛特别敏感；患者空腹、熬夜及过度疲劳；刮拭手法不当，如对体质虚弱、出汗、吐泻过多或失血过多等虚证患者，采用了泻刮手法；刮拭部位过多，时间过长，超过 25 min。

若出现晕刮现象应立即停止原来的刮痧治疗。抚慰患者勿紧张，帮助其平卧，注意保暖，饮温开水或糖水。马上拿起刮板用角部点按人中穴，力量宜轻，避免重力点按后局部水肿。对百会穴和涌泉穴施以泻刮法，待患者病情好转后，继续刮内关穴、足三里穴。采取以上措施后，晕刮可立即缓解。

第七节 熏 洗

一、熏法

熏法即用药物煎汤的热蒸汽熏蒸患处，以治疗各种病证的方法。因所用药物不同，故分别具有疏通腠理、行气活血、清热解毒、消肿止痛、祛风除湿、杀虫止痒等作用。

二、洗法

洗法即用药物煎汤的温热药液淋洗局部，以治疗各种病证的方法。临床治疗作用与熏法同，常与熏法合称熏洗疗法。

熏洗疗法是借助药力和热力，通过皮肤、黏膜作用于肌体，促使腠理疏通，脉络调和，气血流畅，从而达到预防和治疗疾病的目的。现代医学实验证实，熏洗时湿润的热气，能加速皮肤对药物的吸收；同时皮肤温度的升高，可导致皮肤微小血管扩张，促进血液和淋巴液的循环，因此有利于血肿和水肿的消散。由于温热的刺激能活跃单核吞噬细胞系统的吞噬功能，增加细胞的通透性，提高新陈代谢等作用，故对各种慢性炎症有良好的疗效。而对真菌等引起的皮肤疾病，熏洗药中的有效成分往往能直接予以杀灭。

三、禁忌证

此法无绝对禁忌证。但不同的病证，要选用不同的方药熏洗，也就是药要对证。妇女月经期及妊娠期不宜坐浴和熏洗阴部。

四、注意事项

（1）熏洗药不可内服。

（2）炎夏季节，熏洗药液不可过夜，以防变质。

（3）熏洗前，要作好一切准备，以保证治疗顺利进行。

（4）在治疗期间注意适当休息，切忌过劳。

（5）熏洗后即用软毛巾擦拭患部，并注意避风。

（6）药液温度要适当。既不要太高，以免烫伤；又不要太低，以免影响疗效。一旦烫伤，即暂停治疗，并用甲紫等药物外涂伤面，防止感染。

（7）如属炎症、白带及各种皮肤疾病，应每天换洗内衣裤，置太阳下暴晒。

（8）煎药所加清水当视具体情况而定，不可太多太少。太多则浓度太低，太少则热量不够，均会影响疗效。

（9）熏洗疗法可酌情与其他疗法配合使用，以增加疗效。

● 自测题 ●

一、单项选择题

1．取头、面、胸、腹部腧穴最适宜选用

A．仰卧位

B．俯卧位

C．侧卧位

D．伏俯坐位

E．侧伏坐位

2．针刺皮肤松弛部位的腧穴，最适宜选用的进针方法

A．指切进针法

B．挟持进针法

C．舒张进针法

D．提捏进针法

E．以上都不是

3．针刺皮肉浅薄部位的腧穴，最适宜选
用的进针方法

A．指切进针法

B．挟持进针法

C．舒张进针法

D．提捏进针法

E．以上都不是

4．以腓骨小头为标志，在其前下方凹陷
中定阳陵泉，此种取穴方法属

A．简便定位法

B．固定标志定位法

C．活动标志定位法

D．骨度分寸定位法

E．中指同身寸定位法

5．横指同身寸定位法中，以患者何指何
处横纹为标准，将四指的宽度作为3
寸

A．中指中节

B．示指中节

C．环指中节

D．小指中节

E．小指末节

6．斜刺是指进针时针身与皮肤表面的角
度为

A．15°左右

B．25°左右

C．30°左右

D．45°左右

E．60°左右

7．下列不属于针刺异常情况的是

A．晕针

B．血肿

C．出血

D．断针

E．滞针

8．三阴交穴的主治病证不包括

A．脾胃虚弱证

B．妇产科病证

C．生殖泌尿系统病证

D．心悸、失眠

E．阳虚诸证

9．屈膝，在髌骨内上缘上2寸，当股四
头肌内侧头的隆起处的腧穴善于治疗

A．乳痈

B．咳嗽

C．瘾疹

D．四肢疼痛

E．全身疼痛

10．灸法的治疗作用有

A．温通经络、行气活血

B．祛湿逐寒、消肿散结

C．回阳救逆

D．防病保健

E．以上均有

11．治疗因感受寒邪而致的呕吐、腹痛、
腹泻，常选用

A．隔姜灸

B．隔蒜灸

C．隔盐灸

D．隔附子饼灸

E．瘢痕灸

12．走罐法的适宜治疗部位不包括

A．脊背

B．头部

C．腰臀

D．大腿

E．肩胛

13．留罐法一般留罐的时间是

A．5 ~ 10 min

B．10 ~ 15 min

C．20 ~ 30 min

D．30 ~ 40 min

E．60 min

二、问答题

1．简述足三里的定位、功能、主治及操作。

2．简述腧穴的概念及定位方法。

（李俊文）

第十五章

常见病证

 案例导入

周某，女，35岁。头痛15天，右侧卧则左侧头痛，左侧卧则右侧头痛，仰卧则前额头痛，伴入睡困难，冷汗出，腰部酸痛，白带甚多、如涕如唾，月经量极少。面色无华，唇淡不荣。舌淡苔白，脉沉弱无力，二尺尤甚。

思考题： 请运用中医理论确定病名、证候、治法和方药，并分析机理。

第一节　内科常见病证

一、感冒

感冒是感受风邪或时行邪毒，邪犯卫表而导致的常见外感疾病，临床表现以鼻塞、流涕、喷嚏、咳嗽、头痛、恶寒、发热、全身不适、脉浮为其特征。本病四季均可发生，尤以春冬两季为多。

 知识链接

感冒与鼻渊的鉴别

鼻渊和感冒都有流涕。鼻渊流浊涕或腥臭浊涕，持续时间较长，可因环境因素而发，但无恶寒发热等表证；感冒多见恶寒发热，伴流涕、全身酸楚、咽痒、咳嗽等表证，病程较短。

【病因病机】

感冒是因为六淫、时行病毒侵犯人体而发病，以风邪为主。感冒的病位在肺卫，基本病机为外邪袭表，卫表不和。

【辨证论治】

（一）辨证要点

1. 辨别风寒、风热证的区别　风寒外感以恶寒重发热轻，无汗，脉浮紧，淡红舌苔薄白为辨证要点；风热外感以发热重恶寒轻，脉浮数，舌尖红苔薄黄为辨证要点。

2. 辨别普通感冒与时行感冒　普通感冒以风邪为主因，多发生在冬、春气候多变季节，常呈散发性，病情较轻，多无传变。时行感冒以时行病毒为主因，发病不限季节，有广泛的传染性和流行性，起病急，病情重，全身症状突出，可发生传变。

> 考点提示：感冒分为普通感冒和时行感冒两类。时行感冒有传染性。

（二）治疗原则

感冒的治疗以解表达邪为原则，因势利导。风寒感冒治以辛温发汗；风热感冒治以辛凉解表；暑湿感冒者，当清暑祛湿解表。

（三）分证论治

1. 外感风寒证

证候：恶寒重，发热轻，无汗，头痛，肢节酸痛，鼻塞声重，时流清涕，咳嗽，痰稀色白，舌苔薄白而润，脉浮或浮紧。

治法：辛温解表，宣肺散寒。

方药：荆防败毒散加减。

2. 外感风热证

证候：身热较著，微恶风，汗出，头胀痛，咳嗽，痰黏或黄，咽喉红肿疼痛，鼻塞，流黄浊涕，口干微渴，舌苔薄白或微黄，舌边尖红，脉浮数。

治法：辛凉解表，清热宣肺。

方药：银翘散加减。

3. 外感暑湿证

证候：身热，微恶风，少汗，肢体酸重，头昏重而晕，咳嗽痰黏，鼻流浊涕，心烦口渴，胸闷脘痞，恶心，腹胀，大便溏，小便短赤，舌苔薄黄而腻，脉濡数。

治法：清暑祛湿解表。

方药：新加香薷饮加减。

4. 虚体感冒

体虚之人，卫外不固，感受外邪，常缠绵难愈，或反复发作。阳虚感邪，多从寒化；阴虚感邪，多从热化、燥化。

（1）阳虚外感证

证候：恶寒较重，发热轻，少汗，头痛，肢体酸楚，倦怠乏力，四肢不温，咳嗽，咳痰无力。舌质淡胖，苔白，脉沉无力或浮而无力。

治法：温阳解表。

方药：无汗选用麻黄附子细辛汤加减；有汗选用桂枝加附子汤加减。

（2）阴虚外感证

证候：身热，微恶风寒，少汗，头痛而晕，咽红，心烦口渴，手足心热，干咳少痰，舌红少苔，脉细数。

治法：滋阴解表。

方药：加减葳蕤汤加减。

（3）气虚外感证

证候：恶寒较甚，微发热，无汗或自汗，头身痛，咳嗽，痰白，倦怠乏力，气短懒言，舌淡苔白，脉浮而无力。

治法：益气解表。

方药：参苏饮加减。

 案例讨论

朱某，男，23。突然恶寒发热，无汗，鼻塞，咳嗽，痰少色白，头痛，周身肢体酸痛，指节屈伸不利，口干不欲饮水，舌质淡，舌苔腻，脉浮紧。有关节痛病史 2 年，天阴受寒时易复发。

请分析本病属于何种证候，并简要分析机理。

【预防与调摄】

加强锻炼，增强机体适应季节、气候变化的能力。感冒流行期间，谨慎接触患者，预防服药。

感冒患者应适当休息，多饮水，饮食清淡。卧室通风，但不可直接吹风。感冒药汤剂煮沸 5 ～ 10 min 即可，趁热服，药后覆被，安卧少动，进热粥以助药力。出汗后应避风保暖，以防复感。

二、咳嗽

咳嗽是指肺失宣肃，肺气上逆，咳吐痰液而言，为肺系疾病的主要证候之一。分而言之，有声无痰为咳，有痰无声为嗽，一般多为痰声并见，难以截然分开，故以咳嗽并称。咳嗽是由于外感或者内伤因素，致使肺气失于宣降，逆而作声，临床以咳嗽或咳痰为主要表现的病证。咳嗽为肺系多种疾病的一个症状，又是单独的一个证候。

【病因病机】

咳嗽的病因有外感、内伤两大类。外感咳嗽为六淫外邪侵袭肺系；内伤咳嗽为脏腑功能失调，内邪干肺，或他脏有病累及于肺。无论外感或内伤，基本病机均为肺系受病，失于宣肃，肺气上逆。

➤ 考点提示：咳嗽的病因大体上可分为外感和内伤两大方面。

【辨证论治】

（一）辨证要点

1. 辨外感内伤 外感咳嗽起病较急，病程短，病位浅，多伴有外感表证。内伤咳嗽发病较缓，病程较长，反复发作，伴有他脏功能失调见证。

2. 辨证候虚实 外感咳嗽以风寒、风热、燥热为主，多属实证；内伤咳嗽可夹痰热、痰湿、肝火，多属虚证或虚中夹实的错杂证；久咳不愈，易耗伤肺阴，导致肺脾气虚。

（二）治疗原则

咳嗽的治疗以宣降肺气，化痰止咳为基本原则。外感咳嗽多属邪实，以祛邪利肺为主。内伤咳嗽多属邪实正虚，以祛邪扶正，标本兼顾为主，注意调理脏腑，根据"痰"与"火"的不同，分别予以祛痰、清火，慎用宣散之剂，以防伤正。

（三）分证论治

1．外感咳嗽

（1）风寒袭肺证

证候：咳嗽声重，咽痒，咳痰稀薄色白，鼻塞，流清涕，头痛，肢体酸楚，恶寒发热，无汗，舌苔薄白，脉浮或浮紧。

治法：疏风散寒，宣肺止咳。

方药：杏苏散加减。

（2）风热犯肺证

证候：咳嗽气粗，咳声嘶哑，喉燥咽痛，咳痰不爽，痰黏稠或黄，时汗出。鼻流黄涕，口渴，头痛，身热微恶风寒，舌苔薄黄，脉浮数或浮滑。

治法：疏风清热，宣肺止咳。

方药：桑菊饮加减。

（3）风燥伤肺证

证候：干咳无痰，或痰少而黏，不易咳出，或痰中带有血丝，喉痒，咽喉干痛，鼻唇干燥，口干，或鼻塞，头痛。微恶寒，身热，舌质红干而少津，苔薄白或薄黄，脉浮数或稍数。

治法：疏风清肺，润燥止咳。

方药：桑杏汤加减。

2．内伤咳嗽

（1）痰湿蕴肺证

证候：咳嗽反复发作，咳声重浊，痰多易咳，痰黏腻或稠厚，色白或带灰色，因痰而嗽，痰出咳平，每于早晨或食后咳嗽尤甚。胸闷，脘痞，呕恶，食少，体倦，大便时溏，舌苔白腻，脉象濡滑。

治法：燥湿健脾，化痰止咳。

方药：二陈汤合三子养亲汤加减。

（2）痰热壅肺证

证候：咳嗽气粗，痰多质黏稠而黄，咳吐不爽，喉中时有痰声，或有腥味，或咳血痰，胸胁胀满，咳时引痛；身热，面赤，舌质红，苔黄腻，脉滑数。

治法：清热宣肺，化痰止咳。

方药：清金化痰汤加减。

（3）肝火犯肺证

证候：气逆咳嗽阵作，呛咳连声，咳时面赤，咽干口苦，痰少质黏难咳，咳引胸胁胀痛，随情绪波动而增减，或痰中带血，或咳吐鲜血，舌红，苔薄黄少津，脉弦数。

治法：清肝宣肺，顺气化痰。

方药：黛蛤散合泻白散加减。

（4）肺阴虚证

证候：干咳，咳声短促，痰少而黏白，或痰中带血丝，声音嘶哑，口干咽燥，或午后潮热，颧红，盗汗，日渐消瘦，神疲，舌质红少苔，脉细数。

治法：滋阴润肺，化痰止咳。

方药：沙参麦冬汤加减。

【预防与调摄】

咳嗽的预防在于增强体质，提高机体的抗病能力。注意气候变化，防寒保暖。室内要保持空气流通，避免尘埃及异味刺激，戒烟酒。饮食宜清淡、易消化，富有营养，不宜甘肥、辛辣及过咸。注意观察痰的变化，保持呼吸道通畅，痰黏咳而不爽时，可轻拍其背，或给予雾化吸入。

 案例讨论 ·

　　李某，女，48岁。反复咳嗽咳痰2年，发作10天，加重1天。患者咳嗽咳痰2年，每逢冬春寒冷季节发作或加剧，经治疗病情时轻时重。10天前外出淋雨受凉，恶寒，咳嗽，自服感冒胶囊，诸症不减。昨日起病情加重，故来就医。症见：咳嗽，息粗，吐痰黏稠不爽，胸部胀痛，伴恶寒身热，烦闷，身痛，有汗，口渴。舌边红，苔薄黄。脉浮数。

　　请分析本病的证候类型、治法与方药。

三、喘证

　　喘即气喘、喘息，医学文献中称喘证为"上气""逆气""喘促"等。临床表现以呼吸困难，气息迫促，甚则张口抬肩，鼻煽，难以平卧为特征。喘是常见的临床症状之一，可以出现在多种急、慢性疾病过程中，不仅可由肺系疾病所致，也可由其他脏腑病变影响而来。

【病因病机】

　　喘证的病机分为虚实两类。实喘在肺，以肺气宣肃失常为病机要点，因外邪、痰浊、水饮或肝郁气逆、壅塞肺气宣降不利；虚喘在肾，或在肺肾两脏，以肺失肃降、肾失摄纳为其病机要点；因精气不足，或气阴亏耗，致肺肾失常。基本病机为肺失宣肃，肾失摄纳，气机上逆。

> ➢ 考点提示：虚实是分析喘证的最主要的因素。

【辨证论治】

（一）辨证要点

　　1. 辨病位　实喘在肺，为外邪、痰浊、肝郁气逆，邪壅肺气，宣降不利所致。虚喘在肺肾。

　　2. 辨虚实　实喘者呼吸深长有余，呼出为快，气粗声高，伴有痰鸣咳嗽，脉数有力，病势多急；实喘又当辨外感内伤。虚喘者呼吸短促难续，深吸为快，气怯声低，少有痰鸣咳嗽，病势徐缓，时轻时重，遇劳则甚。

（二）治疗原则

　　喘证的治疗应分清邪正虚实。实喘治肺，以祛邪利气为主。虚喘以培补摄纳为主，尤当重视补肾。虚实夹杂，寒热互见者，分清主次，权衡标本，分别辨治。由于喘证多继发于各种急慢性疾病，应当注意治疗原发病，不能见喘治喘。

（三）分证论治

　　1. 实喘

　　（1）风寒束肺证

　　证候：喘息咳逆，呼吸急促，胸部胀闷，痰多色白清稀；头痛，恶寒，或有发热，口不渴，无汗，苔薄白而滑，脉浮紧。

　　治法：宣肺散寒。

　　方药：麻黄汤合华盖散加减。

　　（2）表寒肺热证

证候：喘逆上气，胸胀或痛，息粗，鼻煽，咳而不爽，痰黄稠黏，恶寒身热，烦闷汗出，口渴，苔薄白或黄，舌边红，脉浮数或滑。

治法：解表清里，宣肺平喘。

方药：麻杏石甘汤加减。

（3）痰浊阻肺证

证候：喘而胸满闷塞，甚则胸盈仰息，咳嗽，痰多黏腻色白，咳吐不利，呕恶，食少，口黏不渴，舌苔白腻，脉象滑或濡。

治法：化痰理气平喘。

方药：二陈汤合三子养亲汤加减。

（4）肺气郁闭证

证候：每遇情志刺激而诱发，发时呼吸短促，喘逆气憋，胸闷胁痛，咽中如窒，但喉中痰鸣不著。平素常忧思抑郁，失眠，心悸。苔薄，脉弦。

治法：开郁降气平喘。

方药：五磨饮子加减。

2．虚喘

（1）肺气虚证

证候：喘促气短，气怯声低，咳声低弱，咳痰清稀，精神困倦，自汗畏风，舌质淡红，苔薄，脉虚弱。

治法：补肺益气，止咳平喘。

方药：补肺汤合玉屏风散加减。

（2）肾气虚证

证候：咳喘日久，动则喘甚，呼多吸少，呼则难升，吸则难降，气不得续，甚则张口抬肩，腰膝酸软，汗出肢冷，面青唇紫，舌淡苔白，脉沉弱。

治法：补肾纳气。

方药：金匮肾气丸合参蛤散加减。

 案例讨论

刘某，男，32岁。患者咳嗽、气喘，呼吸息粗3年，病情时轻时重。3天前复因外出受凉，症状加重。现喘逆咳嗽，吐痰黏稠不爽，胸部胀闷，痰多稀薄色白。伴恶寒发热，头痛，口不渴，无汗，舌苔薄白而滑，脉浮紧。

请分析本病的证候类型、治法和方药。

【预防与调摄】

凡有喘证病史者，平时应节饮食，少食甜黏肥腻之品，以免助湿生痰。并应戒烟酒，禁忌辛热动火刺激类食品。气候变化时，尤其需要谨防风寒外袭，以免感受外邪而诱发。如为情志诱发者，更应该怡情悦志，避免不良刺激。加强体育锻炼，提高呼吸功能。运动量根据个人体质强弱确定，不可过度疲劳，喘证发作时暂停锻炼。

四、胸痹心痛

胸痹心痛是以膻中或左胸部发作性憋闷、疼痛为主要临床表现的一种病证。轻者偶发短暂轻微的胸部沉闷或隐痛，或为发作性膻中或左胸含糊不清的不适感；重者疼痛剧烈，或呈压榨样绞痛。常伴有心悸，气短，呼吸不畅，甚至喘促，惊恐不安，面色苍白，冷汗自出等。多由劳累、饱餐、寒冷及情绪激动而诱发，亦可无明显诱因或安静时发病。膻中，指前正中线与两乳头连线的中点。

【病因病机】

胸痹心痛的病机关键在于外感或内伤引起心脉痹阻，其病位在心，但与肝、脾、肾三脏功能的失调有密切的关系。总属本虚标实之证。

【辨证论治】

（一）辨证要点

1．辨疼痛部位　局限于胸膺部位，多为气滞或血瘀，也可放射至肩背、咽喉、脘腹、甚至前臂手指；胸痛彻背、背痛彻心者，多为寒凝心脉或阳气暴脱。

2．辨疼痛性质　疼痛性质是辨别胸痹心痛的寒热虚实，在气在血的主要参考。

3．辨疼痛程度　一般疼痛发作次数、时间长短与病情轻重程度呈正比。

（二）治疗原则

本病本虚标实，虚实夹杂，发作期以标实为主，缓解期以本虚为主的病机特点，其治疗应补其不足，泻其有余。本虚宜补，标实当泻。补虚与祛邪的目的都在于使心脉气血流通，通则不痛，故活血通络法在不同的证型中可视病情，随证配合。

（三）分证论治

1．寒凝心脉证

证候：猝然心痛如绞，或心痛彻背，背痛彻心，或感寒痛甚，心悸气短，形寒肢冷，冷汗自出，苔薄白，脉沉紧或促。多因气候骤冷或感寒而发病或加重。

治法：温经散寒，活血通痹。

方药：当归四逆汤。

2．气滞心胸证

证候：心胸满闷不适，隐痛阵发，痛无定处，时欲太息，遇情志不遂加重，或兼有脘腹胀闷，嗳气或矢气则舒，苔薄或薄腻，脉细弦。

治法：疏调气机，和血舒脉。

方药：柴胡疏肝散。

3．痰浊闭阻证

证候：胸闷重而心痛轻，形体肥胖，痰多气短，伴有倦怠乏力，纳呆便溏，口黏，恶心，咯吐痰涎，苔白腻或白滑，脉滑。

治法：通阳泄浊，豁痰开结。

方药：瓜蒌薤白半夏汤加味。

4．瘀血痹阻证

证候：心胸疼痛剧烈，如刺如绞，痛有定处，甚则心痛彻背，背痛彻心，或痛引肩背，伴有胸闷，日久不愈，舌质暗红，或紫暗，有瘀斑，舌下青筋，苔薄，脉涩或结、代、促。

治法：活血化瘀，通脉止痛。

方药：血府逐瘀汤。

5．心气不足证

证候：心胸阵阵隐痛，胸闷气短，动则益甚，心中动悸，倦怠乏力，神疲懒言，面色白，或易出汗，舌质淡红，舌体胖且边有齿痕，苔薄白，脉细缓或结代。

治法：补养心气，鼓动心脉。

方药：保元汤。

6．心阴亏损证

证候：心胸疼痛时作，或灼痛，或隐痛，心悸怔忡，五心烦热，口燥咽干，潮热盗汗，舌红娇嫩，苔薄或剥，脉细数或结代。

治法：滋阴清热，养心安神。

方药：天王补心丹。

7. 心阳不振证

证候：胸闷或心痛较著，气短，心悸怔忡，自汗，动则更甚，神倦畏寒，面色㿠白，四肢欠温或肿胀，舌质淡胖，苔白腻，脉沉细迟。

治法：补益阳气，温振心阳。

方药：参附汤合桂枝甘草汤。

 案例讨论 ·

赵某，女，57 岁。患者素体肥胖，一年来常感左胸憋闷疼痛，来诊时左胸部呈阵发性闷痛，时有针刺感，痛时引及左肩背内臂，胸闷心悸，咯痰较多，气短，自汗，动则尤甚，面色㿠白，形寒肢冷，舌淡紫，苔白腻，脉沉弱时见结脉。

请分析本病的证候类型、治法和方药。

【预防与调摄】

重视精神调摄，避免过于激动或喜怒忧思无度，保持心情平静愉快。慎起居，适寒温，居处保持安静、通风。饮食宜清淡，食勿过饱，应戒烟，少饮酒，低盐饮食，多吃水果及富含纤维食物，保持大便通畅。发作期患者应立即卧床休息，缓解期要注意适当休息，保证充足的睡眠。

五、心悸

心悸是以心中急剧跳动，惊慌不安，甚则不能自主为主要临床表现的一种病证。心悸是心脏常见病证，为临床多见，除可由心本身的病变引起外，也可由他脏病变波及于心而致。如胸痹心痛、失眠、健忘、眩晕、水肿、喘证等出现心悸时，应主要针对原发病进行辨证治疗。

【病因病机】

心悸的发病，或由惊恐恼怒，动摇心神，致心神不宁而为惊悸；或因久病体虚，劳累过度，耗伤气血，心神失养，若虚极邪盛，无惊自悸，悸动不已，则成为怔忡。

心悸的病位主要在心，但其发病与脾、肾、肺、肝四脏功能失调相关。心悸的病性主要有虚实两方面。虚者为气血阴阳亏损，心神失养而致。实者多由痰火扰心，水饮凌心及瘀血阻脉而引起。虚实之间可以相互夹杂或转化。

【辨证论治】

（一）辨证要点

1. 辨虚实 心悸证候特点多为虚实夹杂，虚者指脏腑气血阴阳亏虚，实者多指痰饮、瘀血、火邪之类。辨证时，要注意分清虚实的主次，以决定治疗原则。

2. 辨脉象 观察脉象变化是心悸辨证中重要的客观内容，一般认为，阳盛则促，阴盛则结。凡久病体虚而脉象弦滑搏指者为逆，病情重笃而脉象散乱模糊者为病危之象。

3. 辨病情 临床辨证应结合引起心悸原发疾病的诊断，以提高辨证准确性。

（二）治疗原则

心悸虚证由脏腑气血阴阳亏虚、心神失养所致者，治当补益气血，调理阴阳。配合应用养心安神之品，促进脏腑功能的恢复。实证常因痰饮、瘀血等所致，治当化痰、涤饮、活血化瘀，并配合应用重镇安神之品。临床上心悸表现为虚实夹杂时，当根据虚实之多少，攻补兼施。

（三）分证论治

1．心胆气虚证

证候：心悸不宁，善惊易恐，坐卧不安，少寐多梦而易惊醒，食少纳呆，恶闻声响，苔薄白，脉细略数或细弦。

治法：镇惊定志，养心安神。

方药：安神定志丸加减。

2．心脾两虚证

证候：心悸气短，头晕目眩，少寐多梦，健忘，面色无华，神疲乏力，纳呆食少，腹胀便溏，舌淡红，脉细弱。

治法：补血养心，益气安神。

方药：归脾汤加减。

3．阴虚火旺证

证候：心悸易惊，心烦失眠，五心烦热，口干，盗汗，思虑劳心则症状加重，伴有耳鸣，腰酸，头晕目眩，舌红少津，苔薄黄或少苔，脉细数。

治法：滋阴清火，养心安神。

方药：黄连阿胶汤。

4．心阳不振证

证候：心悸不安，胸闷气短，动则尤甚，面色苍白，形寒肢冷，舌淡苔白，脉虚弱，或沉细无力。

治法：温补心阳，安神定悸。

方药：桂枝甘草龙骨牡蛎汤。

5．水饮凌心证

证候：心悸，胸闷痞满，渴不欲饮，下肢浮肿，形寒肢冷，伴有眩晕，恶心呕吐，流涎，小便短少，舌淡苔滑或沉细而滑。

治法：振奋心阳，化气利水。

方药：苓桂术甘汤。

6．心血瘀阻证

证候：心悸，胸闷不适，心痛时作，痛如针刺，唇甲青紫，舌质紫暗或有瘀斑，脉涩或结或代。

治法：活血化瘀，理气通络。

方药：桃仁红花煎。

7．痰火扰心证

证候：心悸时发时止，受惊易作，胸闷烦躁，失眠多梦，口干苦，大便秘结，小便短赤，舌红苔黄腻，脉弦滑。

治法：清热化痰，宁心安神。

方药：黄连温胆汤。

 案例讨论

刘某，女，45岁。因工作繁忙于半年前开始出现心悸、心烦，失眠多梦等症，并伴五心烦热，盗汗，颧红，舌红少津，脉细数。

请分析本病的证候类型、治法和方药。

【预防与调摄】

心悸患者应保持精神乐观，情绪稳定，坚持治疗，坚定信心。应避免惊恐刺激及忧思恼怒等。生活作息要有规律。饮食有节，宜进食营养丰富而易消化吸收的食物，宜低脂、低盐饮食，忌烟酒、浓茶。轻证避免剧烈活动，重症心悸应卧床休息，并严密观察病情。

六、胃脘痛

胃脘痛又称胃痛，为胃失和降或胃络失养所致，以上腹胃脘部近歧骨处疼痛为临床特征。常伴见胃脘部痞闷胀满，嗳气，吞酸，嘈杂，恶心，呕吐，纳呆等症状。在古代文献中，把胃脘痛称为胃心痛、心口痛或心痛。

【病因病机】

胃脘痛多由外邪犯胃、情志不畅、饮食劳倦和脾胃虚弱所致，与肝、脾两脏关系密切。胃脘痛的病因较复杂，基本病机为胃失和降，气机不利，"不通则痛"，以及胃失濡养、温煦，"不荣亦痛"。

➤ 考点提示：胃脘痛的病因分为不通则痛和不荣则痛两大类。虚实是辨别胃脘痛的关键。

【辨证论治】

（一）辨证要点

1. 辨缓急　胃脘痛暴作，多因感受外邪，以致损伤中阳，积滞不化，胃失和降，不通则痛。胃脘痛渐发，常由肝郁气滞，或脾胃虚弱，木壅土郁而致肝胃不和，气滞血瘀。

2. 辨寒热　胃脘痛暴作，遇寒痛增，得热痛减，疼痛剧烈而拒按，多属寒邪犯胃。胃脘隐痛，喜温喜按，遇冷加剧，多属虚寒。胃脘灼痛，痛势急迫，烦渴引饮，喜冷恶热，多为热结火郁，胃气失和。

3. 辨虚实　胃脘痛且胀，大便秘结不通者多属实；痛而不胀，大便溏薄者多属虚；拒按、喜凉、食后痛甚者多实；喜温喜按、饥而痛增者多虚。

4. 辨气血　初痛在气，胃胀且痛，以胀为主，痛无定处，时痛时止，属气；久痛在血，持续刺痛，痛有定处，舌质紫暗，属血。

（二）治疗原则

理气和胃止痛为基本治疗原则，达到通则不痛的目的，但不必拘泥于通。临床应根据胃脘痛的不同证候，灵活选择治疗方法，包括散寒、消食、理气、泄热、化瘀、除湿、养阴、温阳等。

（三）分证论治

1. 寒邪犯胃证

证候：胃脘痛暴作，疼痛剧烈，恶寒喜暖，得温痛减，遇寒加重，口淡不渴，或喜热饮，苔薄白，脉弦紧。

治法：温胃散寒，理气止痛。

方药：良附丸加减。

2. 饮食停滞证

证候：胃脘疼痛胀满拒按，嗳腐吞酸，或呕吐不消化食物，吐后痛减，不思饮食，大便不爽，得矢气或便后稍舒，苔厚腻，脉滑。

治法：消食导滞，和胃止痛。

方药：保和丸加减。

3．肝气犯胃证

证候：胃脘胀满，攻撑作痛，脘痛连胁，胸闷不舒，嗳气频繁，或有泛酸，大便不畅，随情志因素而发作，苔薄白，脉弦。

治法：疏肝理气，和胃止痛。

方药：柴胡疏肝散加减。

4．肝胃郁热证

证候：胃脘灼痛，痛势急迫；心烦易怒，泛酸嘈杂，口干口苦，舌红苔黄，脉弦数。

治法：疏肝理气，泄热和胃。

方药：丹栀逍遥散加减。

5．瘀血停滞证

证候：胃脘疼痛，如针刺刀割，痛有定处，按之痛甚，痛势持久，食后加剧，入夜尤甚，或见吐血便血，舌质紫暗或有瘀斑，脉涩。

治法：活血化瘀，理气止痛。

方药：失笑散合丹参饮加减。

6．脾胃虚寒证

证候：胃脘隐隐作痛，绵绵不休，喜温喜按，空腹痛甚，得食则缓，劳累或受凉后发作加重，泛吐清水，神疲纳呆，手足不温，食少便溏，舌淡苔白，脉虚弱。

治法：温中健脾，缓急止痛。

方药：黄芪建中汤加减。

7．胃阴亏虚证

证候：胃脘隐隐灼痛，嘈杂，似饥而不欲食，口燥咽干欲饮，五心烦热，消瘦乏力，大便干结，舌红少津，脉细数。

治法：滋阴养胃，和中止痛。

方药：一贯煎合芍药甘草汤加减。

 案例讨论

田某，女，40岁。胃脘疼痛反复发作3年余，曾在某医院诊断为胃十二指肠溃疡，经服药治疗后有所好转。近2年来，胃脘痛常因情绪波动而反复发作，某中医处以柴胡疏肝散治疗，患者服药20余剂，效果甚佳。近半年来，因工作紧张，胃脘常常作痛，自持原处方治疗，服药10余剂，胃脘痛不减反加重。现症：胃脘隐隐作痛，时有灼热嘈杂感，大便干结，舌红少津，脉弦细而数。

请分析本病的证候、治法和方药。

【预防与调摄】

胃脘痛患者要重视生活、饮食和精神的调摄。养成良好的饮食习惯和生活规律。合理调配饮食，少食多餐，以温暖、清淡软烂、易消化的食物为宜，切忌暴饮暴食、饥饱不匀、烟酒过度；勿贪食生冷、恣食酸辣、肥甘等刺激性食品。情绪乐观、开朗，保持良好的心理状态；劳逸结合，避免劳累，注意休息。

七、泄泻

泄泻是以排便次数增多，粪质稀薄或完谷不化，甚至泻出如水样为特征的病证。泄泻是一种常见的脾胃肠病证，一年四季均可发病，但以夏秋两季为多见。

【病因病机】

引起泄泻的原因主要有外感、内伤两类。外感之中感受湿邪最为重要；内伤有饮食所伤、情志失调、脾胃虚弱、肾阳虚衰等。泄泻主要由于湿盛和脾胃功能失调，而致清浊不分，水谷混杂，并走大肠而成。脾虚湿盛是泄泻的基本病机。

➢ 考点提示：脾虚湿盛是泄泻的基本病机。

【辨证论治】

（一）辨证要点

1．辨缓急　急性泄泻多起病急，变化快，泻下急迫、量多，多为外邪所致；慢性泄泻起病缓，变化慢，泻下势缓，泻出量少，常有反复发作的趋势，常因饮食、情志、劳倦而诱发，多为脏腑功能失调而致。

2．辨寒热虚实　粪质清稀如水，腹痛喜温，完谷不化，多属寒证；粪色黄褐而臭，泻下急迫，肛门灼热者，多属热证；急性泄泻，伴脘腹胀痛、拒按、泻后疼痛减轻者，多为实证；久泻不愈，病程较长，伴腹痛隐隐、喜按者，多为虚证。

3．辨粪便性状　粪便清稀，或如水样，味腥臭者，多为寒湿证；粪便稀溏，色黄味臭秽者，多为湿热证；粪便溏垢，臭如败卵，或完谷不化，多属伤食证。

4．辨病变脏腑　久泻不愈，倦怠乏力，其泄泻的发生与饮食不当、劳倦过度有关者，多为脾虚；泄泻发作与情志不遂相关者，多责之于肝郁脾虚；五更泄泻，伴腰酸肢冷者，多属肾阳亏虚，命门火衰。

（二）治疗原则

"脾虚湿盛"为泄泻的基本病机，治疗以健脾化湿为基本原则。

（三）分证论治

1．寒湿泄泻证

证候：泻下清稀，甚至如水样，腹痛肠鸣，脘闷纳呆，或伴有恶寒发热头痛，肢体酸楚，口淡不渴，不思饮食，苔薄白或白腻，脉濡缓。

治法：芳香化湿，解表散寒。

方药：藿香正气散加减。

2．湿热泄泻证

证候：泄泻腹痛，泻下急迫，或泻而不爽，泻下物黄褐而臭秽，肛门灼热，心烦口渴，小便短赤，或有身热，苔黄腻，脉濡滑而数。

治法：清利湿热。

方药：葛根芩连汤。

3．食滞泄泻证

证候：腹痛肠鸣，泻下粪便臭如败卵，泻后痛减，脘腹痞闷，嗳腐酸臭，食欲减退，舌苔厚腻或垢浊，脉滑。

治法：消食导滞。

方药：保和丸。

4．肝郁泄泻证

证候：平时可见胸胁胀闷，嗳气食少。每因抑郁恼怒或情绪紧张之时，发生腹痛泄泻，泻后痛缓，矢气频作，舌淡红，脉弦。

治法：抑肝扶脾，调中止泻。

方药：痛泻要方加减。泄泻日久，寒热错杂，选乌梅丸。

5．脾虚泄泻证

证候：大便时溏时泻，反复发作，稍进油腻之物则大便次数增多，常夹有未消化食物，饮食减少，脘腹胀闷不适，面色萎黄，肢倦乏力。舌淡、苔薄，脉濡缓而弱。

治法：健脾益气。

方药：参苓白术丸。

6．肾虚泄泻证

证候：泄泻多在黎明之前，腹部作痛，肠鸣即泻，泻后则安，又称"五更泄"，伴形寒肢冷，腰膝酸软，舌淡、苔白，脉沉细。

治法：温肾健脾，固涩止泻。

方药：四神丸合附子理中汤。

 案例讨论

朱某，女，32 岁。外出旅游，于归途中开始腹痛泄泻，大便呈水样，一日 5～6次，泻前肠鸣漉漉，伴见形寒肢冷，口淡不渴，脘腹痞闷，纳呆，四肢酸楚困重，经补液及抗菌治疗，未见明显改善，舌体胖，苔白腻，脉沉细。

请分析本病的证候类型、治法和方药。

【预防与调摄】

平时要养成良好的卫生习惯，不饮生水，忌食腐馊变质饮食，少食生冷瓜果；居处冷暖适宜；并可结合食疗健脾益胃。急性泄泻患者可暂禁食，一般情况下可给予流质或半流质饮食。对重度泄泻者，应注意防止津液亏损，及时补充体液。

八、黄疸

黄疸是以目黄、身黄、小便黄为临床特征的病证，其中目黄是辨识本病的重要依据。湿从热化，黄色鲜明者称为阳黄；湿从寒化，黄色晦暗者称为阴黄。

【病因病机】

黄疸的病因有外感和内伤两个方面。外感多因感受时邪疫毒，内伤多与饮食、劳倦、积聚续发有关。病位在肝胆，与脾胃密切相关。黄疸的病机关键是湿，湿邪困遏脾胃，壅阻肝胆，肝失疏泄，胆汁外溢。

➤ 考点提示：黄疸分为阴黄、阳黄和急黄三大类。阳黄由湿热导致；阴黄由寒湿导致；急黄为湿热夹毒、内陷心营导致。

【辨证论治】

（一）辨证要点

1．辨黄疸性质　着重区别阳黄、阴黄、急黄。阳黄起病迅速，病程短，黄色鲜明，多由湿热疫毒所致，属热证实证。阴黄起病缓慢，病程长，黄色晦暗或如烟熏，多由寒湿所致，属寒证虚证。急黄起病急骤，变化迅速，身黄如镀金，为湿热夹毒，内陷心营所致，属虚实错杂的危重证。

2．辨黄疸轻重　以观察黄疸色泽变化为标志。黄疸逐渐加深，表示病势加重；黄疸逐渐消失，表示病情好转。

（二）治疗原则

黄疸治疗以化湿利小便为基本原则。根据不同情况，阳黄应配合清热解毒，阴黄应配合健脾温化、益气养血、疏肝活血等，急黄当清热解毒、凉血开窍。

（三）分证论治

1．阳黄

（1）热重于湿证

证候：黄疸初起，身目俱黄并迅速加深，黄色鲜明，小便短少黄赤，大便秘结，发热口渴，胁腹胀满或疼痛，纳差，舌质红苔黄腻，脉弦数。

治法：清热利湿。

方药：茵陈蒿汤加减。

（2）湿重于热证

证候：身目色黄，但不如热重者鲜明，小便短黄，大便溏垢，身热不扬，头重身困，胸脘痞闷，纳差腹胀，恶心欲呕。苔黄腻，脉弦滑。

治法：利湿化浊，清热退黄。

方药：茵陈五苓散加减。

（3）肝胆郁热证

证候：黄疸出现较快，黄色鲜明，右胁疼痛剧烈，牵引肩背，往来寒热，口苦咽干，腹胀纳差，大便秘结，小便短赤。舌质红，苔黄厚，脉弦数。

治法：疏肝利胆，清热导滞。

方药：大柴胡汤加减。

2．阴黄

（1）寒湿阻遏证

证候：身目色黄晦暗，或如烟熏，纳呆脘闷，腹胀便溏，口淡不渴，神疲畏寒。舌淡苔白腻，脉濡缓。

治法：健脾和胃，温化寒湿。

方药：茵陈术附汤加减。

（2）血瘀内阻证

证候：身目发黄而晦暗，面色黧黑，胁下有痞块胀痛或刺痛，拒按，面颈皮肤现赤纹丝缕，形体日渐消瘦，体倦乏力，纳呆便溏。舌质紫暗，或有瘀斑，脉弦涩。

治法：活血化瘀，软坚通络。

方药：膈下逐瘀汤加减。

3．疫毒炽盛证（急黄）

证候：发病急骤，黄疸迅速加深，其色如金，高热烦渴，胁痛腹满，神昏谵语，衄血、便血，肌肤瘀斑，或烦躁抽搐。舌质红绛，苔黄而燥，脉弦滑或数。

治法：清热解毒，凉血开窍。

方药：《千金》犀角散加减。

 案例讨论

彭某，女，28岁。发热、乏力1周，两目、皮肤发黄3天求治。患者1周前自觉发热（体温38 ℃），全身乏力，食欲不振，4天后出现两目及皮肤发黄，并感头重身困，上腹饱胀，纳差，恶心呕吐，厌食油腻，口淡不渴，大便溏薄，小便黄，舌苔厚腻微黄，脉濡数。查：体温38.4 ℃，脉搏92次/分，血压120/86 mmHg，巩膜、全身皮肤黄染，腹软，肝于右肋缘下 2 cm，质软，边缘清楚，触痛，脾未触及。

请分析本病的证候类型、治法和方药。

【预防与调摄】

起居有节，加强体育锻炼，顺应时令，避免接触非时及秽浊之气。讲究饮食卫生，餐具定时消毒，防止病从口入。黄疸患者要卧床休息，密切观察病情变化，恢复期和慢性久病者可适当活动。保持心情舒畅，使肝气条达。饮食宜清淡、易消化，适当进食高糖、高蛋白质、高热量、低脂肪饮食，半流质食物；忌烟酒、生冷、辛辣、油腻之品。有传染性者，应采取隔离措施。

九、头痛

头痛是以患者自觉头部疼痛为主要特征的一种常见病证。它常见诸于多种急、慢性疾病之中。本节重点讨论外感、内伤杂病表现以头痛为主者。

【病因病机】

头为"诸阳之会"，是髓海之所在，五脏精华之血、六腑清阳之气，皆上注于头。故凡感受外邪，上犯头部，邪气留滞，清阳受阻；或内伤诸病，致气血失调，痰瘀阻络，脑部失养，皆可导致头痛。

> ➤ 考点提示：头痛分为外感和内伤两大类。

【辨证论治】

（一）辨证要点

1. 辨属性　外感头痛因外邪致病，属实证，起病较急，一般疼痛较剧；内伤头痛以虚证或虚实夹杂证为多见，多起病缓慢，疼痛较轻。

2. 辨病位　在头后部，下连于项，属太阳头痛；在前额及眉棱骨处，属阳明头痛；在头两侧，连及于耳，属少阳头痛；在巅顶，连及目系，属厥阴头痛。

（二）治疗原则

外感头痛，以祛邪为法。内伤头痛，应分清虚实，实者祛邪，虚者扶正。在运用药物治疗时还应结合头痛部位，选用引经药物，并配合针灸、推拿等疗法。

（三）分证论治

1. 外感头痛

（1）外感风寒证

证候：起病较急，头痛连及项背，恶风畏寒，常喜裹头，苔薄白，脉浮或浮紧。

治法：疏风散寒。

方药：川芎茶调散加减。

（2）外感风热证

证候：头痛而胀，甚则如裂，发热或恶风，面红目赤，口渴喜饮，大便秘结，溲黄，舌红苔黄，脉浮数。

治法：疏风清热。

方药：芎芷石膏汤加减。

（3）风湿头痛证

证候：头痛如裹，肢体困重，胸闷纳呆，小便不利，大便溏薄，苔白腻，脉濡。

治法：祛风胜湿。

方药：羌活胜湿汤加减。

2．内伤头痛

（1）肝阳上亢证

证候：头胀痛眩晕，两侧为甚，心烦易怒，面赤口苦，或兼胁痛，腰膝酸软，舌红，苔薄黄，脉弦或弦细而数。

治法：平肝潜阳。

方药：天麻钩藤饮加减。

（2）肾精亏虚证

证候：头痛且空，眩晕耳鸣，腰膝酸软，遗精带下，苔薄，脉沉细无力。

治法：补肾填精。

方药：大补元煎加减。

（3）营血亏虚证

证候：头痛而晕，面色少华，心悸怔忡，舌淡，苔薄白，脉细弱。

治法：滋阴养血。

方药：加味四物汤加减。

（4）痰浊上蒙证

证候：头痛昏蒙，胸脘痞闷，呕吐痰涎，舌苔白腻，脉滑或弦滑。

治法：化痰降逆。

方药：半夏白术天麻汤加减。

（5）瘀血阻滞证

证候：头痛经久不愈，痛处固定不移，如锥如刺，舌有瘀斑，脉细或细涩。

治法：活血化瘀。

方药：通窍活血汤加减。

 案例讨论

　　唐某，女，29岁。患者3天前受风寒后出现头痛，呈持续性跳痛，舌质淡，苔薄白，脉浮紧。自发病以来，神清，精神差，饮食差，睡眠差，小便正常，近2日未排大便。

　　请分析本病的证候类型、治法和方药。

【预防与调摄】

　　日常生活要有规律，注意劳逸结合，加强身体锻炼，防寒保暖，寒冷季节及久病体虚者注意头部保护。节制房事。注意精神调摄，做到情绪平和、豁达乐观，以防七情内伤。养成良好的饮食习惯，做到饮食有节，荤素搭配。按时合理服药。

十、眩晕

　　眩晕是以目眩头晕为特征的一种病证，见于临床诸多疾病。眩指目眩，俗称"眼花"，表现为视物模糊，甚至视歧；晕指头晕，感觉外物及自身旋转，站立不稳。眩与晕往往同时并见，称为"眩晕"。轻者闭目即止，重者旋转不定，不能站立，或伴有恶心、呕吐、汗出等症，严重者可突然仆倒。其实质反映患者对于空间关系的定向感觉或平衡感觉障碍。

【病因病机】

　　眩晕的病位在清窍（脑），与肝、脾、肾相关，病性为本虚标实，以虚者居多。肝肾阴虚，气血不足为病之本；风、火、痰、瘀为病之标。基本病机为髓海不足，脑失所养；或风火痰瘀，扰乱清窍。

> 考点提示：风、火、痰、瘀、虚为眩晕的基本因素，多本虚标实证。

【辨证论治】

（一）辨证要点

1. 辨病史 发病缓慢，逐渐加重，或反复发作。多有思忧恼怒，久病体弱，年迈肾虚，饮食失调，跌仆外伤等病史。

2. 辨虚实 一般情况下，新病多实，久病多虚；体壮者多实，体弱者多虚；发作时呕恶、面赤、头胀者多实，缓解时体倦乏力、耳鸣如蝉者多虚。

3. 辨脏腑 眩晕病位在清窍，多属肝、脾、肾的病变，与肝的关系密切。一般伴有头昏脑胀，面部潮红的病在肝；伴有纳差、痰多和呕恶的病在脾；伴有腰膝酸软，头晕耳鸣，脑中空痛的病在肾。

（二）治疗原则

眩晕的治疗原则主要是补虚泻实，调整阴阳。补虚以填精补髓、益气补血、滋补肝肾为主，配合健脾和胃。泻实以燥湿祛痰、清肝泻火、通窍化瘀为主，配合清镇潜降。

（三）分证论治

1. 肝阳上亢证

证候：眩晕耳鸣，头胀痛，烦劳恼怒则加剧，面部潮红，烦躁易怒，少寐多梦，口苦，腰膝酸软，或肢体麻木、震颤。舌红苔黄，脉弦细或弦数。

治法：平肝潜阳，凉肝息风。

方药：天麻钩藤饮加减。

2. 气血亏虚证

证候：眩晕劳累即发，动则加剧，面色不华，心悸失眠，唇甲色淡；气短，疲乏懒言，食少、腹胀、便溏，甚则自觉景物旋转，不能站立，恶心、汗出。舌质淡，脉细弱。

治法：补气养血。

方药：归脾汤加减。

3. 瘀血阻窍证

证候：眩晕时作，头痛如锥刺，健忘，心悸失眠，耳鸣耳聋，或面色、口唇紫暗，舌质有紫斑或瘀点，脉涩或沉弦。

治法：通窍活络，祛瘀止痛。

方药：通窍活血汤加减。

4. 肾精不足证

证候：眩晕日久，脑中空痛，耳鸣如蝉、目涩、健忘，或遗精，滑泄，腰膝酸软，精神萎靡。或五心烦热，舌红，脉弦细数；或形寒怯冷，舌质淡，脉沉细无力。

治法：补肾填精，益髓充脑。

方药：偏于阴虚者用左归丸加减，偏阳虚者用右归丸加减。

5. 痰浊中阻证

证候：眩晕，视物旋转，头重如蒙，胸闷恶心，甚则呕吐痰涎，食少多寐，精神困倦。舌苔白腻，脉濡滑。

治法：燥湿祛痰，健脾和胃。

方药：半夏白术天麻汤。

案例讨论 ▪

　　武某，男，46 岁。患眩晕多年，伴有头痛，耳鸣，腰膝酸软，口干舌燥，不欲饮水，少寐多梦，舌质红少苔，脉细数。

　　请分析本病的证候类型、治法和方药。

【预防与调摄】

　　修身养性，保持心情舒畅，防止七情内伤；锻炼身体，以增强抗病能力，避免体力和脑力过度劳累。眩晕患者要少做或不做旋转、弯腰运动，以免诱发或加重病情。注意饮食调理，宜清淡富有营养，节食肥甘厚味，忌辛辣烟酒。眩晕发作时应卧床休息，闭目养神，病室应安静、舒适、避免噪声。对重症患者要密切注意观察血压、呼吸、脉搏、神志等变化，以便及时处理。

十一、中风

　　中风是以突然昏仆、半身不遂、口舌歪斜、言语謇涩或失语、偏身麻木为主要临床表现的病证。本病多见于中老年人。四季皆可发病，但以冬春两季最为多见。

【病因病机】

　　中风之发生，主要因素在于患者平素气血亏虚，心、肝、肾三脏阴阳失调，加之忧思恼怒，或饮酒饱食，或房室劳累，或外邪侵袭等诱因，以致气血运行受阻，肌肤筋脉失于濡养；或阴亏于下，肝阳暴涨，阳化风动，血随气逆，挟痰挟火，蒙蔽清窍，而形成上实下虚、阴阳互不维系的危急证候。

【辨证论治】

（一）辨证要点

　　1. 辨病位　临床按脑髓神机受损的程度与有无神志昏蒙分为中经络与中脏腑两大类型。中经络一般无神志改变；中脏腑则有神志不清。

　　➢ 考点提示：中风根据有无神志改变分为中经络和中脏腑两大类。

　　2. 辨病性　中风病性为本虚标实，急性期多以标实证候为主，根据临床表现注意辨别病性属火、风、痰、瘀的不同。

　　3. 辨闭脱　闭证指邪气内闭清窍，症见神昏、牙关紧闭、口噤不开、肢体痉强，属实证。根据有无热象，又有阳闭、阴闭之分，阳闭和阴闭可相互转化。脱证是五脏真阳散脱于外，症见昏愦无知，目合口开，四肢松懈瘫软，手撒肢冷汗多，二便自遗，鼻息低微，为中风危候。另外，临床上尚有内闭清窍未开而外脱虚象已露，即所谓"内闭外脱"者。

　　4. 辨病势顺逆　临床注意辨察患者之"神"，尤其是神志和瞳孔的变化。中脏腑者，起病即现昏愦无知，多为实邪闭窍，病位深，病情重。

（二）治疗原则

　　中风为本虚标实之证。急性期标实症状突出，急则治其标，治疗当以祛邪为主。闭、脱二证当分别治以祛邪开窍醒神和扶正固脱、救阴回阳。内闭外脱则醒神开窍与扶正固本兼用。在恢复期及后遗症期，多为虚实夹杂，邪实未清而正虚已现，治宜扶正祛邪。

（三）分证论治

1．中经络

（1）风痰阻络证

证候：半身不遂，口舌歪斜，舌强言謇或不语，偏身麻木，头晕目眩，舌质暗淡，舌苔薄白或白腻，脉弦滑。

治法：活血化瘀，化痰通络。

方药：桃红四物汤合涤痰汤。

（2）风火上扰证

证候：半身不遂，偏身麻木，舌强言謇或不语，或口舌歪斜，眩晕头痛，面红目赤，口苦咽干，心烦易怒，尿赤便干，舌质红或红绛，脉弦有力。

治法：平肝息风，清热活血，补益肝肾。

方药：天麻钩藤饮。

（3）痰热腑实证

证候：半身不遂，口舌歪斜，言语謇涩或不语，偏身麻木，腹胀便秘，头晕目眩，咳痰或痰多，舌质暗红或暗淡，苔黄或黄腻，脉弦滑。

治法：化痰通腑。

方药：星蒌承气汤加味。

（4）气虚血瘀证

证候：半身不遂，口舌歪斜，口角流涎，言语謇涩或不语，偏身麻木，面色㿠白，气短乏力，心悸，自汗，便溏，手足肿胀，舌质暗淡，舌苔薄白或白腻，脉沉细、细缓或细弦。

治法：益气活血，扶正祛邪。

方药：补阳还五汤。

（5）肝阳上亢证

证候：半身不遂，口舌歪斜，舌强言謇或不语，偏身麻木，烦躁失眠，眩晕耳鸣，手足心热，舌质红绛，少苔或无苔，脉细弦或细弦数。

治法：滋养肝肾，潜阳息风。

方药：镇肝熄风汤。

2．中脏腑

（1）痰热闭窍证（阳闭）

证候：起病急骤，神昏或昏愦，半身不遂，鼻鼾痰鸣，肢体项背强痉拘急，身热，躁扰不宁，甚则手足厥冷，频繁抽搐，偶见呕血，舌质红绛，舌苔黄腻或干腻，脉弦滑数。

治法：清热化痰，醒神开窍。

方药：羚角钩藤汤配合灌服或鼻饲安宫牛黄丸。

（2）痰蒙心神证（阴闭）

证候：素体阳虚，突发神昏，半身不遂，肢体松弛，瘫软不温，甚则四肢逆冷，面白唇暗，痰涎壅盛，舌质暗淡，舌苔白腻，脉沉滑或沉缓。

治法：温阳化痰，醒神开窍。

方药：涤痰汤配合灌服或鼻饲苏合香丸。

（3）元气败脱证（脱证）

证候：突然神昏或昏愦，肢体瘫软，手撒肢冷汗多，重则周身湿冷，二便失禁，舌痿，舌质紫暗，苔白腻，脉沉缓、沉微。

治法：益气回阳固脱。

方药：参附汤。

案例讨论 ·•

　　赵某，男，63岁。头晕目眩已近10年，曾在医大确诊为高血压病，服降压药对症治疗，近半个月来，间有手指发麻，眩晕日甚，今日上午因情绪激动，突然跌仆倒地，不省人事，口噤不开，喉中痰鸣，左侧半身不遂，口眼㖞斜，呼吸气粗，面色红赤，舌红苔黄腻，脉弦滑而数。

　　请分析本病的证候类型、治法和方药。

【预防与调摄】

　　慎起居、节饮食、远房帏、调情志。生活要有规律，注意劳逸适度，重视进行适宜的体育锻炼。避免过食肥甘厚味、烟酒及辛辣刺激食品。节制房事。保持心情舒畅，稳定情绪，避免七情伤害。重视先兆症的观察，并积极进行治疗是预防中风发生的关键。加强护理是提高临床治愈率、减少合并症、降低死亡率和病残率的重要环节。

十二、水肿

　　水肿是指脏腑功能失调，水液代谢失常，潴留体内，泛溢肌肤，表现以头面、眼睑、四肢、腹背，甚至全身浮肿为特征的一类病证。重者也可伴有胸水、腹水。水肿的形成与肺、脾、肾三脏关系最大，与三焦、膀胱亦有关。本小节着重讨论以水肿为主要表现的病证。

【病因病机】

　　水肿的病因分外感、内伤两大类，外感多见于风邪、水湿、疮毒等；内伤多见于饮食、劳欲等。基本病机为肺失通调，脾失转输，肾失开合，三焦气化不利。病性有阴水、阳水之分。外感所致的水肿，多为阳水，属实证，病位主要在肺、脾；内伤所致的水肿，多为阴水，其证偏虚，病位主要在脾、肾。

【辨证论治】

（一）辨证要点

　　1．辨阴水阳水　　水肿以辨阴阳为纲。由饮食劳倦，损伤脾肾所致，起病较缓，病程较长，证见里、虚、寒证者，多属阴水；由风邪、水湿、湿毒、湿热所致，发病较急，病程较短，证见表、热、实证者，多属阳水。但阴水、阳水可以互相转化。

　　2．辨外感内伤　　发病急骤，水肿从头面眼睑开始，继而四肢及胸腹，按之凹陷较容易恢复，伴恶寒、发热等表证，以邪实为主者多外感；发病较慢，迁延反复不愈，多从下肢开始，继而胸腹、上肢、头面，按之凹陷深而难复，常伴有脾肾阳虚，以正虚为主者多内伤。

（二）治疗原则

　　水肿的治疗以发汗利尿，攻下逐水为原则。

（三）分证论治

　　1．阳水

　　（1）风水相搏证

　　证候：初起眼睑浮肿，继则全身、四肢皆肿，来势迅速；伴恶寒发热，无汗，肢体酸痛，小便不利。偏风寒者，苔薄白，脉浮紧；偏风热者，咽喉红肿，舌红，苔薄黄，脉浮数。

　　治法：疏风解表，宣肺行水。

　　方药：越婢加术汤加减。

　　（2）疮毒浸淫证

　　证候：面目浮肿，遍及全身，按之没指。小便不利或血尿，身发疮痍，或疫痧痘疹，恶风发热，舌红苔黄，脉浮数或滑数。

治法：宣肺解毒，利湿消肿。

方药：麻黄连翘赤小豆汤合五味消毒饮加减。

（3）水湿浸渍证

证候：肢体浮肿，下肢尤甚，按之没指，小便少，起病缓慢，病程较长，身体困倦，胸闷腹胀，纳呆泛恶。舌苔白腻，脉沉缓。

治法：健脾化湿，通阳利水。

方药：五皮饮合胃苓汤加减。

2．阴水

（1）脾阳虚衰证

证候：身肿日久，腰以下为甚，按之凹陷不起；脘闷腹胀，纳减便溏，面色无华，身疲乏力，肢体倦怠，小便短少，舌淡，苔白腻或滑，脉沉缓。

治法：温运脾阳，行气利水。

方药：实脾饮加减。

（2）肾阳衰弱证

证候：水肿反复不已，面浮身肿，腰以下为甚，按之凹陷不起，尿少；腰酸冷痛，四肢厥冷，怯寒神疲，面色㿠白，舌质淡苔白，脉沉迟无力。

治法：温肾助阳，化气行水。

方药：济生肾气丸合真武汤加减。

（3）瘀水互结证

证候：水肿日久不退，肿势轻重不一，四肢或全身浮肿，腰以下为甚；皮肤瘀斑或肌肤甲错，或腰部刺痛，伴血尿，妇女月经不调或闭经。舌紫暗，脉沉涩。

治法：活血化瘀，利水消肿。

方药：桃红四物汤合五苓散加减。

 案例讨论

　　胡某，男，65岁。反复双下肢浮肿5年，加剧伴心悸、气促1周收住院。症见双下肢浮肿，按之凹陷难起，心悸，气促，腰部冷痛，小便量少，色青，面色灰暗，怯寒肢冷，神疲乏力，舌质淡胖，脉沉细无力。尿常规：红细胞（RBC）7～10/HP，白细胞（WBC）5～6/HP，蛋白（+++）。血尿素氮（BUN）24.5 mmol/L，肌酐（Cr）475 μmol/L。

　　请分析本病的证候类型、治法和方药。

【预防与调摄】

　　起居有时，饮食有节，生活有规律，避免外邪侵袭；及时治疗皮肤痈肿疮疖，以防毒邪内侵；勿过劳，节房事，免伤脾肾。水肿初起，宜清淡无盐饮食，待肿势渐退后，逐步改为低盐饮食，最后恢复普通饮食；忌食辛辣、烟酒等刺激性物品及发物。严重水肿者要卧床休息。水肿患者皮肤抵抗力低下，极易发生破损和疮疡，注意加强皮肤护理，经常用温水清洁皮肤，不可用力擦洗。注意寒温变化，防止复感外邪。

十三、消渴

　　消渴是以多饮、多食、多尿、乏力、消瘦或尿有甜味为主要临床特征的一种病证。消指消耗水谷津液气血，渴指口渴引饮。消渴之名首见于《内经》，汉代张仲景首创白虎加人参汤、肾气丸治疗消渴。唐代《外台秘要》最先记载了消渴患者尿甜。后世医家将本病分为上、中、下三消，口渴多饮为上消，多食易饥为中消，渴而便数如脂为下消。

【病因病机】

本病以阴虚为本，燥热为标，两者互为因果，阴越虚则燥热越盛，燥热越盛则阴越虚。病位在肺、胃、肾，尤以肾为关键，基本病机为阴虚燥热。

> ➤ 考点提示：消渴分为上、中、下三消，分别与肺、胃、肾相关。

【辨证论治】

（一）辨证要点

1．辨病位　消渴有上、中、下三消之分，以及肺燥、胃热、肾虚之别。通常，以肺燥为主，多饮症状突出者，称为上消；以胃热为主，多食症状较为突出者，称为中消；以肾虚为主，多尿症状突出，甚则尿浊稠如膏，称为下消。

2．辨标本　消渴以阴虚为主，燥热为标，互为因果。一般初病多以燥热为主，病程较长者则阴虚与燥热互见，日久则以阴虚为主，进而阴损及阳，导致阴阳俱虚。

3．辨本证与并发症　多饮、多食、多尿、乏力和消瘦为消渴的基本临床表现，而易发生诸多并发症为本病的另一特点。并发症的多少与轻重决定着本病的预后与转归。

（二）治疗原则

消渴的治疗以清热润燥、养阴生津为基本原则。由于本病常发生血脉瘀滞及阴损及阳的病变，以及易并发痈疽、眼疾、劳嗽等症，应针对具体病情，及时合理地选用活血化瘀、清热解毒、健脾益气、滋补肾阴、温补肾阳等治法。

（三）分证论治

1．上消　肺热津伤证

证候：烦渴多饮，口干舌燥，尿频量多，烦热，或大便秘结，身体渐瘦。舌边尖红，苔薄黄，脉洪数。

治法：清热润肺，生津止渴。

方药：消渴方加减。

2．中消

（1）胃热炽盛证

证候：多食易饥，口渴，尿多，形体消瘦，大便干燥，舌红少津，苔黄燥，脉滑实有力。

治法：清胃泻热，养阴增液。

方药：玉女煎加减。

（2）气阴亏虚证

证候：口渴引饮，多食便溏，或饮食减少，精神不振，四肢乏力，形体消瘦，舌质淡红，苔薄白而干，脉细弱。

治法：益气健脾，生津止渴。

方药：七味白术散加减。

3．下消

（1）肾阴亏虚证

证候：尿频量多，混浊如脂膏，或尿甜，腰膝酸软，乏力，头晕耳鸣，口干唇燥，皮肤干燥，瘙痒，或五心烦热，潮热盗汗，舌红苔少，脉细数。

治法：滋阴补肾，益精润燥。

方药：六味地黄丸加减。

（2）阴阳两虚证

证候：小便频数量多，混浊如膏，甚至饮一溲一，面容憔悴，耳轮干枯，腰膝酸软，畏寒肢冷，阳痿或月经不调，舌淡苔白而干，脉沉细无力。

治法：滋阴温阳，补肾固摄。

方药：金匮肾气丸加减。

4．气滞血瘀证

证候：口渴引饮，或渴饮不多，消谷善饥，身体消瘦，胸胁胀满或刺痛，或半身不遂，头晕耳鸣，心悸健忘，小便频数量多。舌紫暗，有瘀斑，脉沉涩或结代。

治法：活血化瘀，养阴润燥。

方药：桃红四物汤加减。

 案例讨论

夏某，女，55 岁。患者因小腿、足趾麻木，消瘦、多饮、多尿 1 年，加重 10 天入院。曾在门诊做针刺、理疗治疗近 1 年，未效。现症状：小腿、足趾麻木，口渴多饮，全身无力，腰膝酸软，头晕耳鸣，1 年来体重下降 15 kg，尿频量多，舌红少苔，脉细数。血压 170/106 mmHg；血糖 11.1 mmol/L，尿糖（+++）。

请分析本病的证候类型、治法和方药。

【预防与调摄】

生活调摄对本病具有十分重要的意义。其中节制饮食具有基础治疗的重要作用，要制订合理的食谱，饮食清淡易消化，忌进食糖类，限制淀粉类食物和油脂的摄入，忌食辛辣、烟酒等刺激物品。保持心情舒畅，勿紧张恼怒。适当进行体育活动，养成有规律的生活习惯，劳逸结合。有消渴家族史者，要早期预防，早期发现，坚持长期治疗。积极防治并发症。

十四、痹证

痹证是由于风、寒、湿、热等邪气侵袭人体，闭阻经络，影响气血运行，导致以肢体筋骨、关节、肌肉等处发生疼痛、重着、酸楚、麻木，或关节屈伸不利、僵硬、肿大、变形等为临床特征的病证。轻者病在四肢关节肌肉，重者可内舍于脏。

【病因病机】

素体虚弱，正气不足，是发生痹证的内在因素；风寒湿热邪是发生痹证的外在因素。基本病机是邪气痹阻经络，气血运行不畅，筋脉肌肉关节失去濡养。

痹证发病一般比较缓慢，若迁延不愈，病邪由经络内舍于脏腑，则顽固难愈。

【辨证论治】

（一）辨证要点

1．辨病因　痹证以肢体关节疼痛、屈伸不利、僵硬、肿大、变形，活动障碍为主要临床特征，由于体质和感邪的不同，以风邪偏盛为行痹，寒邪偏盛为痛痹，湿邪偏盛为着痹。痹证日久，邪阻经络，又当辨明有无痰瘀。

➢ **考点提示：**痹证是由风寒湿邪侵袭人体的皮肤、筋脉、肌肉、关节所导致的疾病。风邪偏盛为行痹，寒邪偏盛为痛痹，湿邪偏盛为着痹。

2．辨虚实　痹证初起，风寒湿邪入侵，多见邪实证；痹证反复发作，湿聚为痰，血滞为瘀，痰瘀互结，多见正虚邪实的虚实夹杂证。迁延日久，耗气伤血，肝肾亏损，筋骨失养，遂成正虚邪恋之证。

（二）治疗原则

痹证的治疗以祛邪通络为基本原则。根据具体情况，分别采用祛风散寒，清热化湿，活血化瘀等法；痹证日久，应注意扶正祛邪，标本兼顾。痹证的治疗过程中应重视养血活血，所谓"治风先治血，血行风自灭"。

（三）分证论治

1. 风寒湿痹

（1）风痹证

证候：肢体关节疼痛酸楚，游走不定，屈伸不利，活动受限，可涉及腕、肘、踝、膝等多个关节，初起有恶风、发热等表证。舌苔薄白，脉浮或浮缓。

治法：祛风通络，散寒除湿。

方药：防风汤加减。

（2）寒痹证

证候：肢体关节疼痛，痛势较剧，部位固定，屈伸不利，遇寒痛甚，得热痛缓，日轻夜重，局部有寒冷感。舌质淡，舌苔薄白，脉弦紧。

治法：温经散寒，祛风除湿。

方药：乌头汤加减。

（3）湿痹证

证候：肢体关节、肌肉酸楚，疼痛重着，痛有定处，或关节漫肿，活动不利，肌肤麻木不仁，胸脘痞闷，食少纳呆，大便不爽。舌质淡，舌苔白腻，脉濡缓。

治法：除湿通络，祛风散寒。

方药：薏苡仁汤加减。

2. 风湿热痹证

证候：关节疼痛，局部灼热红肿，痛不可触，得冷则舒，屈伸不利；或有皮下结节或红斑，肌肤麻木；或发热，恶风，口渴，烦躁不安，尿黄。舌质红，舌苔黄或黄腻，脉滑数或浮数。

治法：清热通络，祛风除湿。

方药：白虎加桂枝汤加减。

3. 顽痹证

证候：痹证日久，肌肉关节刺痛，固定不移，或关节僵硬变形，屈伸不利，有硬结、瘀斑，或关节周围皮肤紫暗、肿胀，按之较硬，肢体麻木或重着。舌质紫暗或有瘀斑，舌苔白腻，脉弦涩。

治法：化痰祛瘀，搜风通络。

方药：身痛逐瘀汤加减。

 案例讨论

田某，女，38岁。肢体大小关节反复疼痛17年，每因天气变化或阴雨寒冷天加重，伴晨僵，服用布洛芬、激素以及药酒后，症状有所缓解。近2个月来关节疼痛加重，痛处有灼热感且肿胀，但外表皮色不变，苔微黄，脉弦略数。红细胞沉降率（ESR）75 mm/h，类风湿因子（RF）阳性。

请分析本病的证候类型、治法和方药。

【预防与调摄】

平时要注意气候冷暖变化，防寒、防潮，避免久居阴冷潮湿之地；锻炼身体，增强机体抗邪能力，改善生产、生活和工作环境，避免外邪入侵。痹证患者要注意保持室内干燥，温度适宜，阳光充足，清爽通风；注意患处保暖，可戴护腕、护肘、护膝；饮食宜清淡，忌食生冷、辛辣厚味物品，忌食海腥发物。关节疼痛剧烈及发热者，应卧床休息。痹证患者应适当进行功能锻炼，防止关节僵硬，肌肉萎缩，应保护好病变肢体，防止跌仆外伤。

第二节　外科常见病证

一、丹毒

丹毒是以患部突然皮肤鲜红成片，色如涂丹，灼热肿胀，迅速蔓延为主要表现的急性感染性疾病。发无定处，生于胸腹腰胯部者，称内发丹毒；发于头面部者，称抱头火丹；发于小腿足部者，称流火；新生儿多生于臀部，称赤游丹。

【病因病机】

由于素体血分有热，外受火毒，热毒蕴结，郁阻肌肤而发；或由于皮肤黏膜破伤（如鼻腔黏膜、耳道皮肤或头皮破损，皮肤擦伤，脚湿气糜烂，毒虫咬伤，臁疮等），毒邪乘隙侵入而成。

【辨证论治】

（一）辨证要点

发于头面者，属于风热化火。发于下肢者，属于湿热化火。新生儿丹毒，属于胎热胎毒为患。

（二）治疗原则

本病以凉血清热、解毒化瘀为基本方法，按照不同部位选方用药。

（三）分证论治

1．风热蕴毒证（头面）

证候：皮肤焮红灼热，肿胀疼痛，甚至发生水疱，眼胞肿胀难睁；伴恶寒发热，头痛；舌红，苔薄黄，脉浮数。

治法：疏风清热解毒。

方药：普济消毒饮加减。大便秘结者，加生大黄、芒硝以通腑泻下。

2．湿热蕴毒证（下肢）

证候：局部红赤肿胀、灼热疼痛，或见水疱、紫斑，甚至化脓或皮肤坏死；可伴轻度发热，胃纳不香；舌红，苔黄腻，脉滑数。反复发作，可形成象皮腿。

治法：清热利湿解毒。

方药：五神汤合萆薢渗湿汤加减。肿胀甚重或形成象皮腿者，加薏苡仁、防己、赤小豆、丝瓜络、鸡血藤以利湿通络。

3．胎火蕴毒证（新生儿）

证候：多见于臀部，局部红肿灼热，常呈游走性；或伴壮热烦躁，甚则神昏谵语、恶心呕吐。

治法：凉血清热解毒。

方药：犀角地黄汤合黄连解毒汤加减。神昏谵语者，可加服安宫牛黄丸或紫雪丹。

（四）外治法

用金黄散或玉露散冷开水或金银花露调敷；或用新鲜野菊花叶、鲜地丁全草、鲜蒲公英等捣烂外敷。皮肤坏死者，若有积脓，可在坏死部位切一二个小口，以引流排脓，掺九一丹。

 案例讨论

　　李某，男，35 岁。突然发热寒战，右小腿皮肤红赤，灼热肿胀，迅速扩大成鲜红一片，稍高起皮肤，界线清楚。舌红苔黄腻，脉滑数。
　　请分析本病的证候类型、治法和方药。

【预防与调摄】

　　患者应卧床休息，多饮开水，床边隔离。流火患者应抬高患肢。有皮肤黏膜破损者，应及时治疗，以免感染毒邪。因脚湿气致下肢复发性丹毒患者，应彻底治愈脚湿气，以减少复发。

二、蛇串疮

　　蛇串疮是一种皮肤上出现成簇水疱，如蛇串生、痛如火燎的急性疱疹性皮肤病。每因缠腰而发，故又名缠腰火丹，或称火带疮、蛇丹，俗称蜘蛛疮。

【病因病机】

　　蛇串疮可因情志内伤，肝郁化火，肝火妄动而发；或脾失健运，蕴湿化热，肝火与湿热搏结，阻于经络，溢于肌肤而成。老年患者，气滞血瘀则疹去而疼痛持续。

【辨证论治】

（一）辨证要点

　　根据皮疹之表现及全身症状辨别肝胆湿热、脾虚湿蕴和气滞血瘀。临床以肝胆湿热型为多见。皮疹大部或全部消退后，局部仍疼痛不止者，多属气滞血瘀；而老年患者疼痛日久亦有属气血虚者，应注意辨别。

　　➤ 考点提示：蛇串疮一般分为三型，即肝胆湿热、脾虚湿蕴和气滞血瘀型。

（二）治疗原则

　　本病应以中医内治为主，清肝泻火，利湿解毒。后遗神经痛可运用中医药并配合针灸治疗，效果较好。病变初起可配合西医抗病毒等治疗，应用得法可减轻病情，缩短疗程。

（三）分证论治

1．肝胆湿热证

　　证候：皮肤潮红，疱壁紧张，灼热刺痛，口苦咽干，急躁易怒，大便干，小便黄；舌红，苔薄黄或黄厚，脉弦滑数。

　　治法：清肝泻火，清热利湿。

　　方药：龙胆泻肝汤加板蓝根、茵陈等。

2．脾虚湿蕴证

　　证候：皮损颜色较淡，疱壁松弛，破后糜烂、渗出，疼痛轻，口不渴，纳差或食后腹胀，大便时溏；舌淡，苔白或白腻，脉沉、缓或滑。

　　治法：健脾利湿，清热解毒。

　　方药：除湿胃苓汤加滑石、防风、灯芯草、白花蛇舌草等。

3．气滞血瘀证

　　证候：患部皮损大部分消退，但疼痛不止或隐痛绵绵；伴心烦，夜寐不宁，或咳嗽动则加重；舌质暗紫，苔白，脉细涩。

治法：活血化瘀，行气止痛，清解余毒。

方药：桃红四物汤加地龙、延胡索等。

（四）外治法

1. 水疱未破　可选用 50% 雄黄酊、冰片枯矾糊（冰片 1 g、枯矾 10 g，麻油调成糊状）、炉甘石洗剂或玉露散调成糊状外搽，每日 2 次。也可用阿昔洛韦霜等外搽。眼部损害者，用 3% 阿昔洛韦眼药水、0.5% 疱疹净液滴眼，每日 3 ～ 4 次。

2. 水疱已破　可用青黛散糊或冰片枯矾糊外搽。

 案例讨论

孙某，男，57 岁。3 天前左侧头疼痛，针灸 3 天稍有缓解，第 4 日晨起左侧额部起大量水泡伴疼痛，左眼皮水肿，微恶寒，恶风，发热，微呕，出汗，左耳道疼痛，口干渴不明显，晨起口苦，大便不成形，小便黄。舌苔黄腻，脉弦。

请分析本病的证候类型、治法和方药。

【预防与调摄】

患病后宜畅情志，忌愤怒和抑郁，以免助益肝火。饮食宜清淡，忌恣食厚味醇酒，以保养脾胃，免助湿热；老年后遗神经痛宜适当增加营养。宜多休息，避免劳累。

第三节　妇科常见病证

一、崩漏

妇女不在行经期间阴道突然大量出血，或淋漓下血不断者，称为"崩漏"，前者称为"崩中"，后者称为"漏下"。若经期延长达 2 周以上者，属于崩漏范畴，称为"经崩"或"经漏"。一般突然出血，来势急，血量多的称崩；淋漓下血，来势缓，血量少的称漏。

【病因病机】

崩漏的主要病机是冲任损伤，不能制约经血。引起冲任不固的常见原因有肾虚、脾虚、血热和血瘀。

【辨证论治】

（一）辨证要点

崩漏以无周期性的阴道出血为辨证要点，临证时结合出血的量、色、质变化和全身证候辨别寒、热、虚、实。

（二）治疗原则

治疗应根据病情的缓急轻重、出血的久暂，采用"急则治其标，缓则治其本"的原则，灵活运用塞流、澄源、复旧三法。

塞流即是止血，澄源即是求因治本。塞流、澄源两法常常是同步进行的。复旧即是调理善后。近代研究指出，补益肾气，重建月经周期，才能使崩漏得到彻底的治疗。

➢ 考点提示：塞流、澄源、复旧是治疗崩漏的基本方法。

（三）分证论治

1. 肾虚证

（1）肾阴虚证

证候：经血非时而下，出血量少或多，淋漓不断，血色鲜红，质稠，头晕耳鸣，腰酸膝软，手足心热，颧赤唇红，舌红，苔少，脉细数。

治法：滋肾益阴，固冲止血。

方药：左归丸（《景岳全书》）去川牛膝，加旱莲草、炒地榆。

（2）肾阳虚证

证候：经血非时而下，出血量多，淋漓不尽，色淡质稀，腰痛如折，畏寒肢冷，小便清长，大便溏薄，面色晦暗，舌淡暗，苔薄白，脉沉弱。

治法：温肾助阳，固冲止血。

方药：右归丸加味。

2. 脾虚证

证候：经血非时而下，量多如崩，或淋漓不断，色淡质稀，神疲体倦，气短懒言，不思饮食，四肢不温，或面浮肢肿，面色淡黄，舌淡胖，苔薄白，脉缓弱。

治法：健脾益气，固冲止血。

方药：固本止崩汤。

3. 血热证

证候：经血非时而下，量多如崩，或淋漓不断，血色深红，质稠，心烦少寐，渴喜冷饮，头晕面赤，舌红，苔黄，脉滑数。

治法：清热凉血，固冲止血。

方药：清热固经汤。

4. 血瘀证

证候：经血非时而下，量多或少，淋漓不净，血色紫暗有块，小腹疼痛拒按，舌紫暗或有瘀点，脉涩或弦涩有力。

治法：活血祛瘀，固冲止血。

方药：四物汤合失笑散，加三七粉、茜草炭、乌贼骨。

 案例讨论

　　李某，女，35岁。月经周期严重紊乱，月经时间延长，月经色淡。量多，现出血16天，量多，乏力困倦，大便溏。舌淡胖，苔薄白，脉沉弱。

　　请分析本病的辨证分型、治法和方药。

【预防与调摄】

　　血得热则行，得寒则凝，受湿则阻碍气机。所以崩漏患者宜避炎热高温，过食辛烈香燥之品，以及辛温暖宫之品或寒凉凝血、滞血的药物；禁忌生冷饮食；出血期间不宜冒雨涉水。劳则气耗，气不摄血，因此，出血期间避免过度劳累和剧烈运动，必要时卧床休息及住院治疗。严禁房事，加强营养。

二、痛经

　　凡在经期或经行前后，出现周期性小腹疼痛，或痛引腰骶，甚至剧痛晕厥者，称为"痛经"，亦称"经行腹痛"。

知识链接

痛经的分类

痛经一般分为原发性痛经和继发性痛经两大类。原发性痛经指生殖系统无器质性病变的痛经，占痛经的 90%；继发性痛经指盆腔器质性病变引起者。继发性痛经常见于子宫发育不良、子宫内膜异位症、盆腔炎等疾病经期或经期前后出现腹部疼痛者。

【病因病机】

本病的发生与冲任、胞宫的周期性生理变化密切相关。主要病机在于邪气内伏或精血素亏，更值经期前后冲任二脉气血的生理变化急骤，导致胞宫的气血运行不畅，"不通则痛"，或胞宫失于濡养，"不荣则痛"，故使痛经发作。

【辨证论治】

（一）辨证要点

1. 辨疼痛性质与程度　刺痛、阵发性剧痛，得热痛甚，多为瘀血，为热证；胀痛为气滞；绞痛、拒按、得热痛减为寒；隐痛、喜按为虚。

2. 辨疼痛时间和部位　经前疼痛者，属实证；经期疼痛者，多虚实夹杂；经后疼痛者，多属虚证；小腹正中疼痛者，多为寒湿凝滞；少腹疼痛、伴胁肋胀痛者，多为气滞血瘀。

3. 辨月经量、色、质　经量少、色淡、质稀为血虚；经色紫暗有块，为寒凝血瘀；经量多、色鲜红、质稠为血热；经量多、色淡、质稀为气虚。

（二）治疗原则

痛经治疗大法以通调气血为主。实证行气、活血、散寒；虚证补气、养血、填精。

（三）分证论治

1. 肾气亏虚证

证候：经期或经后小腹隐隐作痛，喜按，月经量少，色淡质稀，头晕耳鸣，腰酸腿软，小便清长，面色晦暗，舌淡，苔薄，脉沉细。

治法：补肾填精，养血止痛。

方药：调肝汤。

2. 气血虚弱证

证候：经期或经后小腹隐痛喜按，月经量少，色淡质稀，神疲乏力，头晕心悸，失眠多梦，面色苍白，舌淡，苔薄，脉细弱。

治法：补气养血，和中止痛。

方药：圣愈汤去生地，加白芍、香附、延胡索。

3. 气滞血瘀证

证候：经前或经期小腹胀痛拒按，胸胁、乳房胀痛，经行不畅，经色紫暗有结块，块下痛减，舌紫暗，或有瘀点，脉弦或弦涩有力。

治法：行气活血，祛瘀止痛。

方药：膈下逐瘀汤。

4. 寒湿凝滞证

证候：经前或经期小腹冷痛拒按，得热则痛减，经血量少，色暗有结块，畏寒肢冷，面色青白，舌暗，苔白腻，脉沉紧。

治法：温经散寒，祛瘀止痛。

方药：少腹逐瘀汤。

5．湿热蕴结证

证候：经前或经期小腹灼痛拒按，痛连腰骶，或平时小腹痛，至经前疼痛加剧，经量多或经期长，经色紫红，质稠或有血块，平素带下量多，黄稠臭秽，或伴低热，小便黄赤，舌红，苔黄腻，脉滑数或濡数。

治法：清热除湿，化瘀止痛。

方药：清热调血汤加红藤、败酱草、薏苡仁。

 案例讨论

　　庄某，女，30岁。行经时腹痛，经血中有瘀块，色暗红，量少，有排出不畅之感，腹痛时四肢动作不得，痛苦异常，大便秘结，性情急躁，易发怒。苔薄白，脉弦缓。

　　请分析本病的辨证分型、治法和方药。

【预防与调摄】

平常加强体质锻炼，注意经期卫生。经期要保暖，避免冒雨涉水和剧烈运动。月经前和经期尤应保持心情愉快，避免精神刺激，消除紧张和恐惧心理。做到饮食有节，勿过食生冷瓜果、冷饮和酸辣等刺激性食物。

三、带下病

带下的量明显增多，色、质、气味发生异常，或伴全身、局部症状者，称为"带下病"，又称"下白物""流秽物"。

带下病以带下增多为主要症状，临床必须中医辨证与西医辨病相结合进行诊治。现代妇科疾病如阴道炎、宫颈炎、盆腔炎及肿瘤等均可见带下量多，应明确诊断后按带下病辨证施治，必要时应进行妇科检查及排除恶性肿瘤检查，避免贻误病情。

【病因病机】

带下病系湿邪为患，而脾肾功能失常又是发病的内在条件；病位主要在前阴、胞宫；任脉损伤，带脉失约是带下病的核心机理。

【辨证论治】

（一）辨证要点

带下病辨证主要根据带下量、色、质、气味，其次根据伴随症状及舌脉辨其寒热虚实。临证时尚需结合全身症状及病史等综合分析，方能作出正确的辨证。

（二）治疗原则

带下病的治疗原则以健脾、升阳、除湿为主，辅以疏肝固肾；但是湿浊可以从阳化热而成湿热，也可以从阴化寒而成寒湿，所以要佐以清热除湿、清热解毒、散寒除湿等法。

　　➤ 考点提示：带下病的治疗原则以健脾、升阳、除湿为主，辅以疏肝固肾。

（三）分证论治

1．脾阳虚证

证候：带下量多，色白或淡黄，质清稀，无臭气，绵绵不断，神疲倦怠，四肢不温，纳少便溏，两足肿胀，面色㿠白，舌质淡，苔白腻，脉缓弱。

治法：健脾益气，升阳除湿。

方药：完带汤。

2．肾阳虚证

证候：带下量多，色白清冷，稀薄如水，淋漓不断，头晕耳鸣，腰痛如折，畏寒肢冷，小腹冷感，小便频数，夜间尤甚，大便溏薄，面色晦暗，舌淡润，苔薄白，脉沉细而迟。

治法：温肾助阳，涩精止带。

方药：内补丸。

3．阴虚挟湿证

证候：带下量不甚多，色黄或赤白相兼，质稠或有臭气，阴部干涩不适，或有灼热感，腰膝酸软，头晕耳鸣，颧赤唇红，五心烦热，失眠多梦，舌红，苔少。

治法：滋阴益肾，清热祛湿。

方药：知柏地黄丸加芡实、金樱子。

4．湿热下注证

证候：带下量多，色黄，黏稠，有臭气，或如泡沫状，或色质如豆渣状，或伴阴部瘙痒，胸闷心烦，口苦咽干，纳食较差，小腹或少腹作痛，小便短赤，舌红，苔黄腻，脉濡数。

治法：清热利湿止带。

方药：止带方。

5．湿毒蕴结证

证候：带下量多质稠，黄绿如脓，或赤白相兼，或五色杂下，状如米泔，臭秽难闻，小腹疼痛，腰骶酸痛，口苦咽干，小便短赤，舌红，苔黄腻，脉滑数。

治法：清热解毒除湿。

方药：五味消毒饮加土茯苓、薏苡仁。

 案例讨论

赵某，女，27 岁。近 1 个月带下量多，质稀薄如涕，绵绵不断，伴四肢浮肿，脘胁不舒。舌淡胖，苔白，脉细。

请分析本病的辨证分型、治法和方药。

【预防与调摄】

加强女性保健工作，长期涉水者应当有卫生保健措施。经常保持阴部清洁卫生，经期、产褥期、流产后尤其应当注意；提倡淋浴，注意性生活卫生；妇科检查时严格操作，防止交叉感染。加强体育锻炼，避免久坐。长期从事坐位工作，易发生便秘和盆腔瘀血而致白带增多。注意饮食卫生，不要过食辛辣厚味以免滋生湿热。

四、妊娠恶阻

妊娠早期出现严重的恶心呕吐，头晕厌食，甚则食入即吐者，称为"妊娠恶阻"，又称"妊娠呕吐""子病""病儿""阻病"等。

【病因病机】

本病的主要机理是冲气上逆，胃失和降。孕后血聚冲任养胎，冲脉气盛，冲气挟胃气上逆；或孕后血聚养胎，肝血不足，肝火偏旺，冲气挟肝火上逆犯胃，胃失和降；或孕后经血壅闭，冲气挟痰饮上逆，以致恶心呕吐。

【辨证论治】

（一）辨证要点

本病辨证着重了解呕吐物的性状（色、质、气味），结合全身证候、舌脉进行综合分析，以辨寒、热、虚、实。

（二）治疗原则

治疗大法以调气和中、降逆止呕为主，并应注意饮食和情志的调节，用药宜忌升散之品。

（三）分证论治

> 考点提示：妊娠恶阻一般分为脾胃虚弱证、肝胃不和证和痰湿阻滞证三种。重症时可见气阴两亏证。

1．脾胃虚弱证

证候：妊娠早期，恶心呕吐，吐出食物，甚则食入即吐，脘腹胀闷，不思饮食，头晕体倦，怠惰思睡，舌淡，苔白，脉缓滑无力。

治法：健胃和中，降逆止呕。

方药：香砂六君子汤。

2．肝胃不和证

证候：妊娠早期，呕吐酸水或苦水，胸胁满闷，嗳气叹息，头晕目眩，口苦咽干，渴喜冷饮，便秘溲赤，舌红，苔黄燥，脉弦滑数。

治法：清肝和胃，降逆止呕。

方药：橘皮竹茹汤加黄连、乌梅。

3．痰湿阻滞证

证候：妊娠早期，呕吐痰涎，胸膈满闷，不思饮食，口中黏腻，头晕目眩，心悸气短，舌淡胖，苔白腻，脉滑。

治法：化痰除湿，降逆止呕。

方药：小半夏加茯苓汤

4．气阴两亏证

证候：呕吐不止，不能进食，精神萎靡，形体消瘦，眼眶下陷，双目无神，四肢无力，严重者出现呕吐带血样物，发热口渴，尿少便秘，唇舌干燥，舌红，苔薄黄或光剥，脉细滑数无力等。

治法：益气养阴，和胃止呕。

方药：生脉散合增液汤。

 案例讨论

王某，女，26岁。患者自诉结婚半年，停经40天，起初少许恶心，近1周来头晕眼花，身倦乏力，恶闻食臭，泛泛呕恶，清晨欲呕特甚，大便溏稀。舌淡，苔白，脉缓而无力。

请分析本病的辨证分型、治法和方药。

【预防与调摄】

本病的发生常常与精神因素有关，多见于初孕妇对妊娠缺乏正确的认识，比较紧张，有畏惧心理。因此，必须向患者解释妊娠后的生理反应，消除紧张情绪。同时，生活上需要饮食清淡，少食油腻煎炸之品，慎风寒，防外感，以免伤及胎元。

五、绝经前后诸证

妇女在绝经前后出现烘热面赤，进而汗出，精神倦怠，烦躁易怒，头晕目眩，耳鸣心悸，失眠健忘，腰背酸痛，手足心热，或伴有月经紊乱等与绝经有关的症状，称"绝经前后诸证"，又称"经断前后诸证"。这些证候常参差出现，发作次数和时间无规律性，病程长短不一，短者数月，长者可迁延数年以至十数年不等。

 知识链接

绝　经

绝经分为自然绝经和人工绝经。自然绝经指卵巢内卵子生理性耗竭所致的绝经。人工绝经指双侧卵巢切除或放射治疗后所致的绝经。人工绝经更易造成绝经综合征。

【病因病机】

本病的发生与绝经前后的生理特点有密切关系。妇女 50 岁前后，肾气由盛渐衰，天癸由少渐至衰竭，冲任二脉气血也随之而衰少，在此生理转折时期，受内外环境的影响，易导致肾阴阳失调而发病。

【辨证论治】

（一）辨证要点

辨证以肾阴阳之虚为主，治疗以调治肾阴阳为大法，若涉及他脏者，则兼而治之。

（二）分证论治

➤ 考点提示：绝经前后诸证分为肾阴虚型、肾阳虚型和肾阴阳两虚型，也可涉及其他脏腑。

1．肾阴虚证

证候：绝经前后，头晕耳鸣，腰酸腿软，烘热汗出，五心烦热，失眠多梦，口燥咽干，或皮肤瘙痒，月经周期紊乱，量少或多，经色鲜红，舌红苔少，脉细数。

治法：滋肾益阴，育阴潜阳。

方药：左归饮加制首乌、龟板。

2．肾阳虚证

证候：绝经前后，头晕耳鸣，腰痛如折，腹冷阴坠，形寒肢冷，小便频数或失禁，带下量多，月经不调，量多或少，色淡质稀，精神萎靡，面色晦暗，舌淡，苔白滑，脉沉细而迟。

治法：温肾壮阳，填精养血。

方药：右归丸合理中汤。

3．肾阴阳两虚证

证候：时而畏寒恶风，时而潮热汗出，腰酸乏力，头晕耳鸣，五心烦热，舌红，苔薄，脉沉细。

治法：补肾扶阳，滋肾养血，

方药：二仙汤加生龟板、女贞子。

案例讨论

张某，女，50岁。月经稀少，色鲜红，常有头面烘热汗出，五心烦热，腰膝酸痛，足跟疼痛，头晕目眩，口干便结，舌红，少苔，脉细数。

请分析本病的辨证分型、治法和方药。

【预防与调摄】

绝经期前后女性应当调畅情志、节制嗜欲、劳逸适度。如果能心情舒畅，适当活动，阴阳平衡，身心健康，就可适应这一生理变化时期，无特殊症状。

第四节 儿科常见病证

一、小儿感冒

感冒是小儿时期常见的外感性疾病之一，临床以发热恶寒、头痛鼻塞、流涕咳嗽、喷嚏为特征。感冒又称伤风。感冒可分为两种，普通感冒为冒受风邪所致，一般病邪轻浅，以肺系症状为主，不造成流行；时行感冒为感受时邪病毒所致，病邪较重，具有流行特征。小儿感冒，因其生理病理特点，易于出现夹痰、夹滞、夹惊的兼夹证。

➤ 考点提示：小儿感冒不同于成年人的特点是易夹痰、夹滞、夹惊。

【病因病机】

小儿感冒的病因有外感因素和正虚因素。感受外邪，以风邪为主，常兼杂寒、热、暑、湿、燥等，亦有感受时行疫毒所致。卫外功能不固之小儿，稍有不慎则感受外邪，久之肺脾气虚、营卫不和，或肺阴不足，更易反复感邪，屡作感冒、咳嗽、肺炎等病症，称为反复呼吸道感染。

【辨证论治】

（一）辨证要点

感冒辨证可从发病情况、全身及局部症状着手。冬春多风寒、风热及时行感冒，夏秋季节多暑湿感冒；发病呈流行性者为时行感冒。感冒日久或反复感冒则多为正虚感冒。除常证外，辨证时还应结合辨别夹痰、夹滞、夹惊的兼证。

（二）治疗原则

感冒的基本治疗原则为疏风解表。小儿发汗不宜太过，以免耗损津液。小儿感冒容易寒从热化，或热为寒闭，形成寒热夹杂之证，单用辛凉汗出不透，单用辛温恐助热化火，常取辛凉辛温并用。体质虚弱者不宜过于发表，或采用扶正解表法。反复呼吸道感染患儿应在感冒之后及时调理，改善体质，增强免疫力。

（三）分证论治

1. 风寒外感证

证候：恶寒发热，无汗，头痛，鼻塞流清涕，喷嚏，咳嗽，喉痒，舌偏淡，苔薄白，脉浮紧。

治法：辛温解表。

方药：荆防败毒散、葱豉汤加减。

2．风热外感证

证候：发热重，恶风，有汗或无汗，头痛，鼻塞流浊涕，喷嚏，咳嗽，痰黄黏，咽红或肿，口干而渴，舌质红，苔薄白或黄，脉浮数。

治法：辛凉解表。

方药：银翘散或桑菊饮加减。表热证候明显者，选银翘散；咳嗽症状较重者，选桑菊饮。

3．暑湿外感证

证候：发热无汗，头痛鼻塞，身重困倦，咳嗽不剧，胸闷泛恶，食欲不振，或有呕吐泄泻，舌质红，苔黄腻，脉数。

治法：清暑解表。

方药：新加香薷饮加减。

4．毒热壅盛证（时行感冒）

证候：全身症状较重，壮热嗜睡，汗出热不解，目赤咽红，肌肉酸痛，或有恶心呕吐，或见疹点散布，舌红苔黄，脉数。

治法：疏风清热解毒。

方药：银翘散合普济消毒饮加减。

 案例讨论

刘某，男，2岁。2天前出现发热、流清鼻涕、打喷嚏等症状，家长自服"利巴韦林颗粒"，效果不明显，昨晚起发热加重，最高时39℃，食欲不振，二便调。舌色淡白，舌中苔薄白腻。

请分析本病的辨证分型、治法和方药。

【预防与调摄】

注意体格锻炼，多做户外活动，增强体质。随气候变化增减衣服，尤其气温骤变时。勿长期衣着过暖。冬春感冒流行时，少去公共场所，避免感染。患病期间，多饮开水，给予易消化食物。高热患儿及时物理降温。做好口腔护理。

二、厌食

厌食是指小儿较长时间见食不贪，食欲不振，甚则表现拒食的一种病证。临床特点以食欲低下，或不思饮食为主，时间久后可有面色少华，形体消瘦，口干多饮或大便干燥，一般精神状态尚正常。

【病因病机】

小儿厌食的主要病因是饮食不节，喂养不当，多病久病及先天不足。主要病机为脾胃不和，胃阴不足，脾胃气虚，致脾胃纳运功能失调。

【辨证论治】

（一）辨证要点

1．辨单纯厌食和疾病引起的厌食　单纯厌食除食欲不振外，无其他症状。而疾病引起的厌食则可见原发疾病的症状，如感冒的发热、恶寒、脉浮；肺炎喘嗽的发热、咳嗽、气急、鼻煽、肺部啰音等。

2．辨厌食证型　仅有食欲不振，其他无明显改变，舌脉正常为脾胃不和证；食欲不振伴见口干饮多，大便干结，舌红少苔或花剥苔为胃阴不足证；食欲不振伴精神萎靡，面色萎黄，大便溏稀不成形，舌淡苔白为脾胃气虚证。

（二）治疗原则

治疗以调理脾胃为基本原则，使脾胃调和，脾运复健，则胃纳自开。根据不同临床证型，分别治以运脾和胃、养胃育阴、健脾益气等法。但无论何型均应以健脾贵在运而不在补为原则，同时注意患儿的饮食调节。

（三）分证论治

1.脾胃不和证

证候：厌食或拒食，面色少华，精神尚可，大便偏干。苔、脉无特殊改变。

治法：运脾和胃。

方药：调脾散加减，成药用曲麦枳术丸。

2.胃阴不足证

证候：厌食或拒食，面色萎黄，形瘦，口干食少饮多，甚则每食必饮，烦热不安，便干溲赤。舌质红、苔净或花剥，脉细无力。

治法：养胃育阴。

方药：养胃增液汤加减。

3.脾胃气虚证

证候：厌食或拒食，面色萎黄，精神稍差，肌肉松软。或形体消瘦，大便多不成形，或夹不消化食物。舌质淡、苔薄白，脉无力。

治法：健脾益气。

方药：参苓白术散加减。

本病在治疗方法上，除药物调治外，还应遵循"胃以喜为补"的原则。即首先以患儿喜爱的食物来诱导开胃，暂不需要考虑其营养价值如何，待其食欲增进后，再按需要补给，可使某些顽固性厌食患儿，获得食欲改善。

 案例讨论

张某，男，4岁。因见食不贪，甚则拒食近2年来院治疗。患儿现纳食极少，伴便艰或秘，夜眠盗汗。面色不华，形体消瘦，头发稀疏，腹凹如舟，舌淡，苔薄腻，脉沉细。

请分析本病的辨证分型、治法和方药。

【预防与调摄】

提倡母乳喂养，及时添加辅食。掌握正确的喂养方法，纠正不良饮食习惯。患病后出现厌食，应积极查找原因，及时治疗。注意精神护理，让患儿保持良好的情绪，以增进食欲。饮食宜新鲜清淡可口，品种多样，富于营养，少进肥甘厚味、生冷干硬等不易消化食物。

三、小儿泄泻

小儿泄泻是以大便次数增多，粪质稀薄或如水样为特征的一种小儿常见病。现代医学称泄泻为腹泻，发于婴幼儿者称婴幼儿腹泻。本病以2岁以下的小儿最为多见。虽一年四季均可发生，但以夏秋季节发病率为高；秋冬季节发生的泄泻，容易引起流行。

➤ 考点提示：小儿泄泻一年四季均可发生，但以夏秋季节发病率最高。

【病因病机】

小儿泄泻发生的原因，以感受外邪，内伤饮食，脾胃虚弱为多见。其主要病变在脾胃。

【辨证论治】

（一）辨证要点

1.辨病因　根据不同的大便性状分析病因。一般大便稀溏夹乳凝块或食物残渣，气味酸臭，或如败卵，多由伤乳伤食所致。大便清稀多泡沫，色淡黄，臭气不甚，多由风寒引起。水样或蛋花汤样便，量多，色黄褐，气秽臭，或见少许黏液，腹痛时作，多是湿热所致。大便稀薄或烂糊，色淡不臭，多食后作泻，是为脾虚所致。大便清稀，完谷不化，色淡无臭，多属脾肾阳虚。

2.辨轻重　大便次数一般不超过10次，精神尚好，无呕吐，小便量可，属于轻证。泻下急暴，次频量多，神萎或烦躁，或有呕吐，小便短少，属于重证。若见皮肤干枯，囟门凹陷，啼哭无泪，尿少或无，面色发灰，精神萎靡等，则为泄泻的危重证。

3.辨虚实　泄泻病程短，泻下急暴，量多腹痛，多属实证。泄泻日久，泻下缓慢，腹胀喜按，多为虚证。迁延日久难愈，泄泻或急或缓，腹胀痛拒按者，多为虚中夹实。

（二）治疗原则

泄泻治疗，以运脾化湿为基本法则。实证以祛邪为主，虚证以扶正为主。泄泻变证，分别治以益气养阴、酸甘敛阴及护阴回阳、救逆固脱。本病除内服药外，还常使用外治、推拿、针灸等法治疗。

（三）分证论治

1.常证

（1）伤食泄泻证

证候：大便稀溏，夹有乳凝块或食物残渣，气味酸臭，或如败卵，脘腹胀满，便前腹痛，泻后痛减，腹痛拒按，嗳气酸馊，或有呕吐，不思乳食，夜卧不安，舌苔厚腻，或微黄。

治法：消食导滞。

方药：保和丸加减。

（2）风寒泄泻证

证候：大便清稀，中多泡沫，臭气不甚，肠鸣腹痛，或伴恶寒发热，鼻流清涕，咳嗽，舌淡，苔薄白。

治法：疏风散寒，化湿和中。

方药：藿香正气散加减。

（3）湿热泄泻证

证候：大便溏稀，或如蛋花汤样，泻下急迫，量多次频，气味秽臭，或见少许黏液，腹痛时作，食欲不振，或伴呕恶，神疲乏力，或发热烦躁，口渴，小便短黄，舌红，苔黄腻，脉滑数。

治法：清热利湿。

方药：葛根黄芩黄连汤加减。

（4）脾虚泄泻证

证候：大便稀溏，色淡不臭，多于食后作泻，时轻时重，面色萎黄，形体消瘦，神疲倦怠，舌淡苔白，脉缓弱。

治法：健脾益气，助运止泻。

方药：参苓白术散加减。

（5）脾肾阳虚证

证候：久泻不止，大便清稀，完谷不化，或见脱肛，形寒肢冷，面色㿠白，精神萎靡，睡时露睛，舌淡苔白，脉细弱。

治法：补脾温肾，固涩止泻。

方药：附子理中汤合四神丸加减。

 案例讨论 ·─────────────────────────────

钱某，4 岁，腹泻 1 个半月。1 个半月前因饮食过饱而出现腹泻，每日 10 余次，经治疗好转，但目前大便仍清稀，色淡无味，每日 4～5 次，常于食后作泻，时轻时重，面色萎黄，不思饮食，神疲易困，舌淡苔白，脉细弱。

请分析本病的辨证分型、治法和方药。

2．变证

（1）气阴两伤证

证候：泻下无度，质稀如水，精神萎靡或心烦不安，目眶及前囟凹陷，皮肤干燥或枯瘪，啼哭无泪，口渴引饮，小便短少，甚至无尿，唇红而干，舌红少津，苔少或无苔，脉细数。

治法：益气养阴，酸甘敛阴。

方药：人参乌梅汤加减。

（2）阴竭阳脱证

证候：泻下不止，次频量多，精神萎靡，表情淡漠，面色青灰或苍白，哭声微弱，啼哭无泪，尿少或无，四肢厥冷，舌淡无津，脉沉细欲绝。

治法：挽阴回阳，救逆固脱。

方药：生脉散合参附龙牡救逆汤加减。

【预防与调摄】

注意饮食卫生，食品应新鲜、清洁，不吃变质食品，不要暴饮暴食。饭前、便后要洗手，餐具要卫生。注意科学喂养，提倡母乳喂养，不宜在夏季及小儿有病时断奶，遵守添加辅食的原则。适当控制饮食，减轻胃肠负担，吐泻严重及伤食泄泻患儿可暂时禁食 6～8 h，以后随着病情好转，逐渐增加饮食量。保持皮肤清洁干燥，勤换尿布。每次大便后，宜用温水清洗臀部，并扑上爽身粉。防止发生红臀。

四、遗尿

遗尿是指 3 岁以上的小儿不能自主控制排尿，经常睡眠中小便自遗，醒后方觉的一种病证。婴幼儿时期，排尿的自控能力尚未形成；学龄儿童因白天游戏玩耍过度，夜晚熟睡不醒，偶然发生遗尿者，均非病态。

年龄超过 3 岁，特别是 5 岁以上的儿童，睡中经常遗尿，轻者数日一次，重者可一夜数次，则为病态，方称遗尿症。

➤ 考点提示：小儿遗尿指发生在 3 岁以上不能自主控制排尿，经常睡眠中不自知排尿。

【病因病机】

遗尿的发病机理虽主要在膀胱失于约束，然与肺、脾、肾功能失调，以及三焦气化失司都有关系。其主要病因为肾气不固、脾肺气虚、肝经湿热。

此外，亦有小儿自幼缺少引导，没有养成夜间主动起床排尿的习惯，任其自遗，久而久之，形成习惯性遗尿。

【辨证论治】

（一）辨证要点

遗尿日久，小便清长，量多次频，兼见形寒肢冷、面白神疲、乏力自汗者是为虚寒；遗尿初起，尿黄短涩，量少灼热，形体壮实，睡眠不宁者属于实热。虚寒者多责之于肾虚不固、气虚不摄、膀胱虚冷；实热者多责之于肝经湿热。

（二）治疗原则

本病治疗，虚证以温肾固涩、健脾补肺为主；实证以泻肝清热利湿为主，配合针灸、激光、外治等法治疗。

（三）分证论治

1. 肾气不固证

证候：睡中经常遗尿，甚者一夜数次，尿清而长，醒后方觉，神疲乏力，面白肢冷，腰腿酸软，智力较差，舌质淡，苔薄白，脉沉细无力。

治法：温补肾阳，固涩小便。

方药：菟丝子散加减。

2. 脾肺气虚证

证候：睡中遗尿，少气懒言，神倦乏力，面色少华，常自汗出，食欲不振，大便溏薄，舌淡，苔薄，脉细少力。

治法：益气健脾，培元固涩。

方药：补中益气汤合缩泉丸加减。

3. 肝经湿热证

证候：睡中遗尿，尿黄量少，尿味臊臭，性情急躁易怒，或夜间梦语磨牙，舌红，苔黄或黄腻，脉弦数。

治法：泻肝清热利湿。

方药：龙胆泻肝汤加减。

 案例讨论

刘某，男，5岁。遗尿2年余，患儿每晚尿床1～2次，冬天加重，夏天稍好，饮食正常，精神不佳。面色苍白，四肢不温，身材矮小。舌淡苔白，脉细无力。

请分析本病的辨证分型、治法和方药。

【预防与调摄】

自幼开始培养按时和睡前排尿的良好习惯。积极预防和治疗能够引起遗尿的疾病。对于遗尿患儿要耐心教育引导，切忌打骂、责罚，鼓励患儿消除怕羞和紧张情绪，建立起战胜疾病的信心。每日晚饭后注意控制饮水量。在夜间经常发生遗尿的时间前，及时唤醒排尿，坚持训练1～2周。

自测题

一、单项选择题

1. 感冒的主因是

A．风

B．寒

C．燥

D．热

E．湿

2．外感咳嗽的治疗原则是

　　A．祛邪利肺

　　B．疏风散寒

　　C．调和营卫

　　D．解表发汗

　　E．祛风化痰

3．喘证持续不已的病位在

　　A．心

　　B．肺

　　C．脾

　　D．肾

　　E．肝

4．阳水属风水相搏者，最佳选方是

　　A．麻黄汤

　　B．五苓散

　　C．五皮饮

　　D．越婢加术汤

　　E．麻黄连翘赤小豆汤

5．消渴的病理变化主要是

　　A．肾阴亏损

　　B．胃热炽盛

　　C．肺热津伤

　　D．阴虚燥热

　　E．阴阳两虚

6．外邪犯胃的胃脘痛最常见的病邪是

　　A．风邪

　　B．暑邪

　　C．寒邪

　　D．湿邪

　　E．热邪

7．眩晕最常见的病因是

　　A．风痰

　　B．风火痰

　　C．气火痰

　　D．风火痰气

　　E．风火痰瘀

8．黄疸疫毒炽盛证的特点不包括

　　A．发病急骤

　　B．身目黄色晦暗

　　C．皮肤瘙痒

　　D．神昏谵语

　　E．舌质红绛

9．痹证与痿证的鉴别要点首先在于

　　A．肢体活动情况

　　B．有无肌肉萎缩

　　C．痛与不痛

　　D．有无外感

　　E．关节肿与不肿

10．张某，男，60岁，两月前中风，救治后病情好转。现舌强言謇，肢体麻木，苔滑腻，舌暗紫，脉弦滑。治法是

　　A．益气活血，化痰通络

　　B．平肝潜阳，息风通络

　　C．化痰息风通络

　　D．平肝潜阳，化痰开窍

　　E．滋阴补肾利窍

11．丹毒的治疗原则是

　　A．散风清热，化痰消肿

　　B．清肝解郁，消肿化毒

　　C．凉血清热，解毒化瘀

　　D．清热解毒，利湿消肿

　　E．和营托毒，清热利湿

12．蛇串疮的皮损特点是

　　A．瘙痒性风团，发无定处，骤起骤退

　　B．皮肤黏膜交界处成群的水疱

　　C．皮肤上浅在性脓疱和脓痂

　　D．带状分布的红斑上成簇的水疱

　　E．对称分布，多形损害，剧烈瘙痒

13．李某，女，30岁，月经周期先后不定，本次月经初量多如注，现量少淋漓已1个月。应诊断为

　　A．月经过多

　　B．崩漏

　　C．经期延长

　　D．月经先后无定期

　　E．月经过少

14．王某，女，25岁，妊娠早期，恶心，呕吐酸水，恶闻油腻，口干口苦，胸满胁痛，嗳气叹息，舌质淡，苔微黄。治疗应首选的方剂是

　　A．橘皮竹茹汤

　　B．小半夏加茯苓汤

　　C．旋覆代赭汤

　　D．青竹茹汤

E. 加味温胆汤

15．张某，女，30岁，近1月带下量多，质稀薄如涕，绵绵不断，伴四肢浮肿，脘胁不舒。舌淡胖，苔白，脉细。治疗应首选的方剂是

A．参苓白术丸
B．内补丸
C．右归丸
D．完带汤
E．止带方

16．李某，女，19岁，未婚，经期涉水，此后经期1～3天下腹冷痛，拒按，得热痛减，月经量中，色暗，有瘀血块，伴有面色苍白，肢冷畏寒，舌暗苔白，脉沉紧。治疗应首选的方剂是

A．益肾调经汤
B．圣愈汤
C．少腹逐瘀汤
D．膈下逐瘀汤
E．清热调血汤

17．易某，女，50岁，已绝经2年，时而烘热汗出，时而畏寒肢冷，头晕耳鸣，腰酸乏力，舌苔薄，脉细。中医辨证为

A．肾阳虚
B．肝肾不足
C．阴虚阳亢
D．肾阴阳俱虚

E．脾肾阳虚

18．王某，男，5岁，证见发热恶寒，呛咳气急，口不渴，咳痰白而清稀。体温38℃，舌质不红，舌苔白，脉浮紧。治疗首选方剂是

A．金沸草散
B．杏苏散
C．华盖散
D．荆防败毒散
E．麻黄汤

19．田某，女，3岁。2年来见食不贪，形体消瘦，食欲不振，但精神尚好。应诊断为

A．积滞
B．伤食
C．疳证
D．厌食
E．蛔疳

20．李某，男，1岁，发热、腹泻半天。泻下稀薄，水分较多，粪色深黄而臭，微见黏液，腹部时觉疼痛，食欲不振，伴泛恶，口渴，小便短黄，肛门灼热发红，舌苔黄腻。辨证为

A．伤食泻
B．风寒泻
C．湿热泻
D．脾虚泻
E．脾肾阳虚泻

二、问答题

1．咳嗽的病因包括哪些方面？
2．喘证的辨证要点有哪些？
3．胸痹心痛的常见证候有哪些？
4．黄疸如何分辨阳黄、阴黄和急黄？
5．在水肿中，如何辨别阴水、阳水？
6．蛇串疮的常见证候和治疗方药是什么？
7．什么是崩漏？常见病因病机是什么？
8．小儿感冒的治疗原则有哪些？

（余小波）

自测题参考答案

第一章　选择题参考答案

1．A　2．C　3．B　4．D　5．B　6．D　7．E　8．C

第二章　选择题参考答案

1．C　2．B　3．D　4．C　5．C　6．D　7．C　8．C　9．D　10．D　11．D　12．E
13．D　14．D　15．C　16．B

第三章　选择题参考答案

1．E　2．A　3．B　4．B　5．B　6．C　7．A　8．A　9．A　10．B　11．C　12．C

第四章　选择题参考答案

1．B　2．D　3．C　4．A　5．A　6．E　7．C　8．C　9．D　10．D

第五章　选择题参考答案

1．D　2．C　3．B　4．D　5．D　6．B　7．B　8．E　9．D　10．D

第六章　选择题参考答案

1．D　2．B　3．C　4．D　5．B　6．A　7．C　8．B　9．B　10．E　11．B　12．C
13．E　14．B

第七章　选择题参考答案

1．D　2．C　3．A　4．A　5．D　6．E　7．D　8．B　9．E　10．E

第八章　选择题参考答案

1．E　2．D　3．C　4．A　5．D　6．E　7．E　8．B　9．D　10．E

第九章　选择题参考答案

1．C　2．B　3．C　4．A　5．E　6．D　7．D　8．D　9．D　10．D　11．B

12．D　13．B　14．E

第十章　选择题参考答案

1．C　2．A　3．C　4．D　5．A　6．B　7．C　8．C　9．A　10．D　11．B　12．A
13．D　14．E

第十一章　选择题参考答案

1．C　2．A　3．D　4．D　5．D　6．A　7．A　8．A　9．E　10．C　11．D　12．C
13．B　14．C　15．A　16．D

第十二章　选择题参考答案

1．D　2．C　3．E　4．A　5．B　6．A　7．B　8．D　9．C　10．C　11．D　12．E
13．D　14．E　15．B　16．C　17．C　18．A　19．D　20．B

第十三章　选择题参考答案

1．C　2．B　3．C　4．B　5．A　6．B　7．E　8．E　9．B　10．D　11．A　12．C
13．B　14．B　15．D　16．B　17．E　18．E　19．C　20．C

第十四章　选择题参考答案

1．A　2．C　3．D　4．B　5．A　6．D　7．C　8．E　9．C　10．E　11．A　12．B
13．B

第十五章　选择题参考答案

1．A　2．A　3．D　4．D　5．D　6．C　7．E　8．B　9．C　10．A　11．C　12．D
13．B　14．A　15．D　16．C　17．D　18．D　19．D　20．C

主要参考文献

[1] 方家选，金玉中．中医学．3版．西安：第四军医大学出版社，2014．

[2] 刘冰，黄涛．中医学．3版．郑州：郑州大学出版社，2008．

[3] 李家邦．中医学．7版．北京：人民卫生出版社，2008．

[4] 高征，张翠月．中医学．沈阳：辽宁大学出版社，2013．

[5] 姚军汉．中医学．北京：高等教育出版社，2006．

[6] 奚中和．中医学概要．北京：人民卫生出版社，2000．

[7] 郑洪新．中医基础理论．4版．北京：中国中医药出版社，2016．

[8] 侯志英，吴水盛，徐袁明．中医学．2版．北京：北京大学医学出版社，2016．

[9] 刘丽军，朱建光，李晶尧．中医学基础．北京：中国协和医科大学出版社，2019．

[10] 钟赣生．中药学．4版．北京：中国中医药出版社，2016．

[11] 李冀，连建伟．方剂学．4版．北京：中国中医药出版社，2016．

[12] 梁繁荣，王华．针灸学．北京：中国中医药出版社，2016．

[13] 石学敏．针灸治疗学．北京：人民卫生出版社，2011．

[14] 国家药典委员会．中华人民共和国药典2015年版．北京：中国医药科技出版社，2015．

[15] 潘年松．中医学．4版．北京：人民卫生出版社，2010．

[16] 甄德江．针灸推拿学．北京：中国中医药出版社，2011．

[17] 傅淑清．中医妇科学．2版．北京：人民卫生出版社，2010．

[18] 孙广仁．中医基础理论难点解析．北京：中国中医药出版社，2001．

[19] 王琦主．中医体质学．北京：中国医药科技出版社，1995．

[20] 许兆亮．中医药学概论．北京：人民卫生出版社，2009．

[21] 姚树坤，黄庶亮．中医学．3版．北京：北京大学医学出版社，2014．